序

2013年5月の初版から10年余の時を経て第2版を刊行することができました。今や人生100年時代となり、健康寿命をいかに延ばすのかが大命題になっています。一方、少子高齢化は進行し続け、誤嚥性肺炎や窒息、低栄養、フレイルなど"食"に関連する健康問題が山積しています。2020年からの新型コロナウイルス感染症では、食事環境が一変しました。その厳しい環境のなかでも懸命に食事ケアを通して、看護や介護の質を守り続けた人たちがいます。食事ケアの基本である適切なポジショニングは、生活モデルの実践として健康回復やQOLの向上に寄与することが、この10年間に、ケアする人たちによって証明されてきました。

食事ケアの基本技術は、ポジショニング、口腔ケア、呼吸ケア、食事介助、リスク管理などです。本書の初版を用いた体験型ポジショニング研修では、参加者から「目からウロコ」「患者さんに、つらい思いをさせていたと反省」「バスタオル1枚で楽になり驚いた」などの感想を毎回いただきました。身体の快・不快感覚は、ケア行動を変化させるきっかけになります。研修会後に、笑顔で食べる対象者さんの便りが届くとうれしいものです。本書では、食事ケアの発展という執筆者たちの願いを込め、ポジショニングを中心に実践や研究を通して深化した技術について、理論的根拠を示しつつ、わかりやすい著述につとめました。

本書の特徴および活用法は、①10年間に深化した「誤嚥を防ぐポジショニングと食事ケア」を余すことなく紹介、②ポジショニングの過程を論理的に記述し、アセスメントから計画、実施、評価までを体系化することで、回復過程に沿って変化に対応できる、③基本スキルは施設や在宅など、すべての食事援助とともに口腔ケアや嚥下評価、摂食嚥下リハビリテーションなどの基本姿勢として活用できる、④食事援助のポイントでは、リスク管理として誤嚥・窒息ケアをより実践的に紹介、⑤ポジショニング効果としての事例や活動では、ポジショニングで何が起こるのか、対象の"幸せや感動""ケアする人の努力やよろこび"が表現され心が動かされる、⑥食に関連する最先端の研究者や実践者が、コラムとして専門的な知見を紹介され、新たな知識や専門性を拡げることに役立つ、⑦ポジショニングは環境の良否が影響するため、効果的な便利グッズを写真入りで紹介などです。

適切なポジショニングは、"ケアする人"と"ケアされる人"の相互成長を促し、食べるよろこびを支え合うことができます。基本スキルを押さえると対象の表情も変化し、安全で安楽な気持ちよいケアとなります。ポジショニング技術の習得は、チームで繰り返し体験的に学習することが最良です。本書が多くの臨床や教育現場で役立つ実践書になることを願っています。

最後になりましたが、執筆者や写真のモデルの方々、改訂版刊行にご尽力いただいた株式会社三輪書店、ニイ編集室の新居功三氏をはじめ、多くの方々のご支援とご協力をいただきました。謹んで感謝申し上げます。

2025年1月

迫田　綾子

誤嚥を防ぎ，安全に食べるための
ポジショニング　7つのポイント

ベッド上リクライニング位 30 度，60 度の基本姿勢

① ベッド上での寝姿勢を整える

- 介助者は食事姿勢を整える了解を得る．
- ベッドの高さは介助者の大腿中央に設定する．
- 殿部下縁をベッド可動軸より上に移動する．
- 両脇・足底にクッションを密着させる．

●寝姿勢

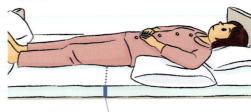

ベッド可動軸

●ベッドを上げるとき

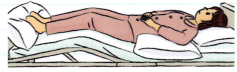

①足側を上げる

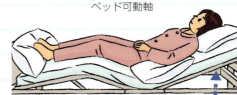

②上体側を上げる　　背上げ

② ベッドを挙上し，身体の圧を軽減する

- ベッド操作の順番：①足↑（上げる），②上体↑（上げる），③足↓（下げる）．
- 正確なリクライニング位を確認する．
- 背中に手を当て背の圧を抜き，腰・足の圧も抜く．

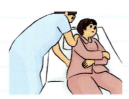

背抜き

足抜き

③ 正面を向き，頭頸部を軽く前屈する

- 顎(オトガイ部)と胸骨の間隔は 4 横指程度（握りこぶし幅）に調整する．
- 視線の位置を確認する（食べ物が見えるか）．
- 姿勢全体を確認し，安楽にする．

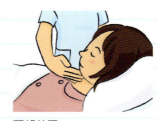

頸部前屈

④ 上肢を安定させ，テーブルを設置する

- 上肢は左右対称に，クッションなどで安定させる．
- テーブルは介助者の逆側から入れる．
- テーブルと腹部との間隔は4横指程度にする．

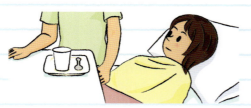 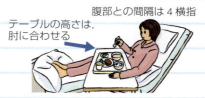

リクライニング位30度　　　リクライニング位60度

⑤ 配膳し，適切に介助する

- 食べ物が見えるよう配膳，食事をすすめる．
- 適切な介助位置で，食べやすい介助をする．

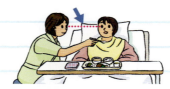

介助位置は斜め45度

⑥ 食事中の観察，自立を助ける

- 食事動作，食べかた，飲みかた，好み，むせなどの観察をする．
- 姿勢の崩れがあれば修正する．

⑦ 食後のポジショニングをする

- ベッド操作の順番：：①足↑（上げる），②上体↓（下げる），③足↓（下げる）．
- ベッドはリクライニング位15度程度で止め，背・腰・足の圧抜きを行う．
- ねぎらいの言葉をかけ，満足感や疲労などの観察をする．

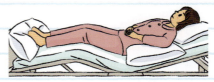

食後の姿勢（リクライニング位15度）

（迫田綾子）

「誤嚥を防ぎ，安全に食べるためのポジショニング」の実際

❶ベッド上での寝姿勢を整える

- 介助者は対象に声をかけ，その了解を得てから開始する．
  - →食事開始を意識づけ，自立や活動性を高める．
- 殿部下縁をベッドの可動軸より上に移動させる．
  - →可動軸より下は，体幹のずり落ち要因となる．
- 寝姿勢をベッド中央，左右対称に整え，両脇にクッションを密着させる．
  - →支持基底面を増やし，上体の安定や安心感につなげる．
- 下肢にクッション入りシート（バスタオルでもよい）を敷き，足底を接地させる．
  - →足底接地は嚥下関連筋群や腹筋などの緊張緩和により，嚥下力・咳嗽力を維持・向上させ誤嚥予防となる．
- 適切な寝姿勢は，その後のポジショニングの基本となる．

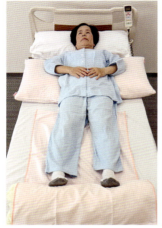
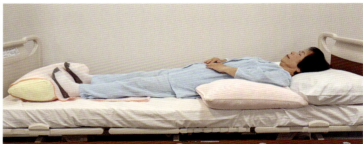

ベッド上での寝姿勢

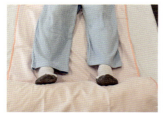
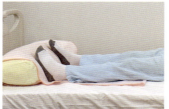

足底接地（クッションなどで足底を接地させる）

❷ ベッドの挙上を開始する

- ベッドの挙上の順番は，下肢を上げてから，上体を上げ，下肢を下げる．リクライニング角度は正確に測定する．
  - → 全身状態や嚥下機能により，リクライニング角度を決める．
  - → リクライニング位 30 度は，重力により食べ物が咽頭や食道を通過する最低角度である．
- 角度は段階的に上げて座位姿勢をめざす（体調により下げる場合もある）．
- ベッド操作時，対象の手に介助者の手を添えると安心感につながる．

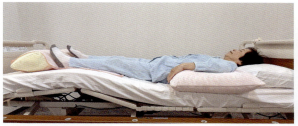

最初に下肢を上げる

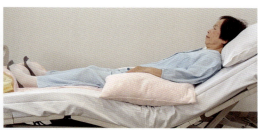

リクライニング位 30 度

❸ 背抜き，腰抜き，足抜きを行う（圧抜き）

- 片方の手で上体を横向きに支え，もう一方の手を肩に当て，背部，腰部，足部まですべらせて体圧を軽減させる．
- 介助者は同位置に立ち，重心移動で下肢まで圧抜きをする．
  - →（ボディメカニクス）圧抜きは体とマットレスの圧迫を軽減し，安定姿勢保持や褥瘡予防になる．
- 圧抜き速度は，速く（1 秒約 20 cm）では交感神経優位，遅く（1 秒約 5 cm）では副交感神経優位となる．食前の状態により使い分ける．
  - → 手を用いた圧抜きは，触れるケアであり対象のオキシトシンを分泌させる快刺激となる．
- 腰抜きはマットレスを押す．
  - → 尻および内股はプライベートゾーンにあたり，手の当てかたを変える．
- 両脇にクッションを置き，上肢を安定させる．

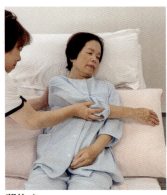

背抜き

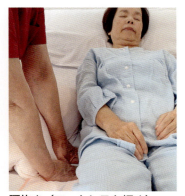

腰抜き（マットレスを押す）

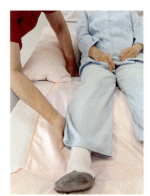

足抜き

❹**身体は正面で左右対象，頭頸部を軽く前屈する**
- 顎と胸骨の間は4横指（握りこぶし幅）程度とする．
  - →頸部後屈は，口腔および嚥下周囲筋の活動を妨げ誤嚥リスクとなる．
- 視線は下向きで，食べ物が見えることを確認する．
  - →上向きでは食べ物の視覚情報が入らないため，端巻きタオルなどで調整する．
  - →食べ物が見えると自分で選んで食べられる．
- 姿勢全体を足元から確認し，30分程度同一姿勢ができるよう調整する．
  - →体幹，上下肢，頭頸部，腹部，足などの圧迫や緊張があれば調整する．

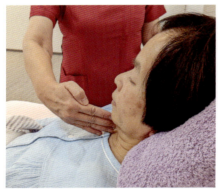
頸部前屈（4横指程度）

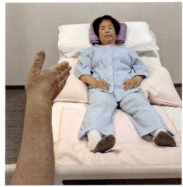
姿勢の全体確認

❺**両肘を安定させ，テーブルを設置する**
- サイドテーブルは介助者とは逆側から入れる．
- テーブルの高さは対象の臍部と腋窩の中央の位置で，食べ物が見えることを確認する．
  - →テーブルが高いと顎が上がり誤嚥のリスクとなる．
  - →テーブルが低いと頸部が過度に前屈し食べにくく食べ物の送り込みが困難になる．
- 腹部とテーブルの間隔は4横指程度（握りこぶし幅）にする．
  - →間隔が広いと見えにくく，手が届きにくい，狭いと腹部圧迫や摂食動作が困難になる．
- リクライニング位60度の場合は，背中に端巻きタオルやUIクッション（付録3「ポジショニングに使用する便利用品」を参照）を入れる．
  - →骨盤が前傾し体幹が安定するため，自力摂取が可能になる．

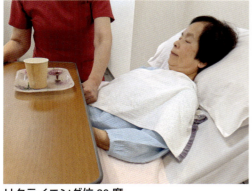
リクライニング位30度

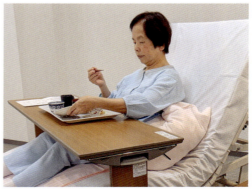
リクライニング位60度

❻食事が見えるように配膳し，適切に介助する
- 食事介助は，対象に目線（目の高さ）を合わせ食べやすい環境をつくる．
  - →介助者のポジショニングも重要．介助者の立位での介助は，顎が上がり誤嚥のリスクとなる．
  - →リクライニング位30〜45度は自力での摂取が困難で介助が必要となる．
- 介助は原則利き手で行う．食事介助は対象の見える位置で行い，スプーンは舌中央に入れる．
  - →逆手介助は，スプーンが斜めに入り食べづらく咀嚼（そしゃく）運動が始まりにくい．
- 食事の中断やむせなどは，不良姿勢が原因のことがあり注意深く観察する．

❼食後のポジショニングをする
- ベッド操作の順は，足上げ，上体下げ，足下げとし，食後はリクライニング位15度程度とする．
  - →胃食道逆流や嘔吐による誤嚥防止になり，呼吸も安定する．
- 背抜き，腰抜き，足抜き（圧抜き）をていねいに行う．
  - →くつろぎの姿勢を保つ．圧抜きがない場合は，不快感や褥瘡のリスクとなる．
- 頭頸部は軽度前屈位とし，嚥下後の誤嚥を予防する．
- ねぎらいの言葉をかけ，満足感や疲労などを観察する．

不良姿勢になりやすいポジショニング例

❶膝下へクッション挿入，足底接地なし
- 膝下へクッション：下肢の支持面が狭まり，安定姿勢がとれない．膝関節の圧迫や拘縮（こうしゅく）が起こりやすい．足関節が外旋し褥瘡の要因となる．
- 足底接地がない：体幹がずり落ちる．腹筋が使えず嚥下力・咳嗽（がいそう）力が低下する．

❷体幹のずり落ち
- 寝姿勢を整えないままでのポジショニングで起こる．
- ベッドの可動軸より殿部下縁が下の場合，必ず起こる（可動軸より上が基本）．
- 足底接地がない場合は，ベッド操作時や食事中に起こりやすい．
- リクライニング位60度では，特に体幹がずり落ちやすく自力摂取は困難になる．

端巻きタオルのつくりかた

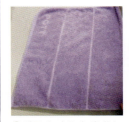

①バスタオルを半分に折る

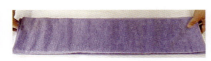

②さらに三つ折りにする

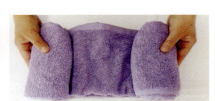

③両端を固めに巻く

（迫田綾子）

撮影協力：山代恵美子，石田敬子，パラマウントベッド広島営業所

ポジショニングで知っておきたいメカニズム

摂食嚥下運動の5期モデル

❶先行期：食物を認知，口に運ぶ

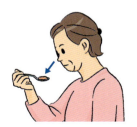

五感で食物を認知し，どのように食べるか判断する

目の前の食物を，5感（視覚，嗅覚，触覚など）を通じて認知し，どのように食べるか判断する．食欲，覚醒状態，姿勢，上肢運動機能，過去の経験などが先行期に含まれる．

❷準備期：捕食，咀嚼，食塊形成

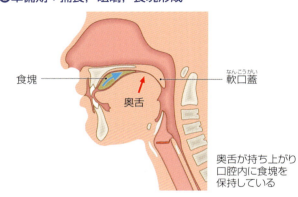

口へ取り込む．咀嚼して食塊を形成する
①食物を口腔内に取り込む．
②口唇が閉鎖し咀嚼が開始される．
③食物は歯，舌，頰，顎運動で唾液を混ぜ合わせ，食塊を形成する．
④その間，奥舌は持ち上がり，食物が咽頭に流れないように保持する．

❸口腔期：口腔から咽頭への送り込み

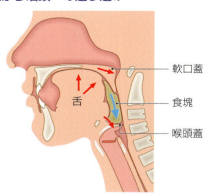

舌による食塊の送り込み
①口唇は閉鎖され舌の先端が口蓋に押しつけられる．
②口腔内の圧が高まり，食塊を咽頭へ移送する．
③軟口蓋は挙上し，咽頭と鼻腔を閉鎖する準備をする．

❹咽頭期：咽頭から食道への送り込み

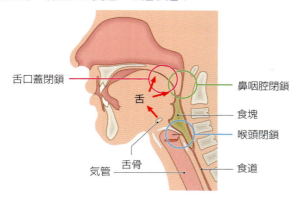

喉頭が挙上し嚥下反射により食塊が一瞬に咽頭から食道に送られる

①軟口蓋が挙上し咽頭後壁が上がり鼻腔を閉鎖する．
②舌骨，喉頭が前上方へ移動し食道入口部が開く．
③嚥下時は多くの嚥下筋群とそれを支配する脳神経が協調して働く．

❺食道期：食道から胃への送り込み

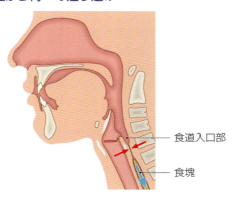

食塊が重力や蠕動運動により食道から胃に運ばれる

①食道入口部は閉鎖し逆流を防止する．
②食道を通過する時間は，液体では約3秒，固形物では約8秒である．
③臥位やリクライニング位より座位のほうが食道通行は良好である．

(p.12の「摂食嚥下のメカニズム」を参照)

誤嚥の種類（Logemann, J.A.による分類）

●❶嚥下前誤嚥

●❷嚥下中誤嚥

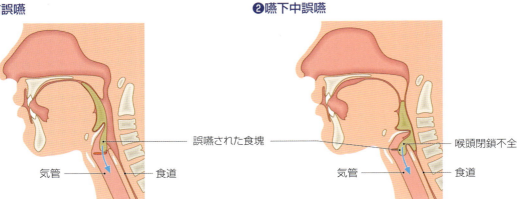

●❸嚥下後誤嚥

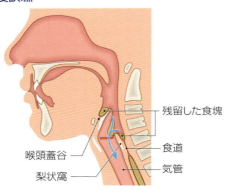

❶**嚥下反射前の誤嚥**　食塊のコントロールができずに，嚥下反射が起こる前，あるいは喉頭閉鎖前に誤嚥する．

❷**嚥下反射前から終了前までの間の誤嚥**　嚥下中の喉頭口，声門レベルでの閉鎖が不十分な場合に生じる．

❸**嚥下反射終了後の誤嚥**　飲み込んだ後に，喉頭蓋谷や梨状窩に残留した食塊が気管内に流れ込むことにより起こる誤嚥．

（p.16の「誤嚥」を参照）

頸部前屈位

●頸部前屈位

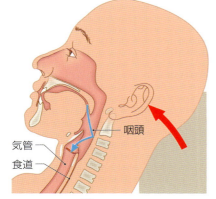

オトガイ部（顎先端）から胸骨まで4横指程度の間隔が目安
咽頭と気管に角度がついて誤嚥しにくい

●頸部伸展位

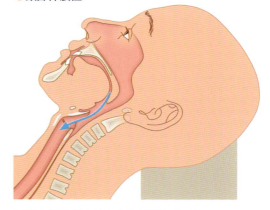

咽頭と気管が直線になり誤嚥しやすい

（p.54の「ベッド上での食事のポジショニングと介助」を参照）

頭部と頸部の屈曲と伸展

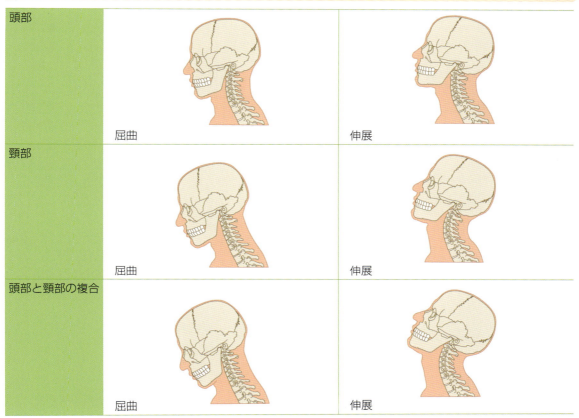

（p.6 の「食事におけるポジショニング」を参照）

舌の位置と姿勢

● 適正な舌の位置（適切姿勢）

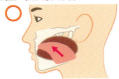

適切姿勢では，舌尖部は上顎前歯に当たる
①口唇を軽く閉じる．
②上下の歯は噛まずに空ける．
③舌の先を前歯の付け根（スポット）に当て，舌全体を口蓋に吸いつける．
＊オトガイ部と胸骨の間 4 横指で，この舌の位置になる．自然でリラックスした姿勢で食べる構えができる．

● 舌が下がっている（不良姿勢）

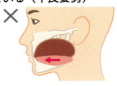

不良姿勢では，舌尖部が上下の歯の間や下顎歯に位置する．姿勢，舌筋力低下，口呼吸などが影響する
食物の取り込みや咀嚼，送り込みが制限される．

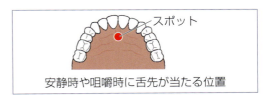

安静時や咀嚼時に舌先が当たる位置

（「舌の位置と姿勢」は，宗廣素徳：舌は下でなく上に－"舌の吸盤化"で，あなたの脳力・人生が開花する！，文芸社，p.38-48，2011.を参考に作成）

口腔，咽頭・喉頭・食道

● 口腔　　　　　　　　　　● 咽頭・喉頭・食道

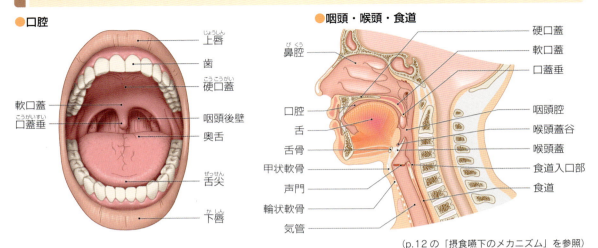

（p.12の「摂食嚥下のメカニズム」を参照）

嚥下筋群（舌骨筋群）

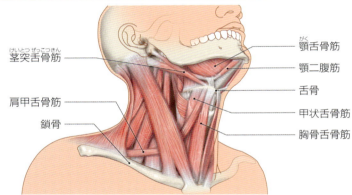

（p.12の「摂食嚥下のメカニズム」を参照）

舌骨上筋と舌骨下筋

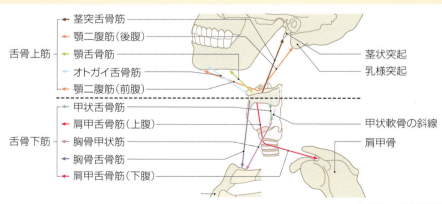

（p.12の「摂食嚥下のメカニズム」を参照）

図解

誤嚥を防ぐ
ポジショニングと
食事ケア

第2版

食事のはじめからおわりまで

迫田綾子 編集

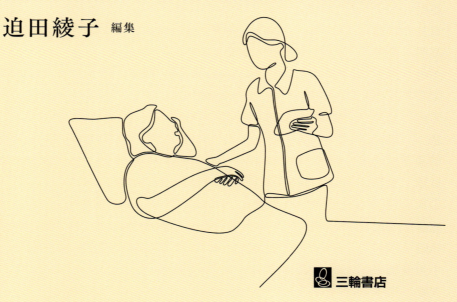

三輪書店

執筆者一覧

● 編集

迫田　綾子　　日本赤十字広島看護大学 名誉教授

● 執筆 （執筆順）

迫田　綾子　　日本赤十字広島看護大学 名誉教授

佐藤　幸浩　　かみいち総合病院 院長

北出　貴則　　医療法人誠佑記念病院診療技術部 リハビリテーション室 室長

竹市　美加　　訪問看護ステーションたべる管理者，摂食嚥下障害看護認定看護師

福村　弘子　　社会医療法人健和会 健和会病院看護部，摂食嚥下障害看護認定看護師

沖田　啓子　　医療法人社団朋和会 西広島リハビリテーション病院 リハビリテーション部 部長

川端　直子　　広島市立リハビリテーション病院看護科，摂食嚥下障害看護認定看護師

定松 ルリ子　訪問看護ステーションアスレ，摂食嚥下障害看護認定看護師

有友 たかね　東京歯科大学短期大学歯科衛生学科 講師

髙橋　清美　　日本赤十字九州国際看護大学 教授

中村　清子　　医療法人社団更生会こころホスピタル草津看護部，摂食嚥下障害看護認定看護師

栗原　正亮　　有限会社みわ薬局 代表取締役副社長

芳村　直美　　特定医療法人研精会本部食支援プロジェクト 推進本部長

金　　志純　　CAF MOG（きゃふ もぐ）代表，株式会社リニエR看護部，摂食嚥下障害看護認定看護師

柳澤 美直代　有限会社藤田企画グループホーム癒しの家 取締役社長，老人看護専門看護師

近藤　泰子　　県立広島病院看護部，摂食嚥下障害看護認定看護師

山本 梨花子　元医療法人社団一穂会西山病院リハビリテーション課 係長

嘉屋　幸代　　社会福祉法人西中国キリスト教社会事業団特別養護老人ホーム清鈴園特養部 総括室長

多田　茂伸　　医療法人社団更生会こころホスピタル草津看護部，摂食嚥下障害看護認定看護師

小西 美智子　医療法人社団明和会大野浦病院 看護部長

先家　道子　　医療法人社団明和会大野浦病院リハビリテーション部 歯科衛生士

若林　秀隆　　東京女子医科大学リハビリテーション科 教授

小山　珠美　　NPO法人口から食べる幸せを守る会 理事長，
　　　　　　　JA神奈川県厚生連伊勢原協同病院摂食機能療法室，新見公立大学 臨床特命教授

内橋　　恵　　脳卒中と栄養ケア在宅支援 Nurture（ナーチャー）代表

大井　裕子　　おおい在宅緩和ケアクリニック 院長，緩和医療専門医，NPO法人くみサポ 共同代表理事，
　　　　　　　日本歯科大学口腔リハビリテーション多摩クリニック 臨床教授

加藤　武彦　　神奈川県・加藤歯科医院

黒岩　恭子　　神奈川県・村田歯科医院 院長

原　　等子　　新潟県立看護大学老年看護学 准教授

谷合　久憲　　たにあい糖尿病・在宅クリニック 院長

田畑 千穂子　NPO法人メッセンジャーナースかごしま 代表理事

目 次

誤嚥を防ぎ，安全に食べるためのポジショニング 7 つのポイント ……………… 迫田綾子　**ii**

「誤嚥を防ぎ，安全に食べるためのポジショニング」の実際 ………………………… 迫田綾子　**iv**

ポジショニングで知っておきたいメカニズム ……………………………………………… **viii**

　　摂食嚥下運動の 5 期モデル　**viii**／誤嚥の種類（Logemann, J.A.による分類）　**x**／頸部前屈位　**x**
　　頭部と頸部の屈曲と伸展　**xi**／舌の位置と姿勢　**xi**／口腔，咽頭・喉頭・食道　**xii**
　　嚥下筋群（舌骨筋群）　**xii**／舌骨上筋と舌骨下筋　**xii**

第1章　おさえようポジショニングの基本 …………………………………………… 5

❶ 食事におけるポジショニング ……………………………………………… 迫田綾子　**6**
　　1　食事におけるポジショニングの意義　**6**／2　ポジショニングとは何か　**7**
　　3　ポジショニングの方法と効果　**9**／4　ポジショニング実施時のポイント　**10**

❷ 摂食嚥下のメカニズム ……………………………………………………… 佐藤幸浩　**12**
　　1　摂食嚥下にかかわる解剖　**12**／2　摂食嚥下のメカニズム　**12**

❸ 誤嚥 …………………………………………………………………………… 佐藤幸浩　**16**
　　1　誤嚥とは　**16**／2　誤嚥リスクのある疾患　**16**／3　誤嚥の種類　**16**

❹ ポジショニングにおける倫理的配慮 ……………………………………… 迫田綾子　**18**
　　1　倫理的配慮とは　**18**／2　倫理的行動のための基本原則　**18**
　　3　倫理的行動のための課題解決のプロセス　**20**／4　事例紹介　**20**
　　5　看護師としての倫理　**21**

第2章　食事姿勢のアセスメントと計画 ………………………………………… 23

❶ 食事のアセスメント ………………………………………………………… 迫田綾子　**24**
　　1　食事のアセスメントの意義　**24**／2　食事姿勢のアセスメント［観る］　**25**
　　3　食事姿勢選択のためのアセスメント［考える］　**28**
　　4　ポジショニングの目標と計画［決める］　**32**／5　実施［動く］　**33**／6　評価［わかる］　**34**

| 第3章 | **ポジショニングの実際** ·· | **41** |

❶ ベッド上での姿勢を整える ································· 北出貴則　**42**
　　1　姿勢調整のポイント　**42**／2　ベッド上の寝位置確認と修正　**50**
　　3　ベッド上座位姿勢での頭頸部ポジションの調整　**51**
　　4　圧抜き（背，足，腰［殿部］，頭）　**52**
　　5　ベッドポジショニングにおけるリスク管理および考慮点　**53**

❷ ベッド上での食事のポジショニングと介助 ················· 竹市美加　**54**
　　1　食事開始前の準備　**54**／2　食事前のポジショニング　**54**
　　3　食事中のポジショニング　**57**／4　食事後のポジショニング　**58**
　　5　リクライニング角度の選定　**59**／6　リスク管理　**61**

❸ 完全側臥位法による食事ケア ··························· 福村弘子　**62**
　　1　完全側臥位法　**62**／2　完全側臥位法の実際　**63**／3　完全側臥位頸部回旋　**63**

❹ 車いすでの姿勢を整える（車いすのポジショニング） ········· 北出貴則　**65**
　　1　姿勢調整のポイント　**65**／2　標準型（普通型）車いすのポジショニング　**71**
　　3　調整型（モジュラー型）車いすのポジショニング　**72**
　　4　姿勢変換型車いすのポジショニング　**74**／5　車いす上での座位姿勢修正と圧抜き　**76**
　　6　車いすにおけるリスク管理と考慮点　**77**

❺ 在宅における食事のポジショニング ····················· 沖田啓子　**78**
　　1　在宅における摂食嚥下障害者の目標　**78**／2　在宅における摂食嚥下障害の問題点　**78**
　　3　在宅での食事評価とポジショニング　**82**／4　在宅における食事への不安　**84**
　　5　患者・家族指導　**84**

| 第4章 | **食事援助のポイント** ·· | **87** |

❶ 自力摂取をめざした安全な食事援助 ····················· 川端直子　**88**
　　1　食べる意欲を引き出す援助　**88**／2　食事介助のポイント　**89**
　　3　食事の自立に向けたリハビリテーション　**94**

❷ 誤嚥時のリスクとケア ······························· 定松ルリ子　**98**
　　1　誤嚥を疑う症状とアセスメント　**98**／2　誤嚥リスクのある食べかたと予防ケア　**99**
　　3　誤嚥しやすい食品　**103**／4　誤嚥発見時のケア　**103**

❸ 窒息時のケア ······································· 迫田綾子　**105**
　　1　窒息とは　**105**／2　窒息のリスク　**105**／3　窒息リスクのアセスメント　**105**
　　4　窒息の症状　**107**／5　窒息を予防するケア　**108**／6　窒息しやすい食品　**109**
　　7　窒息時のケア　**110**

❹ 患者と家族への指導 ································· 川端直子　**112**
　　1　指導内容をわかりやすく　**112**／2　退院指導のポイント　**112**

❺ 嚥下調整食 ·· 沖田啓子　**117**

　　1　嚥下調整食とは　**117**／2　嚥下調整食の分類　**117**
　　3　嚥下調整食の選択と使用方法　**120**／4　とろみの分類　**120**
　　5　とろみ段階の選択ポイント　**120**／6　とろみ調整食品の選択と使用方法　**121**

第5章

食べるための口腔ケア ··· **123**

❶ 口腔ケア ·· 迫田綾子　**124**

　　1　口腔ケアとは　**124**／2　口腔環境と口腔問題　**125**／3　病期別の口腔ケア　**128**

❷ 口腔ケアの方法 ·· 迫田綾子　**131**

　　1　口腔ケアの進めかた　**131**／2　自立度別の口腔ケアとポジショニング　**135**
　　3　口腔ケアにおけるリスク管理　**138**

❸ 口腔ケアの実際 ·· 有友たかね　**139**

　　1　口腔ケアはいつするか　**139**／2　口腔ケアを効果的に行うポイント　**139**

第6章

嚥下障害がある対象の服薬 ·· **147**

❶ 服薬とリスク管理 ·· 髙橋清美　**148**

　　1　医原性の嚥下障害とは　**148**／2　薬理作用と有害反応　**149**
　　3　摂食嚥下機能に影響を与える薬剤　**149**
　　4　抗精神病薬服用者が安全に服薬するための留意点　**150**
　　5　抗精神病薬の錐体外路症状と摂食嚥下障害　**151**
　　6　精神症状を有する人が安全かつ確実に内服するには　**152**
　　7　多剤併用と摂食嚥下障害への影響　**152**

❷ 安全な服薬法 ·· 髙橋清美　**154**

　　1　摂食嚥下障害のある人の服薬　**154**／2　ゼリーを用いた錠剤の内服　**154**
　　3　そのほかの内服法　**155**／4　錠剤粉砕から簡易懸濁法へ　**155**
　　5　口腔内崩壊錠の注意点　**156**

❸ 与薬時のポジショニング ·· 中村清子，栗原正亮　**157**

　　1　安全な服薬のために　**157**／2　飲みやすい薬剤の選択　**157**／3　服薬方法の工夫　**158**
　　4　服薬時の注意点　**159**／5　服薬時の姿勢　**160**／6　服薬後の観察と注意点　**162**

第7章　ポジショニングの効果 ……… 163

❶ あきらめない看護：経口摂取獲得で食べる喜びから生きる喜びへ ……… 芳村直美　164

❷ 医療的ケア児へのポジショニングと食べることへのケア ……… 金志純　166

❸ 在宅での食事援助とポジショニング ……… 竹市美加　169

❹ 認知症対応型共同生活介護での食事支援とポジショニング：老人看護専門
看護師の立場から ……… 柳澤美直代　172

❺ 誤嚥を繰り返す人のポジショニングと効果 ……… 近藤泰子　176

❻ 回復期のポジショニングから食事の自立をめざすチームケア ……… 山本梨花子　179

❼ 特別養護老人ホームでの看取り期における食事のポジショニングと食事支援
……… 嘉屋幸代　182

❽ 精神科での安楽なポジショニングと食事 ……… 多田茂伸　185

❾ 療養型病棟での適切なポジショニングと口腔ケアへ ……… 小西美智子，先家道子　187

付録 ……… 192

❶ 食事の自立のための便利用品 ……… 川端直子　192

❷ ベッド・車いすのポジショニングに使用する便利用品 ……… 北出貴則　197

❸ ポジショニングに使用する便利用品 ……… 迫田綾子　201

❹ トレーニング用ポジショニング技術 ……… 迫田綾子　203

Column

● サルコペニアと嚥下障害 ……… 若林秀隆　14

● KTバランスチャート（KTBC）による包括的食支援 ……… 小山珠美　37

● リハビリテーション栄養を看護へ ……… 内橋恵　39

● 現状確認ツール IMADOKO ……… 大井裕子　86

● デンチャースペース義歯と姿勢 ……… 加藤武彦　129

● 食べられる口づくり ……… 黒岩恭子　145

● 認知症の人の食事とケア ……… 原等子　175

● 地域の多法人・多職種で食支援 ……… 谷合久憲　189

● 看護の技を地域へ ……… 田畑千穂子　190

索引 ……… 205

＊本書掲載の写真で人物の写っているものは本人，家族の許可を得ています.

● 編集協力：新居功三
● 表紙・カバーデザイン：小島トシノブ（NONdesign）
● 本文イラスト：村上寛人，村上正子，おたざわゆみ

第1章

おさえよう ポジショニングの基本

❶ 食事におけるポジショニング
❷ 摂食嚥下のメカニズム
❸ 誤嚥
❹ ポジショニングにおける倫理的配慮

Column
サルコペニアと嚥下障害

第1章 おさえようポジショニングの基本

1 食事におけるポジショニング

1 食事におけるポジショニングの意義

1) 食事の基本姿勢

- 食事姿勢の基本は，①体幹は左右対称，②正面を向き，③頭頸部をやや下向きにする，である．
- 体幹や口腔・嚥下筋群が安定し，呼吸路が安全に確保できる姿勢とする[1]．
- 摂食嚥下障害のある人の姿勢調整は，食物形態の選択や介助法とともに重要な援助となる．
- 食事は，安全で安楽な姿勢で食物を自分で選んで食べられることが，満足感や喜びにつながる．
- 障害などにより体幹保持が困難な場合は，ベッド上リクライニング位[*1]や車いす座位，多機能車いすの使用を検討する．
- 食事姿勢の良否は，対象の全身状態などの変化だけでなく，介助者の倫理観や技術によっても左右される．

2) 食事におけるポジショニングの意義

- 適切なポジショニングは，次にあげるような効果が期待でき，誤嚥を予防し，自立支援につながり，健康回復や QOL（生活の質）の向上に寄与する．
①体幹を安定させ，嚥下機能や摂食行動を向上させる．
②体幹や頭頸部，上肢の安定により，食事に集中でき，食欲を高め，消化吸収を促進させる．
③摂食嚥下障害に伴う誤嚥や窒息，誤嚥性肺炎などのリスクを最小限とすることができる．
④基本的なポジショニングは，短時間で実施可能であり，看護・介護負担の軽減につながる．

3) 食事におけるポジショニングの根拠

- 適切な姿勢は，①食塊を送り込みやすくする，②誤嚥を軽減ないし防止する，③適切な腹圧を保ち逆流を防止する．
- 摂食嚥下の5期（先行期，準備期，口腔期，咽頭期，食道期）のすべてのステージは姿勢の影響を受ける[1]．
- 頭部から足底まで全身のアライメント（骨格の正しい位置関係）を整えることは，安全で安楽な姿勢となり食事の自立を支える．
- 頸部の過伸展や強度前屈姿勢などの不安定な姿勢[*2]を予防し[3]，視覚情報の確保により食欲や食べにくさを改善する．
- オトガイ部と胸骨間が4横指となる適切姿勢は，舌尖部（舌の先）が上顎前歯に接地し摂食準備が整う．不良姿勢では接地しない．
- リクライニング位は，気道が食道の上部に位置し，食塊が食道へ流入しやすく誤嚥の危険性を下げる．
- リクライニング位は30〜60度の範囲で自立度や摂食嚥下機能，体幹保持能力などで決める．
- リクライニング位30度での食事は頸部が伸展

---

*1 **リクライニング位**：床面に対する体幹の角度（矢状面での角度）をリクライニングさせ，床から60度の場合はリクライニング位（体幹角度）60度，床から30度の場合はリクライニング位30度などと表現する[2]．

*2 **不安定な姿勢**：在宅高齢者で"むせ"のある者には，姿勢の不安定（33.3%），体幹角度不適（56.6%），頸部角度不適（46.5%）があるとの報告がある[3]．25年以上前のこの調査は，摂食嚥下障害のある人が増加するなかで，食事のポジショニング教育が必要なことを示している．

表1　嚥下障害を引き起こす疾患

- ・咽頭，喉頭，食道など局所の腫瘍や炎症性疾患
- ・脳血管障害，脳腫瘍，頭部外傷，脳炎などに伴う中枢神経障害
- ・パーキンソン病，筋萎縮性側索硬化症などの変性疾患，末梢神経障害
- ・筋ジストロフィー，重症筋無力症などの神経筋疾患
- ・肺炎などの呼吸器疾患
- ・薬剤による有害反応（向精神薬，抗コリン薬，鎮静薬や睡眠薬など）
- ・認知症，うつ病，うつ状態
- ・注意力障害などの高次脳機能障害
- ・う歯，義歯などの口腔問題
- ・頭頸部，食道の悪性腫瘍，術後
- ・加齢に伴う変化（唾液量減少，味覚障害，粘膜感覚障害，喉頭下降・可動性低下など）
- ・経鼻胃管による問題（逆流，嘔吐）

しやすく，視覚情報や上肢運動が制限されるため食事介助が必要である．

- ●頸部が過伸展した不安定姿勢は，喉頭・呼吸運動を阻害し誤嚥や誤嚥性肺炎のリスクとなる．
- ●片腕は体重の6〜8％の重量があり，食事時のポジショニングでは両上肢を均等に支えることで，摂食動作が円滑となり疲労を緩和する．
- ●画一的で習慣的なポジショニングは，疲労や誤嚥リスクを高める結果となる．

4）ポジショニングの対象

- ●食事中は誰でもむせや誤嚥があるため，基本的にはすべての人に適切なポジショニングが必要である．一方で，次にあげるような個別のポジショニングの介入が必要な人がいる．
- ①摂食嚥下障害や誤嚥リスクのある人：身体的変化（表1），円背，頸部後屈，視力障害，胃液の逆流などで不顕性誤嚥のある人など．
- ②姿勢保持困難な人：体幹保持困難，不安定な覚醒状態，麻痺，四肢拘縮など．
- ③食事の全介助，一部介助が必要な人．
- ④経管栄養管理中（経鼻経管栄養，胃瘻造設）の人．
- ⑤口腔ケア，歯科治療が必要な人．
- ⑥嚥下機能評価およびリハビリテーション前の

人：スクリーニング，嚥下内視鏡検査，嚥下造影検査，嚥下リハビリテーション（飲食物を用いず摂食嚥下にかかわる器官に働きかける間接訓練，飲食物を用いた直接訓練）．摂食嚥下評価前の姿勢の良否は機能評価結果に影響する．対象や目的に合わせたポジショニングが重要である．

2　ポジショニングとは何か

1）ポジショニングの様々な定義

- ●筆者らが開発したPOTT（ぽっと）プログラム*3でポジショニングとは「最適な食事姿勢を提供することにより誤嚥を予防し，食事の自立を通して健康の回復や豊かな食行動につなげていく」こととしている[4]．
- ●日本看護技術学会では，ポジショニングは「対象者の状態に合わせた体位や姿勢（ポジション）の工夫や管理をすること」[5]と定義されている．
- ●老年看護では「治療や検査に伴う二次障害，高齢に伴う廃用症候群の予防，Quality of Life向上のために行う，生あるものにとっての基本（寝返り，起き上がり，座る，立ち上がるなど）を維持するための体位調整」である[5]．

---

*3　**POTT（ぽっと）プログラム**：ポジショニング（PO）で，食べる（T）喜びを伝える（T）プログラムの愛称で，技術と教育方法で構成する新たな実践知である．

表2　ポジショニングによる機能向上の目的

目的	内容
①体幹を安定して支持する	身体を安定させることで，食事をする構えを全身でつくりだす．食欲を促し，生理機能を活発化させ，消化吸収を促進させる．
②嚥下障害を改善するための代償法とする	ポジショニング（姿勢の調整）によって，咽頭腔の位置と形態を変え，食物の流れを整えて誤嚥を防ぐ．
③胃食道逆流を防止するなどリスク管理をする	胃からの逆流を防止するポジショニングを行い，誤嚥を予防する．

- 本書では，POTT プログラムの定義に沿って進める．ゴールは，ポジショニングによりケアする人もケアされる人も成長し，"食べる喜びを伝え支え合う"ことである．

2）機能的な視点からのポジショニング

- 誤嚥リスクのある人に対し，口腔や咽頭腔の位置と形態を整え，食物の流れを変えて，誤嚥を予防することである[2]．
- 仰臥位（水平位）では，開口状態となり舌機能や咀嚼運動が制限される．舌根沈下により咽頭が狭窄される．そのためリクライニング位30度以上をとることで，機能低下を防ぐ[6]．
- 頸部が後屈した不安定な姿勢は，唾液誤嚥，摂食嚥下機能の低下を招き，誤嚥性肺炎を起こす要因となる．
- 食事援助が必要な人は，何らかの摂食嚥下障害が疑われ，常に唾液や食物の誤嚥や窒息の可能性があることを念頭におかねばならない．
- 適切なポジショニングは，食物の流れを整えて安全に食べられ，不良姿勢による誤嚥のリスクを最小限とすることができる（表2，図1）．

3）体幹の支持

- 体幹の支持が安定すると，嚥下諸筋の運動が阻害されず，上肢の自由な運動も引き出される．
- 体幹が不安定な場合，呼吸時の胸腹部の運動を妨げやすくなり，呼吸機能の低下や咳などの防御反応が阻害される．
- リラックスした姿勢保持による，唾液・食物誤嚥，呼吸器合併症，褥瘡の予防に十分留意した姿勢によって，はじめて安全・安楽に食事をすることができる．
- 不良な座位姿勢がもたらす影響は，身体各部の関節可動性の低下，褥瘡，心理活動面の低下，介助量の増加，転落リスク，静脈還流量低下，浮腫，静脈血栓症などがある．

4）看護の視点からのポジショニング

- 食事時のポジショニング技術は新たな実践知であり，看護教育や臨床では十分に周知されていない現状がある．
- 適切な食事姿勢は人間の基本的ニーズであり，看護師は日常生活援助としてポジショニングを位置づける必要がある．
- 対象の尊厳を守り食の援助を通して，健康の保持増進，疾病の予防，健康の回復，苦痛の緩和に努める．
- 看護の心と技をポジショニングや食事援助で伝えることは，対象のその後の回復や希望につながる．
- 入院や入所，退院や退所時などでの姿勢選択とポジショニングは，その後の療養生活に多大な影響を及ぼす．
- 適切なポジショニングで，安全で安楽な食事が可能となる．逆に不良姿勢はリスクを高める．
- 食事におけるポジショニングは，ケアにあたる看護師一人ひとりの看護観が表われる技術といえる．
- ポジショニングや食事介助では，どの姿勢が安

1. 食事におけるポジショニング

✕ 不適切なポジショニング	〇 適切なポジショニング
●食事が見えない	●食事が見える
●食欲がわかない	●食欲が出る
●自分で食べられない	●自分で食べられる
●食器の場所がわからない	●食器の位置が見える
●箸が持てない	●箸やスプーンが使える
●食事に集中できない	●食事に集中できる
●座り続けられない	●よく噛むことができ，飲み込める
●身体が傾く，下にズレる	●味わって食べられる
●噛めない，飲み込めない	●食事時間が短くなる
●口の中に食物が残る	●食事量が増える
●むせる，咳がでる	●食事が楽しみになる
●喉に詰まった感じがする	●疲れない
●声がかすれる	●楽に呼吸ができる
●呼吸が苦しい	●むせや誤嚥が減る
●疲れる，時間がかかる	●笑顔が増える
●少量しか食べられない	●褥瘡が軽快する
●食事が怖くなる	●食事介助が楽になる

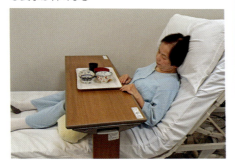

不適切姿勢
＊不適切な食事介助は姿勢が崩れる原因になる

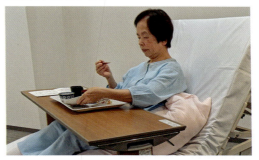

適切姿勢（リクライニング位 60 度）
＊適切な食事介助は，食後まで姿勢が安定する

図1　臨床で観察できるポジショニングの効果

全・安楽で効率的にできるかを考え行動する．
● チーム全体が基本的なポジショニング技術を教え学び合うことは，相互成長につながる．

3　ポジショニングの方法と効果

1) ポジショニングにおける表記

● 「ポジショニング」（姿勢調整）は，対象および介助者の姿勢調整も含む．そのため車いすにおいても「シーティング」とせず「ポジショニング」と表記する．

● 「体幹角度」は矢状面で水平線を基準として，何度体幹を前屈しているかを表す．
● 「仰臥位」はリクライニング位（ベッドの背上げ角度）0度であり，水平線を基準として30度前屈（屈曲）していると「リクライニング位30度」（体幹角度30度，図2），60度前屈（屈曲）していると「リクライニング位60度」（体幹角度60度，図1の「適切姿勢（リクライニング位60度）」を参照）と表す．
● 「完全側臥位」は咽頭側壁を真下にした姿勢である．

2) ポジショニングの分類

● ポジショニングは，リクライニング姿勢，体幹

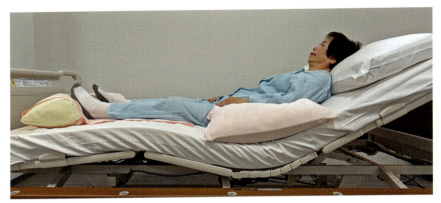

図2　リクライニング位30度（体幹角度30度）

を支持する姿勢（椅子・車いす座位）に分類され，それぞれに利点があり留意点も異なる．
- リクライニング位45度以上が，対象による自力摂取が可能な角度である．車いすの場合も同様である．

3）頭頸部のポジショニング

- 頭頸部を屈曲させるポジショニング（p. xiの「頭部と頸部の屈曲と伸展」を参照）は，原則として頭頸部屈曲（chin down）の"軽度屈曲"で，胸部とオトガイ部（顎先）が4横指程度の間隔が目安である（p. viの④を参照）．
- 頭頸部が正常位置になると，舌尖は上顎前歯に接地する．不良姿勢では舌尖が下顎前歯部や側方に寄り，食事の取り込みが正常にできなくなる．
- 食塊の飲み込みは，安全のために頭頸部および体幹は正中位で行うのが基本である（p. viの④を参照）．
- 麻痺などがある場合，首を横に向けて（頭部回旋［head rotated］）行うこともあるが，安易に頸部を回旋することは視覚確保が困難になり，嚥下周囲筋の疲労を助長する危険性がある．

4）ポジショニングの効果

- 適切なポジショニングは食事の自立を促し食事動作が円滑となり，食欲増進，食事量増加，食事時間短縮，疲労軽減などがあり，食後の笑顔や満足感につながる．
- 間接的効果は，栄養状態改善，低栄養やサルコペニア（p. 14, Column「サルコペニアと嚥下障害」を参照）のフレイル予防，誤嚥性肺炎や窒息の予防につながる．
- 低栄養予防は，褥瘡予防効果もあり，苦痛の緩和や早期健康回復の基盤となる．
- リクライニング位は，食塊の食道への送り込みと，喉頭閉鎖のタイミングを一致させて誤嚥を防ぐ体位とされている．また食塊の流入速度を遅くさせ，喉頭閉鎖遅延の代償となる．
- 不適切なポジショニングは，適切なポジショニングの逆効果となる．
- 自力摂取や食欲増進，食事時間短縮などは，介護負担の軽減とともに介護者の喜びにつながる．
- ポジショニングによる効果は図1に示すとおりである．

4　ポジショニング実施時のポイント

1）実施にあたっての留意点

- 食事姿勢は，全身状態および摂食嚥下機能，体幹保持能力などにより，最適な姿勢をチームで計画する．

- ポジショニング前には，ベッドや車いすの機能や構造の特徴を確認し，調整した後に実施する.
- 車いすは座面や背面のたわみにより姿勢が崩れやすく，食事のためのポジショニングが必須である.
- ポジショニングの実施にあたっては，対象に食事姿勢を整えることを伝え了解を得てから行う.
- ポジショニングの対象となる人は，意思決定や最適な食事姿勢判断ができないことがあり，表情やしぐさを観察しながら，根拠のあるスキルを提供する.
- リクライニング位の角度は正確に計測する. 角度の違いで，食べやすさや誤嚥，むせにつながる.
- ポジショニングは，実施手順に沿って確実に実施し，安全で安楽な食事姿勢を提供する.
- ベッド操作はていねいに，ゆっくり行い，手を添えるなどして対象の不安の軽減に努める.
- 背・腰・足の圧抜きは安全や安楽姿勢となり，食欲や疲労緩和につながるため必ず行う.
- 食事時間を30分程度とし，途中姿勢が崩れないよう確実に実施する.
- 食後のポジショニングは，胃液の逆流や嘔吐対応のためリクライニング位15度程度の安楽姿勢とする.
- リクライニング角度（体幹角度）に合わせて食事形態を変更する. 評価をしながら段階的に双方をアップまたはダウンする.

2) ポジショニングの効果評価

- ポジショニング実施後は，主観的評価や客観的評価を行い可視化し，対象やその家族，チームで共有する.

①主観的評価

- 主観的評価は，対象の表情や次のような語りを記録する.
- 対象の場合：「食べやすかった」「おいしかった」「食べ物が見えた」「自分で食べられた」など.
- 家族の場合：「姿勢が楽になった」「今までの食べかたとまったく違う」「おいしそうに食べていた」「自宅で介護が続けられる」など.

②客観的評価

- 客観的評価は，表情，食べかた，食事量，食事時間，自立度，姿勢の崩れ，誤嚥の有無，嚥下状態などを記録する.
- 介助者のポジショニングスキル評価は，付録4「トレーニング用ポジショニング技術」を参照.
- POTT用のアセスメントシート（付録4-表1）を用いた食事前後の点数評価も有効である.
- POTTプログラムでは，ポジショニングの基本スキルを，研修前・直後・練習後で評価点を出し実践力向上をめざす. 20点以上は合格とし，スタッフへの伝承や対象へのポジショニングを実施する.

(迫田綾子)

文献

1) 才藤栄一，植田耕一郎監修：摂食嚥下リハビリテーション，第3版，p.221-225，医歯薬出版，2016.
2) 弘中祥司：体幹角度調整. 訓練法のまとめ（2014年度版）（日本摂食嚥下リハビリテーション学会医療検討委員会），日本摂食嚥下リハビリテーション学会誌，18(1)：86-87，2014.
3) 田村文誉他：在宅高齢者および中途障害者のむせと姿勢の関連. 日本摂食嚥下リハビリテーション学会誌，1(1)：57-68，1997.
4) 迫田綾子，北出貴則，竹市美加編：誤嚥予防，食事のためのポジショニング―POTTプログラム，p.2-5，医学書院，2023.
5) 大久保暢子他：看護における「ポジショニング」の定義について―文献検討の結果から. 日本看護技術学会誌，10(1)：121-130，2011.
6) 舘村卓：臨床の口腔生理学に基づく摂食嚥下障害のキュアとケア，第2版，p.51-54，医歯薬出版，2017.

第1章 おさえようポジショニングの基本

2 摂食嚥下のメカニズム

1 摂食嚥下にかかわる解剖

- 摂食嚥下には、口腔、咽頭、喉頭、食道の各器官が関与している．
- 顎、口腔および頸部周囲には、多くの筋が存在し、これらの筋が互いに協調し、摂食嚥下運動がスムーズに行われる．
- 摂食嚥下にかかわる筋群として，口裂周囲の表情筋，咀嚼筋，舌骨上筋・舌骨下筋，舌筋，軟口蓋の筋，咽頭筋，喉頭筋がある[1]．
- 摂食嚥下に関連する器官はp. xiiの「口腔，咽頭・喉頭・食道」，舌骨上筋・舌骨下筋の解剖はp. xiiの「嚥下筋群（舌骨筋群）」「舌骨上筋と舌骨下筋」を参照．

2 摂食嚥下のメカニズム

- 嚥下は古典的には口腔期，咽頭期，食道期の3期に分け議論されてきたが[2]，Dodds, W. J. らは口腔期を口腔準備期と口腔送り込み期に分けた4期モデルを提唱した[3]．
- さらにLeopold, N. A. らによって捕食までの段階を加えた5期モデルが提唱された[4]．
- 嚥下の過程は，先行期，準備期，口腔期，咽頭期，食道期の5期モデルを用いると理解しやすく，5期のうちの，どこに，どのような問題があるかを考えることによって摂食嚥下障害に効率的にアプローチできる（表1，p. viii–ixの「摂食嚥下運動の5期モデル」を参照）．

1）先行期：食物の認知と取り込み

- 先行期は，摂食嚥下が始まるステージで，食物を口に入れる前に，その食物を目で見て，鼻で匂いをかぎ，そして食具で口へと食物を運んでいく動作までが含まれる．
- これまでの経験や記憶から，食物を五感（視覚，嗅覚，味覚，触覚，聴覚）で認知し，どのように食べるのかを判断する．
- ヒトは食物を見たとき，以前に見たことがある，食べたことがある情報から，同じものか，それに類似するものか，それとは違うものか，その食物に合った食べかた（口の開けかた，一口量のとりかた，口への運びかたなど）を想定する（例：「グラタンは熱いものだから，すぐに口へ運ばず，少量ずつ，口をすぼめて息を吹きかけ，ある程度冷ましてから食す」「スープ類は箸ではなくスプーンを使い，こぼさぬように水平を保ち口に運び，平たく口を開け受ける」など）．

2）準備期：捕食，咀嚼，食塊形成

- 準備期とは，食物を捕食し，捕食した食物を嚥下しやすい性状になるように食塊形成し，嚥下が始まるまでのステージである．

①捕食
- 口腔内への食物の取り込みは捕食といい，口唇や歯を使って行われる．

②咀嚼・食塊形成
- 口腔内に取り込まれた食物を歯で粉砕すると同時に，舌が食物を唾液と混ぜて食塊という嚥下に適した食事形態に調整する．

2. 摂食嚥下のメカニズム　　13

表1　摂食嚥下運動の5期モデル

期	はたらき
①先行期	食物の認知と取り込み ・五感で食物を認知し，どのように食べるか判断し，食具で口へと運び捕食するまで．
②準備期	捕食，咀嚼，食塊形成 ・食物を捕食し，捕食した食物を嚥下しやすい性状になるように食塊形成し，嚥下が始まるまで． ・咀嚼するときは口唇を閉じ，また咀嚼時には食物が歯列からこぼれないように舌と頰筋が下顎の開閉運動に同期して適度に活動し，奥舌が持ち上がり，食物が咽頭に流れ込まないように口腔内で保持している．
③口腔期	口腔から咽頭への送り込み ・咀嚼後，舌背の中央は陥凹し食塊を受け入れ，口唇は閉じられ，舌尖は上顎前歯の後方にしっかりと押しつけられる．舌は前方から口蓋に押しつけられ，食塊は後方へ後方へと送り込まれる．
④咽頭期	咽頭から食道への送り込み ・咽頭期は食塊が喉頭蓋谷に達したところから開始し，食道入口部が閉じたところで終了する． ・軟口蓋は持ち上がり，咽頭後壁と接触し鼻腔と咽頭腔の間を閉鎖する（鼻咽腔閉鎖）． ・食塊が咽頭へ送り込まれると，舌骨と喉頭が前上方に挙上して嚥下反射が誘発され，食道に食塊が送り込まれる ・3つの弁による喉頭の閉鎖：喉頭蓋の反転に加え，喉頭前庭部，声帯が左右から合わさって閉じ喉頭を3重に閉鎖して食物が下気道にはいらないようにする．
⑤食道期	食道から胃への送り込み ・食道入口部が開いて食塊が食道に送り込まれると，食道括約筋は閉鎖して咽頭への逆流を防ぐ． ・その後，食物は蠕動運動によって胃へと運ばれていく．

第1章

おさえようポジショニングの基本

● 咀嚼し食塊をつくるためには歯が必要であるが，同時に歯のかむ面から食物が落ちないようにする頰と舌の協調運動も重要になる．

● 咀嚼するときは口唇を閉じ，また咀嚼時には食物が歯列からこぼれないように舌と頰筋が下顎の開閉運動に同期して適度に活動し，食物を歯列上に保持している．もし口唇が閉じられないと食物は口から，ぼろぼろとこぼれ出てしまう．

● 嚥下が開始されるまでは，奥舌が持ち上がり，食物が咽頭に流れ込まないように口腔内で保持している．

● 口腔内で食物を保持する舌の動きが不十分だと，飲み込める準備ができていないのに咽頭へ食物が流れ込み，誤嚥の原因となることがある．

3）口腔期：口腔から咽頭への送り込み

● 咀嚼を終えて嚥下しやすい形態になった食塊は舌背に位置する．

● その際舌背の中央は陥凹し食塊を受け入れ，口唇は閉じられ，舌尖は上顎前歯の後方にしっかりと押しつけられる．

● 舌は前方から口蓋に押しつけられ，食塊は後方へ後方へと送り込まれる．この送り込みは随意的に行われる．

4）咽頭期：咽頭から食道への送り込み

● 咽頭期は食塊が喉頭蓋谷に達したところから開始し，食道入口部が閉じたところで終了する．

● 咽頭期は「ゴックン」という飲み込む段階である．食塊が咽頭期誘発部位を通過し，さらに食道入口部を通過し食道に入るまでの時間を咽頭通過時間といい通常時間1秒以内であり，一瞬のうちに食塊は咽頭から食道へと送り込まれる．この際，呼吸も一時停止する（嚥下性無呼吸）．

● 軟口蓋は持ち上がり，咽頭後壁と接触し鼻腔と咽頭腔の間を閉鎖する（鼻咽腔閉鎖）．

● 食塊が咽頭へ送り込まれると，舌骨と喉頭が前上方に挙上して嚥下反射が誘発され，食道に食塊が送り込まれる．

● 3つの弁による喉頭の閉鎖：喉頭蓋の反転に加え，喉頭前庭部，声帯が左右から合わさって閉

じ喉頭を3重に閉鎖して食物が下気道に入らないようにする．
- 咽頭期は食道入口部が開大し，食塊がすべて食道へ送り込まれた段階で終了する．
- 嚥下反射は，各器官の個々の動きだけではなく，協調した一連の流れとして行われており，その流れがスムーズに行われることが，安全な嚥下には重要である．

5）食道期：食道から胃への送り込み

- 食道入口部が開いて食塊が食道に送り込まれると，食道括約筋(しょくどうかつやくきん)は閉鎖して咽頭への逆流を防ぐ．
- その後，食物は蠕動運動(ぜんどううんどう)によって胃へと運ばれていく．
- 食道には3か所の生理的狭窄部が知られている．上下の食道括約筋および食道が大動脈，気管と交差する部分の3か所である
- 下部食道括約筋の閉鎖が不完全であると胃食道逆流が起こり，このことが嚥下障害の原因となることもある[2,5-7]．
- 腫瘍などによる食道の通過障害も嚥下障害の原因となる．

（佐藤幸浩）

文献

1) 才藤栄一，植田耕一郎監修：摂食嚥下リハビリテーション，第3版，p.44-67，医歯薬出版，2016．
2) 藤島一郎，谷口洋：脳卒中の摂食嚥下障害，第3版，p.38-45，医歯薬出版，2017．
3) Dodds, W. J., Stewart, E. T., Logemann, J. A.：Physiology and radiology of the normal oral and pharyngeal phases of swallowing, American journal of roentgenology, 154（5）：953-963, 1990．
4) Leopold, N. A., Kagel, M. C.：Dysphagia-ingestion or deglutition?：a proposed paradigm, Dysphagia, 12（4）：202-206, 1997．
5) 前掲書1)，p.96-105．
6) Logemann, J. A. 著，道健一，道脇幸博監訳：Logemann 摂食・嚥下障害，p.19-28，医歯薬出版，2000．
7) Groher, M., Crary, M. 著，髙橋浩二監訳：Groher & Crary の嚥下障害の臨床マネジメント，原著第3版，p.22-34，医歯薬出版，2023．

 Column　サルコペニアと嚥下障害

サルコペニアとは

　サルコペニアとは，転倒，骨折，身体機能障害および死亡などの不良の転帰の増加に関連し得る進行性および全身性に生じる骨格筋疾患である．下腿周囲長が男性34 cm未満，女性33 cm未満で，低筋力（握力が男性で28 kg未満，女性で18 kg未満）もしくは低身体機能（5回いす立ち上がりテストが12秒以上）であれば，サルコペニアの可能性ありと診断する．サルコペニアの原因は加齢，低活動，低栄養，疾患，医原性に分類される．

　医原性サルコペニアとは，不適切な安静臥床や禁食による低活動，不適切な栄養管理による低栄養，医原性疾患や薬剤有害事象によるサルコペニアであり，急性期病院で生じやすい．

　サルコペニアの嚥下障害とは，全身と嚥下関連筋のサルコペニアによる嚥下障害である．全身のサルコペニアを認めない場合には，サルコペニアの嚥下障害と診断しない．

　呼吸サルコペニアとは，呼吸筋の筋量低下と筋力低下を認める状態である．呼吸サルコペニアには全身のサルコペニアを合併することも多いが，合併しないこともある．サルコペニアの嚥下障害の場合には，呼吸サルコペニアも合併している可能性が高い．

　医原性サルコペニアによる嚥下障害の場合，**医原性嚥下障害**といえる．

　サルコペニアの摂食嚥下障害，呼吸サルコペニアとも，日本リハビリテーション栄養学会を含めた

4学会合同でポジションペーパー（声明書）[1,2]を作成して，日本語訳したものを学会ホームページに公開している．嚥下障害の高齢者で全身のサルコペニアを認める場合，脳卒中など嚥下障害の原因疾患があったとしても，サルコペニアの嚥下障害を合併している可能性を疑うことが望ましい．

予防と治療

　サルコペニアの嚥下障害の予防と治療には，嚥下リハビリテーションと栄養療法を併用する「リハビリテーション栄養」が重要である．嚥下リハビリテーションでは，適切な評価のもとでの早期離床，早期経口摂取とともに，全身（起立訓練など），嚥下関連筋，呼吸筋のレジスタンストレーニング（負荷をかける運動）を行う．栄養療法では，たんぱく質を体重1kgあたり1～1.2g以上摂取する．

　改善すべきかつ改善できるサルコペニアの場合には，栄養改善を目指した攻めの栄養療法を行う．改善すべき栄養状態は，栄養改善しながら嚥下リハビリテーションを行うことで，嚥下機能やADL（日常生活動作）などの改善を期待できる場合である．改善できる低栄養は，長期に栄養障害がある人に積極的な栄養補給を行うことで発症するリフィーディング（Refeeding）症候群およびそのリスク状態，高度の侵襲（例：CRP 10 mg/dL以上），終末期の悪液質のいずれにも該当しない場合である．攻めの栄養療法は，1日エネルギー必要量＝1日エネルギー消費量±1日エネルギー蓄積量（1日200～750 kcal程度）と計算して，意図的に体重の増減を目指す．理論的には，エネルギーバランスを7500 kcalプラスにすることで1kgの体重増加が得られる．そのため，1か月で1kgの体重増減を目指す場合，1日エネルギー蓄積量を±250 kcalとする（250［kcal］×30［日］＝7500［kcal］）．

（若林秀隆）

文献

1) Fujishima I, et al.：Sarcopenia and dysphagia；Position paper by four professional organizations. Geriatrics & gerontology international, 19（2）：91-97, 2019.
2) Sato S, et al.：Respiratory sarcopenia；A position paper by four professional organizations. Geriatrics & gerontology international, 23（1）：5-15, 2023.

第1章 おさえようポジショニングの基本

3 誤嚥

1 誤嚥とは

- 誤嚥とは食物などが気道に侵入する状態を指す（図1）．何らかの理由で誤って気管に入ってしまうことである．
- 気道に流入するが，声帯上までに留まる場合を**喉頭侵入**（penetration），声帯を越えて気管に流入する場合を**誤嚥**（aspiration）と定義する[1]．

2 誤嚥リスクのある疾患

- 誤嚥は様々な原因で起こる．口腔・咽頭の腫瘍や食道の炎症や腫瘍などにより，食物の通過が妨げられることが誤嚥の原因となる（表1）．
- 脳血管障害，神経筋疾患などの疾患による嚥下筋の運動や感覚の障害をきたす疾患[2]では，嚥下反射の惹起が遅れたり，嚥下圧の低下のために誤嚥が起こる．
- 薬剤の副作用や不適切な一口量やかき込むような食べかたも誤嚥が起こるため注意が必要である．

3 誤嚥の種類

1）Logemann の誤嚥の分類

- Logemann, J. A. は誤嚥をそのタイミングにより，嚥下前誤嚥，嚥下中誤嚥，嚥下後誤嚥の3つに分類している（表2）．

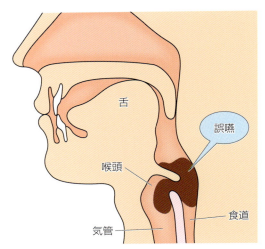

図1 誤嚥の仕組み

表1 摂食嚥下障害の機能的原因（感覚・運動障害）

口腔・咽頭	脳血管疾患，脳腫瘍，頭部外傷 脳膿瘍，脳炎，多発性硬化症 パーキンソン病，筋萎縮性側索硬化症 末梢神経炎（ギラン・バレー症候群など） 重症筋無力症 筋ジストロフィー 筋炎（各種），代謝疾患 認知症，サルコペニア 薬剤の副作用 その他
食道	脳幹部病変 アカラシア 筋炎，ミオパチー 強皮症，全身性エリテマトーデス（SLE） 非特異的食道運動障害 逆流性食道炎 薬剤の副作用 その他

（藤島一郎，谷口洋：脳卒中の摂食嚥下障害，第3版，p.5, 医歯薬出版，2017. より許可を得て一部改変）

表2　誤嚥の種類（Logemann, J. A.による分類）

嚥下前誤嚥 （aspiration before swallow）	嚥下反射開始前の誤嚥. 舌運動の低下や嚥下反射惹起障害などにより, 食塊のコントロールができずに嚥下反射が起こる前, あるいは喉頭閉鎖前に誤嚥する.
嚥下中誤嚥 （aspiration during swallow）	嚥下反射開始から終了までの間の誤嚥. 嚥下中の喉頭口, 声門レベルでの閉鎖が不完全な場合に生じる誤嚥.
嚥下後誤嚥 （aspiration after swallow）	嚥下反射終了後の誤嚥. 飲み込んだ後に, 喉頭蓋谷や梨状窩に残留した食塊が気管内に侵入する誤嚥.

（p. x の「誤嚥の種類（Logemann, J. A.による分類）」を参照）

①嚥下前誤嚥

- 嚥下動作前に起こる誤嚥で, 準備期や口腔期に食塊がコントロールできず, 食塊や液体が咽頭に流入することにより起こる誤嚥である.
- 舌の協調運動の低下や嚥下反射の誘発が遅れることによって起こる.

②嚥下中誤嚥

- 嚥下動作中に起こる誤嚥であり, 嚥下反射開始から終了までの間の誤嚥である.
- 健常者の咽頭期では咽頭腔は3重に閉鎖される. ①声帯による閉鎖, ②披裂軟骨と喉頭蓋基部の密着および仮声帯による閉鎖, ③披裂喉頭蓋ヒダと喉頭蓋による閉鎖である.
- 咽頭期の3重の閉鎖が不適切な場合に嚥下中の誤嚥が起こる.

③嚥下後誤嚥

- 嚥下動作終了後の誤嚥である.
- 咽頭収縮不全による咽頭壁への食塊の付着, 舌根部の後方運動の不良による喉頭蓋谷での残留, 咽頭挙上不良では咽頭前庭に残留が起こる.
- これらの残留量が多いと嚥下後の吸気時に食塊を誤嚥する危険が高くなる[3].

2）そのほかの分類

- 誤嚥を顕性誤嚥と不顕性誤嚥に分けるが,「不顕性誤嚥」が誤嚥したのにむせない状態を示す場合と, 夜間または臥位での唾液の誤嚥を指す場合がある.
- 「不顕性誤嚥」が誤嚥したのにむせない状態を示す場合は, むせのある誤嚥である「顕性誤嚥」に対する用法である.
- 「不顕性誤嚥」が夜間などの唾液の誤嚥を指す場合は, 内科や老年科などで肺炎の原因としての誤嚥の一つとして食物誤嚥に対して用いられることが多い.
- 誤嚥には嚥下に伴う誤嚥と食道からの逆流に伴う誤嚥があるともいわれている[4].

（佐藤幸浩）

文献

1) 才藤栄一, 植田耕一郎監修：摂食嚥下リハビリテーション, 第3版, p.148-149, 医歯薬出版, 2016.
2) 藤島一郎, 谷口洋：脳卒中の摂食嚥下障害, 第3版, p.3-4, 医歯薬出版, 2017.
3) Logemann, J. A. 著, 道健一, 道脇幸博監訳：Logemann 摂食・嚥下障害, p.77-94, 医歯薬出版, 2000.
4) 前掲書1）, p.254.

第1章 おさえようポジショニングの基本

4 ポジショニングにおける倫理的配慮

1 倫理的配慮とは

- 一人ひとりの人権や尊厳を守り、倫理規範に基づいた最良のケアを提供することが専門職の倫理的行動となる.
- 食事は、その人の人生観や生活観、価値観、病状や治療状況、そして援助する人の倫理的行動の是非が現れる.
- 食事姿勢は、習慣や環境、病気や障害、ポジショニングや介助技術の影響を受ける.
- 不良姿勢による苦痛がある人や、意思決定ができない人に対して、専門職は倫理的行動が求められ、その代弁者になる.
- ポジショニングは、専門職としての責務やケアの倫理を基盤として行動することが求められている.
- 適切なポジショニングは、対象の最善の益としての健康回復やQOL（生活の質）の向上に寄与する.

2 倫理的行動のための基本原則

- 臨床における倫理は、対象、その家族、医療チームがすべて当事者である.
- 気づきから倫理的課題を整理し、解決の方向を見いだすための規範とする.
- 自分らしく食べられることは、人としての尊厳と権利が守られていることである（図1）.

1）看護職の倫理綱領

- 専門職として自らの行動を律する職業倫理規定として、日本看護協会は1988年の「看護師の倫理規定」に次いで、2021年に時代の変化に合わせた「看護職の倫理綱領」[1]を公表した.

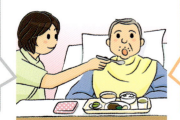

＜介助者の観察と行動＞
・入れ歯を入れたか？
・ベッドより車いすか？
・見下す介助位置になっていないか？
・身体がずれないか？
・大き過ぎるスプーンではないか？
・粥が口に残っていないか？

＜患者の思い＞
・食事前には手を洗いたい
・口がカラカラだけど
・食べはじめは、いつもはお茶からなんだけど
・口に入れるのが早いので、せかされている感じ
・口に粥が溜まって飲み込めない

自分らしく食べられることは、人としての尊厳と権利が守られていることである

図1　食事介助における倫理的行動

- 「看護職の倫理綱領」は前文と本文で構成されているが，前文の冒頭には「人々は，人間としての尊厳を保持し，健康で幸福であることを願っている．看護は，このような人間の普遍的なニーズに応え，人々の生涯にわたり健康な生活の実現に貢献することを使命としている」と倫理の観点から看護の使命について述べている．
- 「看護職の倫理綱領」の本文は16の項目で構成されており，あらゆる場で看護職の行動指針となり，ポジショニングにおいても重要であり，主な関連する項目を以下に抜粋した．
① 看護職は，人間の生命，人間としての尊厳及び権利を尊重する（本文1）．
② 看護職は，対象となる人々との間に信頼関係を築き，その信頼関係に基づいて看護を提供する（本文3）．
③ 看護職は，対象となる人々に不利益や危害が生じているときは，人々を保護し安全を確保する（本文6）．
④ 看護職は，自己の責任と能力を的確に認識し，実施した看護について個人としての責任をもつ（本文7）．
⑤ 看護職は，より質の高い看護を行うために，自らの職務に関する行動基準を設定し，それに基づき行動する（本文10）．
⑥ 看護職は，研究や実践を通して，専門的知識・技術の創造と開発に努め，看護学の発展に寄与する（本文11）．

2）医療者の倫理原則

- 医療者の倫理原則としては，自律尊重，無害（無危害），善行，正義の4つがある．
① **自律尊重の原則**：自律の尊重とは，個人の価値観や信条に基づき，意見を主張し，行動の選択や決定をする権利である．臨床場面では，医療者は対象の自律尊重のために情報提供やそのほかの援助をしなければならない．
② **無害（無危害）の原則**：無害とは，その人にとって害がないことであり，害を与えないことである．医療行為，看護行為そのものによる害がないことは当然であり，誤嚥・窒息などの予防策も含まれる．
③ **善行の原則**：善行とは，その人にとって最善の方法をとるという道徳的義務を果たすことである．医療者が客観的事実によって判断する"最善"ではないことに注意する必要がある．あくまでも，その人，本人が考える最善である．
④ **正義の原則**：正義とは，その人を公平に扱う義務である．すべての対象に最善をつくすとしても，医療資源は無限ではない．有限な資源において，特定の対象を差別することなく公平性を維持することである．
- 倫理原則のうち「自律尊重」において，病気の進行で自律の能力をもたない人や失いつつある人の意思表明は困難である[2]．
- 意思表明が困難な人に対して，安易に代理決定をするのではなく"何がその人にとって最善か"を受けとめる努力や工夫が求められる．

3）臨床倫理の4分割表

- ジョンセン（Jonsen, A.R.）らの「臨床倫理の4分割表」は包括的に倫理問題を検討する際に活用しやすい[3]．
① **医学的適応〈善行と無危害の原則〉**：対象の医学的状況，診断と予後，治療目的と成功の可能性など．対象が医学的および看護的ケアから，どれくらいの利益を得られるか．また，どのように害を避けることができるかが含まれる．
② **対象の意向〈自律性尊重の原則〉**：インフォームドコンセント，意思決定能力，事前の意思，代理決定者など．対象の選択権は倫理上・法律上最大限に尊重されているか．
③ **周囲の状況〈忠実義務と公正の原則〉**：治療に関する決定に影響する家族の要因，家族の利害関係，守秘義務，経済問題，医療者・医療施設の利益相反など．
④ **QOL〈善行と無危害と自律性尊重の原則〉**：治療などが対象に与える影響，対象にとって何が最

善か, QOLを改善するためには何が必要かなど.
- 食事や栄養に関連した倫理問題は多くあり, 多職種連携では本ツールが課題や方向性の検討に有用である[4].

4) そのほか

- 厚生労働省や学会等のガイドラインなどは, 医療的事実や価値の判断, 倫理的ジレンマが起きたときの参考になる. その例を下記にあげる.
- ① 日本老年医学会「高齢者ケアの意思決定プロセスに関するガイドライン—人工的水分・栄養補給の導入を中心として」(2012年).
- ② 厚生労働省「人生の最終段階における医療・ケアの決定プロセスに関するガイドライン」(2018年改訂).

3 倫理的行動のための課題解決のプロセス

- 倫理的な行動や価値判断ができるよう, 現場で解決のためのプロセスを共有する.
- 課題解決のプロセスは, ①問題の把握, ②問題解決の障害の推定, ③解決策を立てる, ④実行である[4].
- 課題解決のプロセスの実施にあたっては, ①事実と価値の区別, ②判断の一貫性, ③公平な視点の3つの要素が必要とされている.
- 情報収集から最終的に行動を導く基準は, 看護職の倫理綱領, 医療者の倫理原則, 臨床倫理の4分割法などを用いる.
- 倫理課題やジレンマは個人の問題とせず, チームで事実を客観的に "見える化" し検討する.
- 倫理学習会や事例カンファレンスを定期的に開き, よりよい解決の方向性を共有する.
- 感染や危害があった場合など緊急時は, 速やかな倫理行動が必要である.
- 回復過程や終末期などで, すぐに結論が出ない事象は, 根気強く支え合い, できるところから開始する.

4 事例紹介

- 臨床場面でみられる事例を通して, 看護師の倫理的視点や行動を考える機会とする.
- ※ここであげる事例は, 実際の事例をもとに改変したものである.

1) 事例:入院した誤嚥性肺炎の高齢者への食事ケア

〔倫理的行動あり〕

　Ａさん (90歳代, 女性) は, 発熱と呼吸困難で緊急入院した. 誤嚥性肺炎で, 当面の経口摂取は困難との診断だった. 家族の話では, 入院直前まで普通食だったが, 背中が曲がって食べにくく, よくむせていたそうである. Ａさんの希望は「早く帰って, みそ汁を食べたい」であった.

　看護師は, Ａさんにゆっくり話しかけ, 着替えや排泄などの生活援助と口腔ケアをていねいに実施し, 体調が落ち着くと早期離床を始めた. 摂食嚥下評価は栄養サポートチーム(NST)に依頼, 医師には全身状態を詳しく報告した. 入院4日目に経口摂取が開始となった. 最初の食事は, ベッド上で円背を補正したリクライニング位50度とした. Ａさんから食事が見えて, 自分で選んで食べられるように工夫した.「おいしい」とＡさんから笑顔が出た. 家族は「家で介護を続けられます」と喜び, ポジショニングや調理法, 介助の指導を受けて, 2週間目に車いすで退院した.

〔倫理的行動なし〕

　Ｂさん (70歳代, 男性, 施設入所中) は, 大腿骨骨折で入院. 既往に重度パーキンソン病がある. 日常生活援助としての清潔ケアは不織布で身体を清拭, 口腔ケアはスポンジブラシで1日1回. 食事は入院に合わせて刻み食を介助で食べていた. 手術当日の朝に発熱し誤嚥性肺炎と診断, 骨折の手術は延期になった. 刻み食が誤

4. ポジショニングにおける倫理的配慮

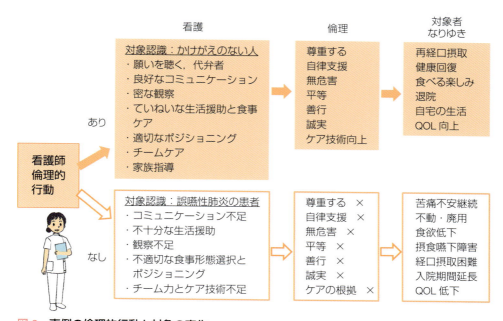

図2 事例の倫理的行動と対象の変化

嚥の原因として，食事形態はミキサー食に変更された．しかしBさんは，食欲がないうえに食事途中で何度もむせるようになった．食事姿勢はベッド上で，リクライニング位の角度は15〜50度と介助者により毎回異なっていた．

2）看護師の倫理的行動と対象の変化

- 入院当初からの心のこもった倫理的行動としての生活援助は，その後の回復過程に影響する（図2）．
- 全身状態を踏まえた座位訓練からの食事前のポジショニングや食事形態の選択はケアの倫理における基本となる．
- Aさんは看護職の倫理綱領（日本看護協会，2021年）にある「人間としての尊厳及び権利を尊重」「不利益や危害が生じているときは，人々を保護し安全を確保」などが実際の行動として実践された．
- Bさんの場合は倫理行動の不足により，苦痛や回復の遅れやQOLの低下となった．
- 負の倫理行動は「医療者の倫理原則」や「看護職の倫理綱領」に相反し，倫理的行動につながらない．
- 自己表現や意思決定できない人に対する負の倫理行動は「医療者の倫理原則」のすべてに相反する．
- 負の組織文化は，看護師の倫理的ジレンマ，意欲喪失につながる．

5 看護師としての倫理

- 看護師の倫理的行動の是非は，対象の食事を楽しくも苦痛にもする．
- 対象にとって何が益となるかを考え，一貫した価値判断ができるようにする．
- 必要なケアや倫理問題を自分の言葉で表現することが，倫理的行動の第一歩となる．
- 人に食べさせてもらうのは，自分で食べるよりずっと難しい．患者体験は学びの宝庫である．
- ケアリングマインドと根拠のあるポジショニングは，看護の質を向上させ社会に貢献する．

● 適切なポジショニングは，生命力の消耗を最小限に抑え，自然回復力を高める看護の技である[6].

（迫田綾子）

文献

1) 日本看護協会：看護職の倫理綱領，2021.
2) 圓増文：自律尊重から人間尊重へ―「尊重する」とはどのようなことか？，緩和ケア，33(5)：389-393，2023.
3) 川口孝泰，江守陽子編：看護倫理―看護の本質を探究・実践する，改訂第2版，Gakken，p.168，2022.
4) 箕岡真子，藤島一郎，稲葉一人：摂食嚥下障害の倫理，p.69-88，ワールドプランニング，2014.
5) 前掲3)，p.23-25.
6) フロレンス・ナイチンゲール著，湯槇ます他訳：看護覚え書―看護であること・看護でないこと，改訳第6版，p.13-16，現代社，2000.

第2章

食事姿勢の
アセスメントと計画

❶ 食事のアセスメント

Column

KT バランスチャート（KTBC）による包括的食支援

リハビリテーション栄養を看護へ

第2章 食事姿勢のアセスメントと計画

1 食事のアセスメント

1 食事のアセスメントの意義

1) 多様で多彩な食事

- 食事は"いのち源"であり、生きかたと直結する。対象の食事について、ていねいに観察することは、食のニーズを満たす適切な日常生活援助につながる。
- 食事は、五感や意思・判断といった脳の精神機能と運動機能により満たされる多様で多彩なプロセスである。
- 1回の食事は、表1に示した食生活の①～⑭の「意思決定」「摂食行動」へとつながる一連の行動であり、健康時は意識せずに繰り返される。
- 食生活を維持するためには、④～⑥のIADL（手段的日常生活動作）と、⑦⑧のADL（日常生活動作）が必要である。不足する場合は代償行動が必要となる。
- 食生活の⑦での姿勢を整える行動は、それ以降の食行動や感覚に影響を及ぼす。
- 食生活の⑧以降は摂食嚥下機能と関連し、食べやすさや満足感、安全性につながる。例えば口腔内に食物を運び入れるのが困難な場合、「なぜか」と推論しながら進める。
- すべてのプロセスで自己決定や行動が不十分な場合は、より個別的な代理決定や代償行動を対象と一緒に考える。
- 適切なアセスメントは、必要な看護ケアを導きだし対象の食行動を助ける。

表1 多様で多彩な食生活

①空腹感を覚える	（食欲感受）
②何を食べるか献立を決める	（意思決定）
③いつ食べるかを決める	（意思決定）
④食品や食材を手に入れる	（調達行動）
⑤手順を考えて調理する	（調理行動）
⑥食器に盛りつけ食卓に並べる	（配膳行動）
⑦食卓に着き姿勢を整える	（姿勢調整）
⑧食物を口腔内に運び入れる	（摂食行動）
⑨舌でこねながら歯で噛み砕く	（咀嚼運動）
⑩喉から食道さらに胃へ飲み下す	（嚥下運動）
⑪料理の出来具合と味を鑑別する	（味見感覚）
⑫料理の風味を味わい楽しむ	（賞味感覚）
⑬食べる分量を加減する	（分量加減）
⑭食事の後片づけをする	（清潔行動）
究極のQOL：おいしく食べて気持ちよく出す！	

（ナイチンゲール看護研究所：看護覚え書を読む（第6号），p.14-18，現代社，2016．より許可を得て転載）

2) 看護過程における食事のアセスメント

- 食事のアセスメントは、看護の最初の段階であり食事前・食事中・食事後すべてにおいて必要となる[1]。
- 看護過程（図1）は「アセスメント［観る］」→「診断［考える］」→「計画［決める］」→「実施［動く］」→「評価［わかる］」のサイクルである（［　］内は筆者作成）。
- アセスメントは、情報（データ）収集、情報（データ）分析の2つの段階があり課題解決に導くものである。
- 食事のアセスメントは、食事場面を直接「観る」ことから、つまり観察（主観的・客観的）から始まる。
- 注意深い食事の観察は、援助方法の選択、栄養

1. 食事のアセスメント

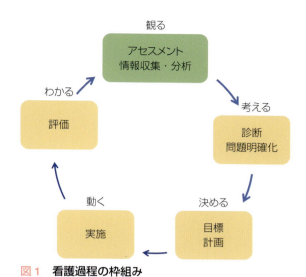

図1 看護過程の枠組み

評価や医師の指示にもつながり，健康回復の基盤となる．
- 主観的情報は，対象や家族の言動である．「〇〇が好き」「〇〇が食べたい」「量が多すぎる」など．
- 客観的情報は，バイタルサイン，検査データ，症状，治療（介護）方針などがある．
- 食事関連の情報では，医師の食事の指示内容，対象の栄養状態，好み，摂食嚥下障害の種類と程度，脱水の有無，食事形態，服薬状況などがある．
- 対象の生活情報は，自立度，食事の希望，食習慣，食事時間，口腔ケア，生活のリズムなどがある．
- 全人的ケアや援助の優先度を決めるため包括的アセスメントをする．
- 生活援助の視点から「これができると次に何ができるか」「誤嚥の原因となる生活は？」など推論を進める．

2 食事姿勢のアセスメント［観る］

- 食事を楽しい時間に！ もっと食べてほしい！

などの願いや問いかけをもって対象の姿勢観察を始める．
- アセスメントは今の食事姿勢を「観る/看る」ことから開始し，対象の強みを見つける．
- 食事姿勢を観るのは，介助者すべてが同じ視点や内容で，ていねいに観ることが大切である．
- 正しく"観る"ためには，エビデンスや行動につながるアセスメント表が必要である．
- 事前に通常の食事姿勢，褥瘡や拘縮，体動時の疼痛など，ポジショニングに関連する情報を本人や家族，チームから入手する．
- 食事姿勢と休息中の姿勢は異なり，生活や環境に即した安全で安楽な食事姿勢をイメージする．

1）食事姿勢を観るシート（Positioning Assessment Sheet；POAS）

- ポジショニングの根拠と実践に基づき開発した「食事姿勢を観る」のアセスメント10項目が表2，表3である[2]．
- 課題や成果を可視化し，対象や介助者間で共有できるアセスメントシートを目標としている．
- 援助者（チーム含む）のポジショニングの技術や課題を明確化し，技術力向上をはかる資料とする．
- 目的：食事姿勢の全体像を観察し，安全・安楽なポジショニングの是非を判断する．ポジショニング実施前・後を比較し，その効果を可視化する．
- 方法：1〜10の順で採点し，合計点を出す．評価は複数でするのが望ましい．3：適切（よい），2：ほぼ適切（ほぼよい），1：やや不適切（やや悪い），0：不適切（悪い）．
- 10項目の合計点を下段に記入する（30点満点）．
- 実施日：ポジショニング実施前と実施後の月日を入れる．
- 評価：各項目の点数変化や合計点の推移を評価する．低い点の課題や高得点の原因となりゆきを検討する．
- 合計30点を目標とする．対象の身体的課題や器

第2章　食事姿勢のアセスメントと計画

表2　リクライニング位（ベッド上）での食事姿勢アセスメントシート
（【ベッド上】食事姿勢を観る）

	内容	月日	月日	月日	スキル#* 備考
1	安楽でリラックスした姿勢である				#6
2	身体はベッド中央，可動軸より殿部が上である				#1
3	両脇にクッションが密着している				#1
4	足底接地あり，衣服が整っている				#2
5	背上げ角度は正確で，身体のずれがない				#2
6	背・腰・足の圧抜きあり，呼吸や筋緊張がない				#2
7	頭頸部は軽度前屈し，食物が見える				#3
8	テーブルと腹部の間隔，上肢サポートがある				#4
9	介助位置や方法は適切である				#5
10	食べやすく飲み込みやすい				#6
合計　30点					担当：

評価点　3：適切（よい），2：ほぼ適切（ほぼよい），1：やや不適切（やや悪い），
0：不適切（悪い）

*スキル#：#1ベッド上の寝姿勢を整える，#2ベッドを挙上し，身体の圧を軽
減する，#3正面向き，頭頸部を軽く前屈する，#4上肢を安定させ，テーブル
を設置する，#5配膳し，適切に介助をする，#6食事中の観察，自立を助ける．
スキル#の1から6は，本書「付録」の「4. トレーニング用ポジショニング技
術」の「表1　POTTベッド上基本スキル（Ver. 4）」を参照．p. ii「誤嚥を防ぎ，
安全に食べるためのポジショニング7つのポイント」の，①ベッド上での寝姿勢
を整える，②ベッドを挙上し，身体の圧を軽減する，③正面を向き，頭頸部を軽
く前屈する，④上肢を安定させ，テーブルを設置する，⑤配膳し，適切に介助す
る，⑥食事中の観察，自立を助ける，にも対応している．具体的なスキルは，第
3章-1「ベッド上での姿勢を整える」，2「ベッド上での食事のポジショニングと
介助」を参照．

具の不十分さなどで到達点は低くなる．

2) リクライニング位（ベッド上）での食事姿勢

● 表2によってベッド上ポジショニングの状況を，客観的データとして収集する．
● ベッド上で食事をする対象は，全身状態やADLの低下があり，密な観察と細やかな配慮が大切である．
● 適切なポジショニング用具がそろっていることも安楽姿勢につながる．
● 項目1と10はポジショニングのゴールである．主観的・客観的評価が望ましい．
● 高得点では，適切な食事姿勢であり経口摂取や誤嚥のリスクが軽減する．

● 低い点では，安全と安楽が阻害され，食べにくさや食事量の減少，誤嚥リスクが高まる．

3) 座位（車いす）での食事姿勢

● 座位姿勢（車いす）の状況を，客観的データとして表3によって収集する．
● 車いすの種類は多く用途も分かれるが，食事姿勢を「観る」ことを焦点化する．
● 項目1と10はポジショニングのゴールである．主観的・客観的評価が望ましい．
● 対象の感覚や表情，動作などを観ながら，介助者が点数化する．
● 座位姿勢の一つ一つの項目は，五感を刺激，自力摂取の継続や取り戻すことなどで食べる喜びにつながる．

1. 食事のアセスメント　**27**

表3　座位（車いす）での食事姿勢アセスメントシート
（【車いす】食事姿勢を観る）

	内容	月日	月日	月日	スキル#* 備考
1	安楽でリラックスした姿勢である				#5
2	車いすの事前調整ができている （車いす選択が適切）				#1
3	座面の奥中央，左右対称に座っている				#2
4	背面調整ができ，骨盤後傾がない				#2
5	足底が床か足台に接地している				#3
6	頭部は軽度屈曲，上肢のサポートがある				#4
7	テーブルと腹部間は握りこぶし1個分である				#4
8	全体姿勢が左右対称で崩れがない				#5
9	配膳は，食事が見えて手が届く位置である				#6
10	食べやすく飲み込みやすい				#7
合計　30点					担当：

評価点　3：適切（よい），2：ほぼ適切（ほぼよい），1：やや不適切（やや悪い），
0：不適切（悪い）
＊スキル#：#1座面シートのたわみを補正する，#2移乗の声かけ，身体と車
いすを適合させる，#3足底を接地させる，#4視線は正面，頭頸部は軽度前
屈（4横指），#5全体を観察し，左右対称的な姿勢をとる，#6テーブルを配
置，両上肢をのせる，#7食事中・後のポジショニング．スキル#の1から7
は，本書「付録」の「4．トレーニング用ポジショニング技術」の「表2　POTT
車いす基本スキル（Ver. 4）」を参照．具体的なスキルは第3章-4「車いすでの
姿勢を整える（車いすのポジショニング）」を参照．

4）情報（データ）分析と統合アセスメント

- 評価の0と1点は不良姿勢である．対象は苦痛な状態で食事をしていると判断できる．
- 不良姿勢は，食欲不振，食べにくさや中断，誤嚥・窒息リスクなどがあるため放置しない．
- 2点は，少し改善すると安楽姿勢になる状態である．ただ介助方法や体調により食事姿勢は変化しやすい．
- 3点は，良好な食事姿勢で食べやすく飲み込みやすい．誤嚥リスクも軽減される．
- 介入前のポジショニングから，介入後の点数を比較検討する．系統的・意図的なデータとなる．
- 統合アセスメントは，対象の全体像と姿勢の概要を明らかにすることである．
- 何が変わり，何が変わらなかったか．その課題を今後の個人やチームの計画に入れていく．

表4　アセスメントをポジショニングスキルへ
つなぐ

1	1〜10を観察し点数を付ける
2	低評価の原因を考える（アセスメント）
3	適切な姿勢をイメージする（目標）
4	ポジショニング計画，必要物品準備
5	ポジショニングを実施する
6	ポジショニング後，再評価する
7	記録，共有，保存する

- アセスメントシートは，ポジショニングスキルと連動している．改善が必要な項目のスキルを強化する（表4）．
- チーム全体で取り組みを共有する（目標の可視化，ポスター，研修会など）．
- 姿勢のアセスメント結果（前・後の比較）を累積し可視化することは，ポジショニング効果評

第2章
食事姿勢のアセスメントと計画

5）食事姿勢と看護診断（看護問題）

- 看護診断（看護問題）は，アセスメントで明らかになった対象の状態・状況を受けて診断をする．
- 食事姿勢と関連する看護診断は多くある．診断指標や関連因子として姿勢が影響している[3]．
- 食事に関連する看護診断（看護問題）は，適切なポジショニングよって解決の糸口を見つけるよう努める．
- 看護診断の種類は，問題焦点型，リスク型，ヘルスプロモーション型がある．
- 看護診断名を用いる意義には，①対象の状態・状況の共通認識を得る，②表現の困難な状況を的確に表現できる，③看護の専門領域を示す，がある．
- 看護の専門領域とは，看護の責任範囲で解決できる健康上の問題を看護診断名として表現し解決の方向性を提示することである．
- 看護診断名は，エビデンスに基づいて定義として記載，診断指標，関連因子が紹介されている．
- 看護診断は，標準看護計画から単純に「選ぶ」のではなく，診断プロセス（アセスメント）を経て，意思決定する．自分の判断に責任をもつ．
- 診断には優先順位をつけ，看護で解決できることを判断して計画へと進める．
- 電子カルテには食事姿勢に伴う看護診断を蓄積し，状態別ポジショニングやそのエビデンスを探求する．
- 看護診断のなかには，嚥下障害などの看護師と医師両方の介入が必要な共同問題が存在する．

3 食事姿勢選択のためのアセスメント［考える］

1）食事姿勢の選択基準

- 食事姿勢の選択は，食生活全般に影響する．食事の自立や満足感，誤嚥予防などに影響する．
- 逆に食事姿勢の選択が間違っている場合は，負の影響があり健康問題につながりQOLが低下する．
- 入院，施設入所や退院時などの生活環境変化時の適切な姿勢選択は，環境適応やリスク回避となる．
- 図2は，統合アセスメントから導いた食事姿勢選択の流れを示している．
- 食事姿勢の選択基準は，日常生活自立度，全身状態，姿勢保持能力，摂食嚥下機能の概要を判断して決定する．
- 食事の援助は日常生活援助の一つで，介助を担う人が暫定的に決定できるよう，基準を設定する．
- 日常生活自立度から「安定・不安定」または「不良・良好」を選択し，最後の食事姿勢まで決定していく．
- 食事姿勢は，ベッド上リクライニング位から車いす，食卓椅子へと段階的にアップまたはダウンする．

2）姿勢選択のためのアセスメント（情報収集と分析）

①日常生活自立度
- 生活の自立度を客観的に，かつ短時間で判断するために，障害高齢者の日常生活自立度（寝たきり度）を用いる（表5）．
- 原則としてランクCはベッド上での全介助，ランクBは車いすで一部介助または見守り，ランクA・Jは座いすを基準とし見守りとしている．

②全身状態
- バイタルサイン（脈拍，呼吸，体温，血圧，意識レベル）を確認し，安定・不安定を判断する．
- 測定値が正常なら「安定」，異常値は「不安定」として食事時間や形態，量を調整する．
- 疼痛や発熱，いつもと様子が違う，落ち着きがない，便秘などがあるときは不安定とする．
- 全身状態が回復傾向にある場合は，積極的に自

1. 食事のアセスメント

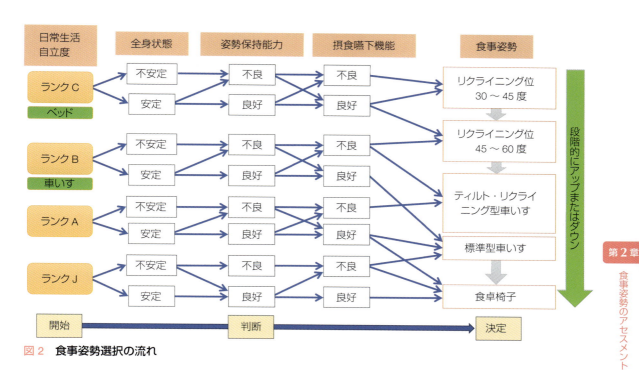

図2　食事姿勢選択の流れ

表5　障害高齢者の日常生活自立度（寝たきり度）

生活自立	ランクJ	1. 交通機関などを利用し外出できる 2. 隣近所なら外出できる
準寝たきり	ランクA	1. 介助により外出し、日中はほとんどベッドから離れて生活する 2. 外出の頻度が少なく、日中も寝たり起きたりの生活をしている
寝たきり	ランクB	1. 車いすに移乗し、食事、排泄はベッドから離れて行う 2. 介助により車いすに移乗する
	ランクC	1. 自力で寝返りをうつ 2. 自力では寝返りもうたない

立摂取できるよう支援する．
- 全身状態の悪化があるときは，より安楽なポジショニングで車いすよりベッドを選択するほうがよい．
- 意識レベル（Japan Coma Scale；JCS）により，経口摂取可能か否かを決定する（表6）．日内変動もあるため食前に必ず観察する．

③姿勢保持能力
- 選択基準の「良好」は，支えがなくても座位姿勢がとれる状態とする．
- 選択基準の「不良」は，自力で座位姿勢が保持できない状態であり，摂食セルフケア低下など

で何らかの介助が必要な場合も含む．
- 頭頸部は，過伸展，回旋，強度前屈，保持困難などは「不良」とする．
- 頭頸部・体幹・上肢・下肢・足底などの部分と全体を総合的に観察して判断する．
- 姿勢を保持するために働く筋肉は抗重力筋で，地球の重力に対して姿勢を保つために働いている．
- 姿勢は視覚，前庭感覚，体性感覚の3つの感覚入力が，中枢神経系で統合される．
- 姿勢保持能力低下の原因は多々あるため，アセスメントから食事姿勢や食事形態を選択する．

表6　意識レベル（Japan Coma Scale；JCS）と食事の可否

Japan Coma Scale；JCS			食事の可否
Ⅰ．覚醒している （レベル1桁：1桁の点数で表現）	0	意識清明である	○
	Ⅰ-1	見当識は保たれているが意識清明ではない	△
	Ⅰ-2	見当識障害がある	△
	Ⅰ-3	自分の名前・生年月日が言えない	△
Ⅱ．刺激に応じて一時的に覚醒する （レベル2桁：2桁の点数で表現）	Ⅱ-10	普通の呼びかけで開眼する	△
	Ⅱ-20	大声で呼びかけたり，強く揺すったりするなどして開眼する	×
	Ⅱ-30	痛み刺激を加えつつ，呼びかけを続けるとかろうじて開眼する	×
Ⅲ．刺激しても覚醒しない （レベル3桁：3桁の点数で表現）	Ⅲ-100	痛みに対して払いのけるなどの動作をする	×
	Ⅲ-200	痛み刺激で手足を動かしたり，顔をしかめたりする	×
	Ⅲ-300	痛み刺激に対しまったく反応しない	×

④摂食嚥下機能

- 姿勢と摂食嚥下機能は密接な関連があり，嚥下のすべてのプロセスに影響する．
- 姿勢が水平位になるほど，覚醒や視覚情報の低下，頭頸部の過度な緊張，舌根沈下による早期咽頭流入などを引き起こす可能性が高くなる．
- 嚥下障害の診断や治療は，病状を考慮して目的別にスクリーニングや精査，評価を行う．
- 摂食嚥下評価は，対象の体調に加え，環境や評価技術などに左右されることがあるため，チームで客観的に評価する．

3）嚥下機能評価の種類と判定

- 食事姿勢の選択は，対象の希望や生活習慣に加え，客観的評価としてスクリーニングや検査結果を参考にして判断する[4,5]．

①摂食嚥下障害の簡易質問紙

- ベッドサイドで短時間に嚥下障害の可能性を判断できる質問紙である（表7）．
- 摂食嚥下機能「不良」は，①A判定が1項目以上，②B判定3項目以上，「良好」はそれ以外とする．

②スクリーニングテスト

- ベッドサイドの観察でむせや食欲低下など，嚥下障害の症状がある場合にスクリーニングテストを行う（表8）．
- 嚥下障害の有無を短時間で判断できるが，手技

のトレーニングや判断力が必要である．

③パルスオキシメーター

- ポジショニングや食事場面のモニターとして使用する．
- 90％以下または初期値より1分間の平均で3％低下すると，食事や介助を中断する．

④頸部聴診

- 嚥下時に咽頭部で発生する嚥下音や呼吸音を頸部から聴取する．
- 嚥下音や呼吸音の特徴およびタイミングなどを聴取して嚥下障害を評価する．

⑤嚥下造影検査（videofluoroscopic examination of swallowing；VF）

- 対象が造影剤入りの食品を食べるところを，X線透視装置を用いて動画で撮影・記録する．
- 口腔から食道まですべてを観察でき（嚥下5期のうち準備期，口腔期，咽頭期，食道期の評価を行うことができ），誤嚥の有無を確認しやすい．

⑥嚥下内視鏡検査（videoendoscopic examination of swallowing；VE）

- 経鼻的に内視鏡を挿入し，安静時・嚥下時の咽頭・喉頭を観察する．
- 利点としては，①内視鏡挿入の違和感があるが被曝がないため長時間の観察ができる，②検査機器に携帯性があるため病室や在宅など場所を選ばずに検査ができる，③一般の食品を用いて

表7 摂食嚥下障害の質問紙

A，B，Cのいずれかに○をつけてください．この2，3年の嚥下の状態についてお答えください．

番号	嚥下の状態（食べ物の飲み込み，食べ物を口から運んで胃まで運ぶこと）についての質問	A	B	C
1	肺炎と診断されたことがありますか？	くり返す	一度だけ	なし
2	やせてきましたか？	明らかに	わずかに	なし
3	物が飲み込みにくいと感じることがありますか？	しばしば	ときどき	なし
4	食事中にむせることがありますか？	しばしば	ときどき	なし
5	お茶を飲むときにむせることがありますか？	しばしば	ときどき	なし
6	食事中や食後，それ以外のときにものどがゴロゴロ（痰がからんだ感じ）することがありますか？	しばしば	ときどき	なし
7	のどに食べ物が残る感じがすることがありますか？	しばしば	ときどき	なし
8	食べるのが遅くなりましたか？	たいへん	わずかに	なし
9	硬いものが食べにくくなりましたか？	たいへん	わずかに	なし
10	口から食べ物がこぼれることがありますか？	しばしば	ときどき	なし
11	口の中に食べ物が残ることがありますか？	しばしば	ときどき	なし
12	食物や酸っぱい液が胃からのどに戻ってくることがありますか？	しばしば	ときどき	なし
13	胸に食べ物が残ったり，つまった感じがすることがありますか？	しばしば	ときどき	なし
14	夜，咳で眠れなかったり目覚めることがありますか？	しばしば	ときどき	なし
15	声がかすれてきましたか？（がらがら声，かすれ声など）	たいへん	わずかに	なし

1つでもAがあれば「嚥下障害あり」，Bだけいくつかあれば「摂食嚥下障害の疑い」と判断することができる．
（大熊るり他：摂食・嚥下障害スクリーニングのための質問紙の開発．日本摂食嚥下リハビリテーション学会誌，6（1）：3-8，2002．より許可を得て転載）

表8 スクリーニングテスト

反復唾液嚥下テスト（repetitive saliva swallowing test；RSST）	口腔内を湿らせた状態で空嚥下を30秒間繰り返す
	良好　30秒間に3回以上
	不良　30秒間に2回以下
改訂水飲みテスト（modified water swallowing test；MWST）	冷水3mLとシリンジで実施できる簡易なスクリーニングテスト ＊判定不能：口から出す，無反応
	1点　嚥下なし，むせる and/or 呼吸切迫
	2点　嚥下あり，呼吸切迫
	3点　嚥下あり，呼吸良好，むせる and/or 湿性嗄声
	嚥下障害疑いのライン
	4点　嚥下あり，呼吸良好，むせない
	5点　上記4点の項目に加え，追加嚥下が30秒以内に2回可能
フードテスト（food test；FT）	ティースプーン1杯（3〜4g）を摂食，空嚥下を追加し30秒観察する ＊判定不能：口から出す，無反応
	1点　嚥下なし，むせる　湿性嗄声 or 呼吸変化あり
	2点　嚥下あり，むせなし　呼吸変化あり
	3点　嚥下あり，むせなし　湿性嗄声あり，口腔内残留あり
	嚥下障害疑いのライン
	4点　嚥下あり，むせなし　口腔残留あり，追加嚥下で消失
	5点　嚥下あり，むせなし　嗄声なし，呼吸変化なし

表9 摂食嚥下能力グレード

Ⅰ. 重症（経口不可）	1	嚥下困難または不能. 嚥下訓練適応なし
	2	基礎的嚥下訓練のみの適応あり
	3	条件が整えば誤嚥は減り, 摂食訓練が可能
Ⅱ. 中等度（経口と補助栄養）	4	楽しみとしての摂食は可能
	5	一部（1〜2食）経口摂取
	6	3食経口摂取＋補助栄養
Ⅲ. 軽度（経口のみ）	7	嚥下食で, 3食とも経口摂取
	8	特別に嚥下しにくい食品除き, 3食経口摂取
	9	常食の経口摂取可能, 臨床的観察と指導を要する
Ⅳ. 正常	10	正常の摂食・嚥下能力

（藤島一郎, 谷口洋：脳卒中の摂食嚥下障害, 第3版, p.149, 医歯薬出版, 2017. より許可を得て転載）

⑦服薬障害の観察

● 薬剤は先行期をはじめ嚥下各期に影響するものが多く, 対象の服薬行動や残薬の観察は重要である[6].

● 服薬障害は, ①薬の飲み込みにくさ, ②3回以上の飲み込む動作, ③服薬時のむせ, ④咽頭や食道内残留感, ⑤服薬後に口腔周辺で薬が見つかる, などがある.

● 残薬はどのような剤形でも起こり, 治療効果や食行動に影響を及ぼすため服薬の工夫が必要である.

● 服薬の工夫は剤形調整, 服薬方法の変更（ゼリー, とろみ, オブラートなどを用いる）, 簡易懸濁法などがある.

● 適切な服薬姿勢は, 食事時のポジショニングと同様で残薬を防ぐ効果がある.

4）実際の摂食状況などの評価ツール

①包括的アセスメント

● KTバランスチャート（Kuchikara Taberu Balance Chart；KTBC）は, 身体侵襲がなく, 簡易的であるため多職種で総合的に評価しながら, 対象の良好な点と不足な点を抽出した上で, 変化やその成果が可視化できるツールになっている（p.37, Column「KTバランスチャート（KTBC）による包括的食支援」を参照)[7].

②摂食状況の評価

● 摂食嚥下障害のある人の評価法には, 摂食嚥下能力グレード（表9）, 摂食状況のレベル（表10）, 臨床的重症度分類（DSS）などがある.

● 摂食嚥下能力グレードは, 対象の「できる」能力を評価する. 摂食状況のレベルは, 対象の「している」状況を評価する. チームや他施設などとの情報共有に用いる.

4 ポジショニングの目標と計画[決める]

1）目標

● ポジショニングの目標は, 対象の安全・安楽・自立支援が基本となる.

● 適切な姿勢をイメージして, 具体的な目標を設定する.

● 対象のアセスメントから, 健康回復やQOLを視野に入れて短期目標, 長期目標を立てる.

● 究極のゴールは「食べたい物を自分で選び, 食べたいときに自分で安全に食べる」ことであり, 症状や状態に合わせて目標を設定する.

● 例えば, 自分で食べる, 食事に集中できる, 疲労がない, 誤嚥しない, 表情がよい, 食事量が

表10 摂食状況のレベル

摂食嚥下障害を示唆する何らかの問題あり	経口摂取なし	Lv. 1	嚥下訓練を行っていない
		Lv. 2	食物を用いない嚥下訓練を行っている
		Lv. 3	ごく少量の食物を用いた嚥下訓練を行っている
	経口摂取と代替栄養	Lv. 4	1食分未満の嚥下食を経口摂取しているが，代替栄養が主体
		Lv. 5	1〜2食の嚥下食を経口摂取しているが，代替栄養も行っている
		Lv. 6	3食の嚥下食経口摂取が主体で，不足分の代替栄養を行っている
	経口摂取のみ	Lv. 7	3食の嚥下食を経口摂取している．代替栄養は行っていない
		Lv. 8	特別に食べにくいものを除いて，3食を経口摂取している
		Lv. 9	食物の制限はなく，3食を経口摂取している
		Lv. 10	摂食嚥下障害に関する問題なし

（藤島一郎他：「摂食・嚥下状況のレベル評価」簡便な摂食・嚥下評価尺度の開発，リハビリテーション医学，43：Supplement 号 S249，2006．を参考に作成）

増える，食事時間が短縮する，姿勢が崩れないなど，評価できる行動目標を設定する．
- ポジショニングは，究極のゴール達成のための手段であり，段階的に短期目標を評価修正していく．

2) 計画

- 設定した目標達成のために，どのような援助（ポジショニング）をするかを具体化する．
- 回復過程に沿って姿勢を選択し，いつ，どこで，誰が，何をするかを具体的に計画する．
- 計画は，倫理的配慮として対象に説明し，了解が得られたうえで実施する．
- 計画の優先順位は，「重要性」「変わりやすさ」「すぐに成果がわかる」とするのが望ましい．
- 本書のポジショニングスキルは，根拠に基づいており，実践過程では「すぐに成果がわかる」ものとなっている．
- 計画には，誰もが理解でき，実践できるよう写真や図，イラストなどを付ける．
- ベッドサイドに貼付すると，多職種や家族も理解でき退院指導などに活用できる．
- 食事姿勢とポジショニングの計画は，食事時のほか，口腔ケアや摂食嚥下評価などの基本姿勢ともなるため，計画をチームで共有する．
- 対象の全身状態や体幹・四肢の変形などにより

ポジショニングは限界を有する．その際は最良の安楽と安全を意図し，対象の強みを引き出し，応用的なポジショニング計画をする．
- 介助者の介助位置や介助方法は，食べやすさに影響し，誤嚥リスク，疲労，姿勢の崩れなどの原因にもなる．チームで基本的な介助スキルをもち，統一することが必須となる．

食事姿勢を観るシート（POAS）を用いて計画する場合

- 食事姿勢アセスメントの全体像を観る．合計点が30点になるよう個別に検討する（表2，表3を参照）．
- アセスメントシート項目の不適切項目（0点，1点）から介入計画を立てる．
- 不適切項目は，シート右の「スキル#」に連動させている．該当スキルを振り返り，適切に実施する．
- 例：「身体はベッド中央，可動域より殿部が上である：0点」はポジショニングスキル#1を参考に殿部をベッドの可動域より上にする．

5 実施［動く］

- アセスメントから目標を立て計画したポジショニングを実施する．

- 入院や入所時の個別のポジショニングに加え，緊急時や災害時などでの集団への適切なポジショニングも必要となる．
- 災害時での避難所や集団での食事会などでは，安全対策としてのポジショニングをする．
- 実施にあたっては常に"考えながら行動"する．つまりアセスメントして適切な姿勢をイメージしたうえでポジショニングをする．
- 食事は栄養摂取を目的としたもののほかに，楽しみの食事として外食や食事会などがあり，安全で安楽なポジショニングは，その際にも必要である．

実践例：自分で選んで食べる「介護レストラン」

「たまには外食したい」「なつかしい味をもう一度」などの在宅療養者の食の願いをかなえようと，地域で「介護レストラン」を企画した．会場は大型商業施設のレストラン街である．参加者は要支援から要介護5までの10人あまり．希望メニューは，寿司，餃子，とんかつ，ラーメン，お好み焼きと多様で，嚥下困難食も多く希望された．

当日は，参加者が店頭でメニューをあれこれと思案される表情が微笑ましく，楽しみの時間の始まりを印象づけた．サポーターは市民や家族，医療職，介護職などが，得意分野の力を出し合うことで，送迎，楽しい雰囲気づくり，食事形態の工夫や介助，見守りをした．もちろんサポーターも食べたいものをオーダーして一緒に食事をした．食べるときには喜怒哀楽すべての感情がわき出て，皆で喜び，感動の時間になった．

食事姿勢は椅子利用や車いす座位である．筆者は体幹を安定させ摂食行動強化や誤嚥予防などを，理学療法士と分担して，すべての人に実施した．現在はコロナ禍の影響から一時中断しているが，「介護レストラン」再開や他地域で開催の希望も寄せられている．要介護の人の外食は，安全対策として姿勢アセスメントやポジショニング技術が必須要件となる．

食事中・食事後の観察とアセスメント

食事中・食事後の観察とアセスメントのポイントを表11と表12に示す．

6 評価［わかる］

- 適切なポジショニングは，共に喜び支え合う世界をつくる．ケアする人もケアを受ける人も共に成長する世界となる．それらを認識し，ここでは［わかる］と表現した．

1）ポジショニングのプロセス評価

- 対象の頭部から足先までのアライメントを観察し，表情や食事摂取状況を評価する．
- 目標が達成できたか，計画は妥当であったか，対象の変化などをアウトカムとして評価する．
- 実施がもたらした結果の根拠やなりゆきを出し可視化していく．
- 実施後は，すぐに評価をする．アセスメントシート（表2，表3）で各項目を点数化し，変化を可視化する．
- 食事姿勢アセスメントシートは，実施日が評価日となり，前後の点数を比較し効果の検証をする．
- 対象の状態や変化を記録し，この状態でよいか，段階的に回復できるよう評価しながら次のステップに進める．
- 対象一人一人の評価は，ケアの質評価ともなる．評価データを蓄積し技術評価や新たな実践知につなげる．

2）ポジショニングの効果評価

- ポジショニングの目的である，安全・安楽・食事の自立の効果を評価する（表13）．
- 評価リストは10項目で，行動，健康，QOLの向上を可視化する．これらはヘルスプロモーションの効果評価に基づいて項目を整理している．
- 評価は，主観的評価として「食べやすかった」

表11　食事中の観察とアセスメントのポイント

観察内容	アセスメントのポイント
意識レベル	・脳卒中の急性期において，意識レベルは変化しやすい. ・意識レベルが JCS の 1 桁であっても，徐々に意識が低下することがあるため，食べ始める前に意識の変化を観察する. ・食事を開始しても，食事中に意識レベルが低下することがある（食事性の低血圧，食事中に閉眼，応答なしなど）. ・嚥下がなかなか起こらない場合（嚥下反射惹起遅延），病態変化や食物認知の問題を視野に入れ食事介助を見なおす.
注意力・集中力	・きょろきょろしたり，目の焦点が定まらない，同じ動作を継続できないなどの症状はないか観察する.
食事環境	・注意力・集中力の維持が困難であれば，カーテンを引く，食事の際の人の出入りや面会時間の食事を避けるなどの食事に集中できる環境を設定する.
姿勢の崩れ	・頸部の位置，顔の位置が適切でない場合，摂食や嚥下機能に影響を与えるため，30 分間姿勢が崩れないようなポジショニングを行う. ・介助者が立ったまま食事介助すると，対象の腰が下にずれ，頸部が後屈し，より食塊が気道に流入しやすい姿勢となる. ・食事介助時の対象の体幹の位置・頸部の位置と，顔が正面位になっているか，確認しながら介助する.
スプーンや箸の操作	・スプーンなどの道具の操作が困難な様子はないか，左右の手で皿や箸を操作できるか確認する. ・困難であれば，失行（高次脳機能障害）や上肢の機能低下を確認し対応する.
食物への認知や視野	・食物が視界に入っているか，手が届くかを観察する. ・茶碗や皿の左右に食物が偏って残っていないか確認する. ・食物が偏って残っていれば，空間失認が考えられる.
食物を口の中に溜め込む，口腔内の左右どちらかに偏りがある	・口唇や舌の運動が障害されている側に食物が残りやすい.
口唇での食物の捕食	・口角からのこぼれ，スプーンに食べ残しがないか.
咀嚼運動	・スプーンや箸で捕食するとき，道具の操作に加え，舌の中央に食物を設置できているか，捕食した食物を，顎をリズミカルに動かし咀嚼することができているか観察する. ・咬合力の左右差をみる場合は，ガーゼを左右の臼歯部分に置き，咬みしめてもらい，引っ張ると，左右の違いがわかる.
声や咳の性状の変化	・食事中のむせの頻度，湿性の咳，がらがら声（湿性嗄声）があれば，咽頭に食物が残留している.咳をしっかり促す.
喉頭の挙上	・嚥下時に 1 横指分挙上していないなら，疾患や加齢などに伴う喉頭挙上不全や舌骨上筋群の運動が不十分と考えられる.
一口を飲み込むために何度も嚥下する	・口腔から咽頭への送り込みや咽頭から食道への送り込みが低下している.交互嚥下の促しや食形態，姿勢の調整を行う.
呼吸状態の変化	・食事中に湿性の咳，荒い呼吸，動脈血酸素飽和度の変化などがあり，特に吸引をして食物残渣が引ける場合は，誤嚥の可能性がある.
食物のつかえ感や食後の胸焼け	・食道期の問題では胃食道逆流や食道への食物停留がある. ・長期経管栄養中では蠕動運動の阻害や自律神経の機能不全などが考えられる.

「おいしかった」「食べ物が見えた」などの言葉を受けとめ記録する. 客観的評価は食事姿勢アセスメントシートの項目を参考にする.

● 家族や介護者の反応も効果評価に入れる.「姿勢が楽そう」「今までの食べかたと違う」「おいしそうに食べる」「介護が続けられる」などがある.

● ケアのゴールは，対象が「これでよいと思える

表12 食事後の観察とアセスメントのポイント

観察内容	アセスメントのポイント
食事の感想・満足感	・食事への感想や本人の反応をみることで,食事への満足感がわかる.
表情・笑顔・疲労	・食事の満足感の有無は笑顔に表われる. ・食事時間が長いと疲労や嚥下後誤嚥につながる.
口腔内への食物(薬)残留	・口腔内に食物の残留がないか,特に麻痺側の舌や顔面側を観察する.
咽頭への食物(薬)残留	・頸部聴診し,咽頭の音に液体振動音がないか確認する. ・異常音の場合,咽頭残留の可能性がある.
頸部伸展・骨盤後傾	・頸部が伸展しやすく,残留物が気管に流入し誤嚥の原因となる.
咳払い,むせ,嗄声	・咽頭に貯留する食物や液体を喀出するため,咳を促す.
呼吸状態の変化	・食前と比較する(動脈血酸素飽和度,呼吸回数,呼吸の性状,呼吸音).
腹部膨満,悪心・嘔吐,嚘気,食後に胃酸が上がってくる感覚(苦味・酸味)	・胸部・腹部圧迫姿勢は,食塊の送り込みが円滑にいかない.圧迫された胃から食物や胃液が逆流し,気管へ流入したり嘔吐となる.誤嚥性肺炎のリスクが高まる.
長時間の同一姿勢	・疲労,食事性低血圧,褥瘡が起こりやすくなる.

表13 ポジショニングの効果評価

	内容	実施前	1回目	2回目	
1	食事姿勢が安定する				行動
2	自力で食べることができる				行動
3	食事に集中できる				行動
4	食事の中断や疲労がない				行動
5	食べやすく飲み込みやすい				健康
6	むせや誤嚥がない				健康
7	食事時間が適切(15〜30分)				行動
8	食事量が適切(目標量)				健康
9	食欲がある				QOL
10	食事が楽しいと感じる				QOL
合計　30点					

評価点　3:適切(よい),2:ほぼ適切(ほぼよい),1:やや不適切(やや悪い),0:不適切(悪い)

状態」である.しかし対象の多くは安楽な姿勢がわからないことや,言語的な表現が困難な場合が多い.そのため実践者の技術力がそのまま姿勢に反映される.

●適切な評価は,対象の体験を自らの身体に問いかけ,評価を積み重ねることでスキルが向上する.

(迫田綾子)

文献

1) 滝島紀子:看護過程から理解する看護診断,第3版,p.12-18,丸善出版,2019.
2) 迫田綾子,北出貴則,竹市美加編:誤嚥予防,食事のためのポジショニング―POTTプログラム,医学書院,p.21-28,2023.
3) T. ヘザー・ハードマン,上鶴重美,カミラ・タカオ・ロペス:NANDA-I 看護診断定義と分類2021-2023,原著12版,医学書院,2021.
4) 聖隷嚥下チーム:嚥下障害ポケットマニュアル,第4版,医歯薬出版,p.39-45,2018.
5) 才藤栄一,植田耕一郎 監修:摂食嚥下リハビリテーション,第3版,p.161-166,医歯薬出版,2016.
6) 野崎園子:ベッドサイドの嚥下評価,神経治療学,38(3):202-206,2021.
7) 日本摂食嚥下リハビリテーション学会医療検討委員会:摂食嚥下障害の評価2019,2019.
8) ジーン・ワトソン著,稲岡文昭,稲岡光子,戸村道子訳:ワトソン看護論―ヒューマンケアリングの科学,第2版,医学書院,2014.

Column　KTバランスチャート（KTBC）による包括的食支援

　摂食嚥下障害がある人が，口から食べるためには，多面的で包括的な評価・アセスメント・スキル・チーム連携が必要である．口腔ケアや姿勢調整をすれば安全に食べられるわけではなく，嚥下造影検査（VF）や嚥下内視鏡検査（VE）で誤嚥していると評価されたからといって好きな食べ物が食べられないわけでもない．口からおいしく安全に食べるための支援は，心身の調和をはかりながら，不足を補い，強みを伸ばす生活者としての包括的支援スキルが必要である．

　そこでKTバランスチャート（口から食べるバランスチャート；Kuchikara Taberu Balance Chart；KTBC）という当事者主権の評価ツールを開発し，2015年に発表した．その後，2017年には信頼性・妥当性が検証された内容を反映したKTBCにブラッシュアップした[1,2]．この評価は，身体侵襲がなく，簡易的であるため多職種で総合的に評価しながら，対象の良好な点と不足な点を抽出したうえで，可視化できるツールになっている（図1）．

　KTBCは表1に示すように，4つの側面と①～⑬の評価項目で構成されている．表1の13項目それぞれを評価指標に基づいて1～5点でスコア化し，レーダーチャート（図2）を作成することで，評価点の低い項目へのケアの充実と，ステップアップしていくためのアプローチスキルを見いだせる（図3）．また，評価点の高い項目を良好な側面として，強みから不足部分をカバーできるようなアプローチを展開していくことで，生活者としての調和を包括的にめざすことができるようなしくみとなっている．

　さらに介入後の変化がレーダーチャートで可視化されるため，共通言語となり，対象や家族も含めた多職種間で現状をビジュアルで共有できる．初回評価における全体像の把握，アプローチ方法の検討，多職種間の連携，入退院先への情報提供，地域連携，本人・家族への説明などの情報共有に有用である．

　KTBCは，パソコン，スマートフォン，タブレットで評価・アプローチが共有できる無料ウェブサイトとしても開発した（図4）[3]．一般の方にも理解できるようなテキストも刊行されている[4]．

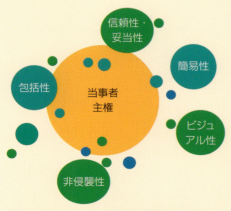

図1　KTバランスチャート開発の概念

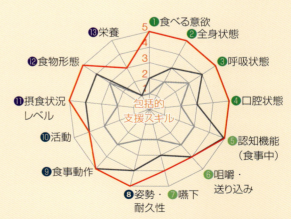

図2　KTバランスチャートのレーダーチャートの例

表1 KTバランスチャートの評価項目

4つの側面	評価項目
1）心身の医学的視点	①食べる意欲，②全身状態，③呼吸状態，④口腔状態
2）摂食嚥下の機能的視点	⑤認知機能（食事中），⑥咀嚼・送り込み，⑦嚥下
3）姿勢・活動的視点	⑧姿勢・耐久性，⑨食事動作，⑩活動
4）摂食状況・食物形態・栄養的視点	⑪摂食状況レベル，⑫食物形態，⑬栄養

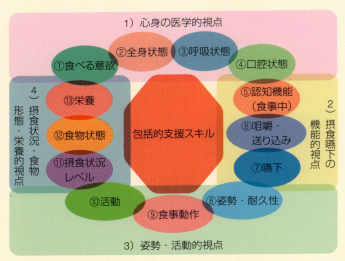

図3 口から食べるための包括的評価視点と支援スキルの要素
（小山珠美編：口から食べる幸せをサポートする包括的スキル―KTバランスチャートの活用と支援，第2版，p.12，医学書院，2017．より許可を得て転載）

図4 KTBCのウェブサイトのQRコード

（小山珠美）

文献

1) Maeda, K, Shamoto, H, Wakabayashi, H, et al.：Reliability and Validity of a Simplified Comprehensive Assessment Tool for Feeding Support；Kuchi-Kara Taberu Index. Journal of the American Geriatrics Society, 64（12）：e248-e252, 2016.
2) 小山珠美編：口から食べる幸せをサポートする包括的スキル―KTバランスチャートの活用と支援，第2版，p.12-94，医学書院，2017．
3) 小山珠美編：KTバランスチャートサイト．https://ktbc.jp
4) 小山珠美他編：おいしく食べ続けたい！―KTBCとお手軽介護食，NPO法人 口から食べる幸せを守る会，2024．

Column　リハビリテーション栄養を看護へ

リハビリテーション栄養と看護は仲良し？

近年，超高齢化に伴い病期に関係なく栄養障害の人が増加してきており，「リハビリテーション栄養（リハ栄養）」という言葉を看護師が耳にすることも増えてきた．一方，リハ栄養は「セラピストや管理栄養士が計画し実践するものだ」と考えている看護師も少なくない．

しかし，実はリハ栄養と看護は，共通点が多く仲良くなれる．ここでは，リハ栄養と看護が仲良くなれるコツをお伝えしたい．

看護過程とリハ栄養ケアプロセス

改めて看護とは，障害をもった人に起こっている，または隠れている問題の全体像を捉え適切な看護を実践することであり，そのプロセスを表したものが看護過程（図1の外周）である．

看護過程は，問題解決や目標達成に向かって，看護理論や看護モデルなどの考えかたを統合した看護実践の基盤である．まず「情報収集」から開始するが，どの看護理論であっても，活動と栄養はア

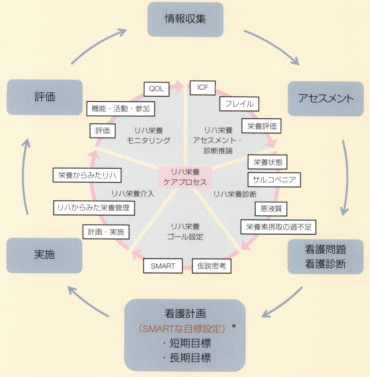

＊SMARTな目標設定：Specific（具体的），Measurable（測定可能），Achievable（達成可能），Related（重要），Time-bound（期間が明確）

図1　看護過程とリハ栄養ケアプロセス
（若林秀隆，荒木暁子，森みさ子編：サルコペニアを防ぐ！看護師によるリハビリテーション栄養，医学書院，p.5，2017．を参考に筆者作成）

セスメント項目としてあげられている.

　この看護過程は，日本リハビリテーション栄養学会が提唱している「リハ栄養ケアプロセス」と酷似している（図1の中央）．なぜならリハ栄養ケアプロセスも，障害をもった人や栄養障害などを認めた人の機能・活動・参加，そしてQOL（生活の質）を高めるためのリハ栄養ケアを行う体系的な問題解決手法であるからだ.

　決して，難しく考える必要はない．看護師は，ADL（日常生活動作）向上を意識したリハビリテーションでなくとも，日々，対象の活動量が増えるように実践し，その活動を行える体力があるかを食事の量などからアセスメントし，意識せずにリハ栄養を行っている場合も多い．その看護実践に，根拠のあるリハ栄養ケアプロセスの視点を入れた看護過程で適切なリハビリテーションと栄養管理を行えば，対象の回復や改善が最大限に引き出されるといっても過言でない.

　加えて，リハ栄養ケアプロセスは，看護過程を学習していない多職種との情報や目標を共有するツールとして取り入れることにより，より早く目標を達成することが対象の益につながる.

　さあ，明日からリハ栄養と看護が仲良くなった看護計画→食事ケアで対象の誤嚥を予防しよう！

（内橋恵）

文献

1）若林秀隆，荒木暁子，森みさ子編：サルコペニアを防ぐ！看護師によるリハビリテーション栄養，医学書院，2017.

第3章

ポジショニングの実際

❶ ベッド上での姿勢を整える
❷ ベッド上での食事のポジショニングと介助
❸ 完全側臥位法による食事ケア
❹ 車いすでの姿勢を整える（車いすのポジショニング）
❺ 在宅における食事のポジショニング

Column
現状確認ツール IMADOKO

第3章 ポジショニングの実際

1 ベッド上での姿勢を整える

1 姿勢調整のポイント

- ベッド上での姿勢（座位）を整える（ポジショニング）には，①ベッドの構造や機能，②マットレスの機能，③テーブルの機能，④クッション類（種類や機能）などの寝床環境が，食事時の姿勢，認知，咀嚼，嚥下，捕食などに影響を及ぼす可能性があるという認識と，⑤褥瘡予防の観点が必要である．
- 姿勢調整では的確な観察（表1）のもとに，以下の点に注意をはらう．

1) ベッド上での姿勢調整のポイント

①ベッドのリクライニング位角度
- ベッドのリクライニング位角度は，対象個々の状態に合わせて設定する．
- 一般的に，摂食嚥下では，ベッドのリクライニング位角度を30～60度程度に設定することが多い（ベッドのリクライニング位角度の最大は70度程度）．
- 対象の状態により，30度以下（20～25度）の体位に設定する場合がある．

②30度のベッド上座位
〈特徴〉
- 通常，介助により経口摂取を行う体位である．
- 30度のベッド上座位は，摂食嚥下の口腔期～咽頭期に問題がある場合（送り込み障害）や経管栄養時（PEG[*1]，NGチューブ[*2]などによる）に利用する体位である．
- 頭部の保持力は少なくてすむが，頸部が伸展位になりやすい．
- 姿勢の安定性は高いが，受身的である．
- 食物認知が行いにくく，周囲の環境の把握がしづらい．
- 自己で経口摂取が行いにくい姿勢である．

〈注意点〉
- 寝位置が悪い状態でリクライニング位30度にすると，ずり下がった姿勢になりやすい．
- ベッドの起こしかた（操作のしかた）により，不良姿勢になる．
- リクライニング位30度よりも，頭頸部のポジションを重視する．
- 頭頸部のポジションは，軽度屈曲位（顎と胸骨の間の距離を4横指程度または縦拳程度）にする．ポジションは側面から必ず確認する．
- リクライニング位30度でも圧抜きは実施する．上体側を上げるとき（食事前）や，上体側を下げるとき（食事後）に，圧抜き（背，足，腰，頭）と着衣のしわやよれをなおす．
- 経管栄養の対象では，右半側臥位の体位保持が多く，右側に姿勢が崩れやすいため，姿勢を安定させるためのサポートが必要である．
- 身長が低い場合は，特に足側上げのベッド可動軸と膝関節軸が合わないため，姿勢安定のために支持面の広い下肢のサポートを行う（60度の場合も同様）．
- 頭頸部ポジションを含めた上半身の安定性や快

---

*1 **PEG**：percutaneous endoscopic gastrostomy，経皮内視鏡的胃瘻造設術．一般にはPEGで造設された「胃瘻」そのものを示すことが多い．
*2 **NGチューブ**：naso-esophageal feeding tube，鼻腔栄養チューブ．

1. ベッド上での姿勢を整える **43**

表1　ベッドポジショニング時の観察項目

1.　身体面の観察	①姿勢全体のアライメント（骨・関節の配列） ・頭頸部のポジション（正面，側面） 　頭頸部軽度屈曲位：顎と胸骨の間の距離が4横指程度，縦拳（握りこぶし）程度 　正面で正中位を確認．側面からは下顎と胸骨の距離を確認 ・視線（正面，側面） ・肩の高さ（正面，側面） ・上肢のポジション（正面，側面） ・胸郭のポジション（正面，側面） ・骨盤のポジション（正面，側面） ・下肢のポジション（正面，側面） ②頸部や顔面，肩周囲の筋緊張 ③頸部や肩の可動性，開口・閉口，舌の動き ④嚥下状態 ⑤呼吸数や呼吸パターン，無呼吸の有無 ⑥血圧，脈拍，酸素飽和度（SpO$_2$） ⑦覚醒状態，表情や顔色 ※肩や上肢，胸郭や骨盤，下肢のポジションの確認では，視覚的な観察とともに，可能であれば触診での確認を行うほうがよい． 〈触診する際の骨指標〉 肩：肩峰や鎖骨 上肢：上腕や肘，前腕や手指など 胸郭：胸骨や肋骨 骨盤：上前腸骨棘 下肢：大腿骨や膝蓋骨，下腿や足部など
2.　環境面の観察	①ベッドの寝位置の確認（側面から観察），背上げや膝上げの角度状況 ②マットレスの状況（へたり，長さや柔らかさ，厚み，褥瘡予防マットレスの有無） ③クッション（クッションの保持力，柔らかさや硬さ，カバー素材，流動性など） ④枕（柔らかさ，重さ，背上げ座位時の影響など） ⑤テーブル（高さ，上肢支持力，安定性や安全性，固定性） ⑥外力（圧迫，摩擦，ずれ） 　骨突出部位（後頭，耳，肩甲骨，棘突起，胸郭，肘，腸骨，仙骨，尾骨，大転子，膝内側，下腿外側，腓骨，内外果，踵，足指など） ⑦医療機器（点滴，カテーテル類，心電図の送信機，呼吸器，チューブ類など）の状況 ⑧食事前後の活動状況の把握（排泄や入浴，リハビリテーションなどの活動状況など）

第3章

ポジショニングの実際

適性のために，上肢（肩甲骨含む）や下肢，足底にサポートを行う．

● 姿勢安定のために，マットレスの下にクッション類を設置する方法もある．

③60度のベッド上座位

〈特徴〉

● 一般に，自己で経口摂取を行う姿勢であるが，対象により介助を行う場合もある．

● 頭部の保持力が必要になる．保持力がないと不良な頭頸部のポジションになる．

● 30度に比べて，食物認知はしやすく，周囲の環境も把握しやすい．

● リクライニング位（背上げ）30度に比べて，姿勢の安定性は低く，姿勢が崩れやすい．横に傾く，ずり下がる，前かがみなどの姿勢になりやすい．

● 60度で介助により経口摂取する場合は，姿勢保持のための筋力，体力が必要である．

● 60度で自己摂取する場合は，姿勢保持の筋力や体力に加えて，捕食のための筋力やバランス力が必要になる．

背上げ30度，足上げ15度	ポジショニング
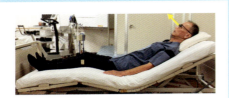	ポジショニングなし ・頭頸部は枕で支持 ・頸部伸展位 ・視線は上方
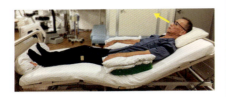	上肢・足底サポートあり ・頸部やや屈曲位 ・視線は斜め上方
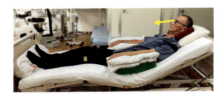	上肢・足底・頭頸部サポートあり ・頸部軽度屈曲位 ・視線は斜め下方

図1　リクライニング位（背上げ30度，足上げ15度）のポジショニングと視線の変化

〈注意点〉
- 寝位置が悪い状態でリクライニング位60度にすると，ずり下がった姿勢になりやすい．
- リクライニング位30度と同じく，ベッドでの起こしかた（操作のしかた）に注意する．
- 30度と同じく，ベッドの角度設定だけでなく，頭頸部のポジションを重視する．
- 30度と同じく，頭頸部ポジションの設定を行う．
- 30度と同じく，圧抜きや着衣のしわやよれをなおす．
- 60度は，殿部に圧力や蒸れが生じるため，圧抜きや除圧動作を行う．
- 60度は30度に比べ姿勢が不安定になりやすいため，頭頸部ポジションを含めた姿勢全体の安定性や快適性のために，上肢のサポートに加えて，体幹（胸郭や骨盤）や下肢，足底へのサポートを行う．
- 姿勢安定のために，マットレスの下にクッション類を設置する方法もある．

④ベッド上座位のポジショニングの基本
- 良好なベッド上座位姿勢とするには，正しい寝位置とベッド操作，圧抜きが重要である．
- ポジショニングを行う際は，身体各部の重みを受けるように，安全で安定した，不快感のないサポートを心がける．
- 姿勢は，なるべく正中位および対称的な姿勢にする．下肢の変形や拘縮が強い場合は，特に上半身を正中位，対称的なポジションにする．
- ベッドは，車いすや椅子のような肘かけがない．ベッド上座位姿勢を安定させ，捕食動作を行いやすくするには，肘かけ（上肢サポート）が必要である．

⑤上肢サポート
- 上肢サポートにより，上半身が安定し，良好な頭頸部のポジションに設定でき，捕食も行いやすい．
- 上肢サポートは，背上げ30度では，上腕〜前腕・手指，状態により肩甲骨から行う（図1）．背上げ60度では，肘〜前腕・手指を支持する

1. ベッド上での姿勢を整える　45

背上げ60度，足上げ10度	ポジショニング
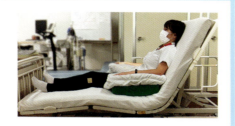	ポジショニングなし ・頭頸部は枕で支持しているが，枕が頭頸部を圧迫 ・頸部はかなり屈曲位 ・胸郭も短縮位
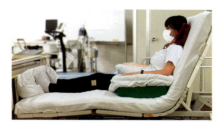	上肢サポートあり ・枕を除去するが頸部は伸展位 ・上肢サポートにより，上肢や肩甲骨の下垂は改善 ・胸郭は伸展位
	上肢・足底・頭頸部サポートあり ・頭頸部軽度屈曲位 ・上肢，頭頸部サポートで上半身安定 ・足底サポートにより，さらに姿勢が安定

図2　リクライニング位（背上げ60度，足上げ10度）のポジショニングと姿勢の変化

（図2）．
- 上肢サポートで上半身が安定しない場合や体幹の保持が不安定な場合は，背部や胸郭，骨盤をクッションやタオルでサポートする（図3）．また，マットレスの下にクッションなどを設置し，姿勢を安定させる方法もある（図4）．

⑥下肢サポート
- 下肢サポートは，膝の下や下腿，アキレス腱部など，局所的なサポートは行わない．
- 局所的なサポートは，安定性が低く，褥瘡発生につながる．特に踵の褥瘡に注意する．踵は浮かせるほうがよいが，踵のみを浮かせるサポートはしないほうがよい（図5）．
- 下肢のサポートは，なるべく広い支持面で支持する．サポートは，座骨部から足部や，大腿〜足部に行う．また，姿勢安定性向上のため，足底にもサポートを行うとよい（図5）．
- 下肢に使用するクッションは，支持面が広く，多少厚みのあるほうがよいが，ない場合は，掛けふとんや夏ふとんなどで代用する．

⑦サポートの注意点
- サポートを行う際に，クッションなどを無理に深く入れ込んだりすると，圧迫や摩擦，ずれが生じ，不快感を与え，姿勢の崩れや擦過傷を生じるため注意する．
- サポートを行う際は，支持する部位の着衣にしわやよれがないようにする．
- クッションでサポートした後も，支持が十分か，ぐらつきはないか，圧迫はないか，痛みや不快感はないかの確認を行う．

背上げ60度，足上げ10度	ポジショニング
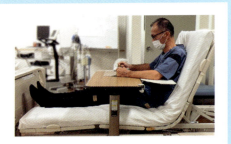	ポジショニングなし ・頭頸部はやや屈曲位強い ・テーブルでの上肢支持あり ・胸郭やや短縮位 ・骨盤後傾位 ・脊柱やや後彎位
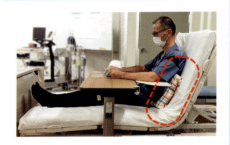	タオルで骨盤～胸郭サポートあり ・頭頸部軽度屈曲位 ・テーブルでの上肢支持あり ・胸郭短縮位やや改善 ・脊柱やや伸展位
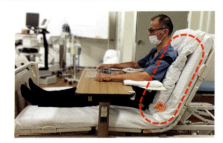	クッションで骨盤～背部のサポートあり ・頭頸部軽度屈曲位 ・テーブルによる上肢支持あり ・胸郭伸展位 ・骨盤後傾位が改善 ・脊柱伸展位

図3　姿勢が不安定な場合の上半身や体幹へのサポート①

- ポジショニング実施中および実施後に，姿勢，アライメントの確認を行う．頭頸部，両肩や肘，骨盤，下肢のポジションを，ベッドの正面や側面から確認する（表1を参照）．
- 観察は局所だけでなく，なるべく視点を引いて姿勢全体の観察も行う．

2）姿勢変更のポイント

①ベッド上臥位から座位への変更

- ベッド上臥位からの起こしかたは，足側上げ（足上げ）→上体側上げ（背上げ）の順に行う．上体側から上げていくと，足元方向に身体がずり下がる．
- 順番としては，足側上げを行い，上体側上げを行い，その後，上体側上げを行いつつ，足側を少しずつ下げ，座位にしていく（図6）．つまり上体側上げ→足側下げ→上体側上げ→足側下げと，少しずつ交互に行う．
- 上体側を上げると，頸部，背部，殿部，下肢後面（皮膚，着衣）に圧迫やずれが生じるため，圧迫やずれを解消する（本章1-4「圧抜き（背，足，腰［殿部］，頭）」を参照）．
- 座位では完全に足側を下げず，軽度屈曲位にする．
- 足の浮腫や血圧低下などへの対処で，膝伸展位で足側上げが可能なベッドの場合は，膝伸展位

1. ベッド上での姿勢を整える

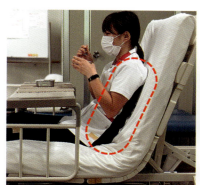

体幹のサポートなし
・座位では，姿勢が傾いたり，回旋することが多い．
・体幹が崩れると，上半身が不安定となり，捕食も行いにくい．

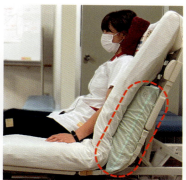

胸郭や骨盤を支持

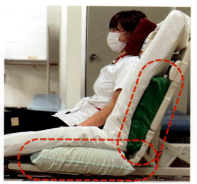

胸郭，骨盤，大腿を支持

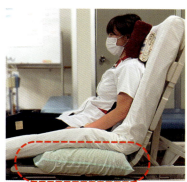

骨盤や大腿部を支持

・マットレスの下にクッションを設置して，左右の姿勢安定性を高める．
・クッションを挿入するときは深く入れ込み過ぎない．
・深く入れ込み過ぎると圧がかかり姿勢が崩れる可能性がある．

図4　姿勢が不安定な場合の上半身や体幹へのサポート②

のままで上体を起こしてしまうと，すべり座りや，腹部や胸部が圧迫されるため注意する．

②ベッド上座位から臥位への変更
● ベッド上座位から臥位に戻すには，足側上げを行いつつ，上体側下げを行う．
● 上体側下げのみを行うと，身体が上方に移動せず，寝姿勢位置が下がったままになる．足側上げを行いつつ上体側下げをするほうが，寝姿勢位置が下がらない．
● 座位から臥位に戻す場合は，スライディングシートも活用するとよい．摩擦やずれが減少し，上方への移動（臥位移動）が行いやすくなる．
● 臥位に戻った場合も，圧迫やずれが生じているため，圧抜きを行う．

③食後のベッド姿勢
● ベッド上座位での食事や経管栄養食（注入食）の終了後は，消化管よりの逆流リスクがあり，すぐ臥位にしない．
● 60度での食事後は，30度程度に，30度での食事後も，いきなり臥位にはせず，十分な時間を空けてから臥位に戻す．

3）ベッドでの姿勢調整にかかわる用具

①ベッド
● 使用するベッドの，①背上げ（上体側のベッド挙上）機能，②足上げ（足側のベッド挙上）機能，③床高昇降機能，④寸法（幅，長さ）などを把握する．
● 使用するベッドの可動軸（分岐部）の位置確認，電動型か手動型か，リクライニング機能（背上

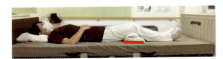
膝下にクッション設置

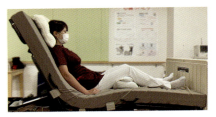
すべり座り
・踵，尾骨圧迫
・背部，腹部に圧迫

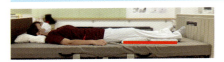
膝上〜足にクッション設置

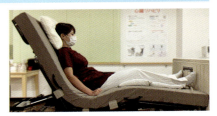
ややすべり座り
・尾骨圧迫

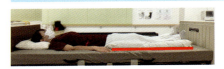
座骨〜足にクッション設置

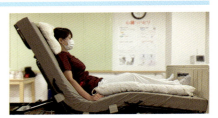
すべり座りなし

図5　下肢サポート（サポートの支持面積の違い，背上げ座位への影響）

げ機能のみか，背上げとともに足上げ機能もあるか）などの確認を行う．
- 一般に医療機関などのベッド幅は83〜90 cmである．在宅では介護保険により種々のベッドをレンタルすることが可能であり，100 cm幅のベッドもある．
- 最近は，骨盤部分を一体的に起こせるティルト機能を有するベッドや，頸部角度を調整できるものがある（付録2「ベッド・車いすのポジショニングに使用する便利用品」を参照）．
- ベッドの寝位置，背上げおよび足上げなどのベッド機能は，ベッドの製造会社によって機能や構造が異なる場合があり，パンフレットや製造会社のホームページで確認する．

②マットレス
- 使用するマットレスの種類，機能（マットレスを交換できる上敷きタイプ，体圧分散効果があるなど），素材，厚み，長さを把握する．マットレスの素材や厚み，長さなどは，座位姿勢の安定性，快適性，褥瘡発生に影響する．
- 長年使用しているマットレスでは，マットレス中央や殿部支持部に，へたりが生じている場合が多い．へたりがあると，底付きしやすくなり，褥瘡発生リスクが高くなる．また，骨盤の沈み込みが増え，姿勢や捕食などに影響するため，注意や確認を行う．
- 背上げに伴って，マットレス自体がずれる場合は，マットレスを固定する．

1. ベッド上での姿勢を整える

①寝位置
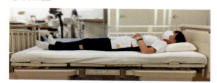

④背上げしつつ足下げ
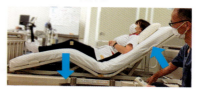

②足上げ
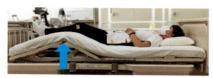

⑤
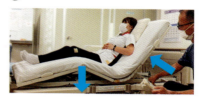

③背上げ
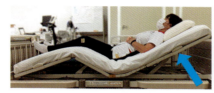

⑥
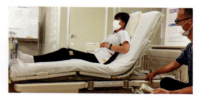

・①寝位置→②足上げ→③背上げ→④-⑥背上げしつつ足下げ，を少しずつ行う．
・背上げと足下げを交互に小刻みに行う（足下げの下げ過ぎに注意）．
・足下げが大きいと，ずり下がりやすい（足は完全には下げない）．

図6　ベッド上臥位からの起こしかた

- 最近では，背上げ座位にした際の褥瘡予防だけでなく，姿勢を安定させる機能（骨盤後傾予防）を有するものが開発されている（付録2「ベッド・車いすのポジショニングに使用する便利用品」を参照）．

③マットレス固定の例
- マットレスの固定金具とマットレスの末端（足元）の間に詰め物をする．
- マットレスの下部にすべり止めマットを設置する．

④食事時のテーブル
- 食事に使用するテーブルや机の種類や寸法，構造を把握しておく．
- テーブルの高さは視野，認知，食事姿勢，捕食動作に影響する．

- 最近は，姿勢の安定性を高め，捕食がしやすいテーブルが開発されている（付録2「ベッド・車いすのポジショニングに使用する便利用品」を参照）．

⑤クッション
- 使用するクッションやピロー（枕）の素材や種類を把握する．
- クッションの素材（柔らかさや硬さ）や形状は，皮膚への刺激，圧迫や摩擦，姿勢の安定性（肢位）に影響する．
- ビーズ系のクッションは，流動性があり保持力に影響する（肢位が崩れやすい）．
- クッションのカバーや表面素材が硬い場合，姿勢の崩れがあると，痛みや不快感，擦過傷（スキンテア）を生じる可能性がある．

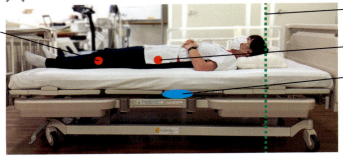

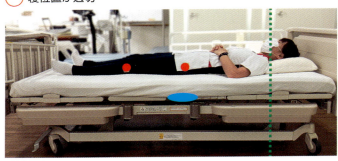

図7 寝姿勢の位置（寝位置）

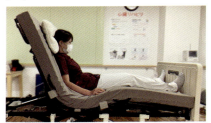
すべり座りになる．

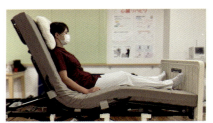
すべり座りになることが少ない．

図8 寝位置によるベッド上のリクライニング座位

2　ベッド上の寝位置確認と修正

- よいベッド上座位姿勢にするには，寝姿勢の位置（寝位置）を正しくする（図7）．
- 寝位置を，ベッドの側方から確認する．
- 寝位置は，ベッドの上体側の可動軸を骨盤（股関節）に合わせる（ベッドの可動軸を確認し，ベッドの座ボトム中央に大転子を合わせる）．
- 寝位置が不適切だと，ベッドのリクライニング機能がうまく活かせず，不良姿勢になる．足元方向にずり下がった姿勢になりやすい（図8）．
- 足側の可動軸で合わせて背上げすると，不良姿勢になる．
- 寝位置が不適切な場合は，適切な位置に修正する．
- ベッド上の寝姿勢の位置修正は，食事前（上体側を上げる前）に行う．

1. ベッド上での姿勢を整える

リクライニング位（背上げ）30度

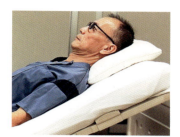
頸部伸展位，枕のみ

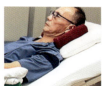
バスタオルで調整

マットレス下にクッションを設置

リクライニング位（背上げ）60度

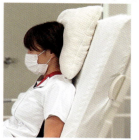
頸部屈曲位，枕のみ，枕の圧迫

バスタオルで調整

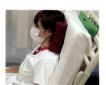
バスタオルとともにマットレス下にクッションを設置

図9　枕，バスタオル，クッションでの頭頸部ポジションの調整

- 寝位置を修正する場合は，スライディングシートを活用する．

3　ベッド上座位姿勢での頭頸部ポジションの調整

- リクライニング位角度を適切に設定していても，頭頸部のポジションを適切に設定しているかが重要である．
- 不良な頭頸部のポジションは，食物認知や咀嚼，飲み込み，口の開閉，呼吸，発声などがしづらく，誤嚥リスクを生じやすい．
- 良好な頭頸部のポジションとは，顎が少し引けた状態，頸部軽度屈曲位である．指標は，顎と胸骨の間の距離が4横指程度，縦拳（親指を上にした握りこぶし）程度とされている．
- 頭頸部ポジションの確認とともに，認知のしやすさや頸部の動き，口腔機能や嚥下状態などの確認も行う．
- 良好な頭頸部のポジションとするには，頭頸部以下の身体各部（胸郭，上肢，骨盤，下肢）のポジションを，いかに整えるかが関係する．
- 頭頸部のポジションは，身体各部のポジションを整えてから，最後に整える．
- 頭頸部のポジションは，視線の方向や顎と胸骨の距離を，正面および側面から確認する．
- リクライニング位（背上げ）30度では，後頭部から頸部が十分支持されているかを確認する．枕でのサポートが不十分な場合は，タオルやクッションなどで調整する（図9）．
- リクライニング位60度では，リクライニング位30度に比べて頭頸部の保持力が必要になる．
- 枕は，リクライニング位30度では頭頸部を保持しやすいが，60度では枕の重みが頭頸部を圧迫するため，頭頸部が保持しやすい工夫が必要になる．
- リクライニング位60度で頭頸部を保持するには，なるべく軽い枕がよい．クッションやバスタオルで保持する方法や，頭部後方のマットレスの下にクッション（小枕など）を設置する方法がある（図9）．また，最近では，頭頸部角度を調整できるベッドも開発されている（付録2

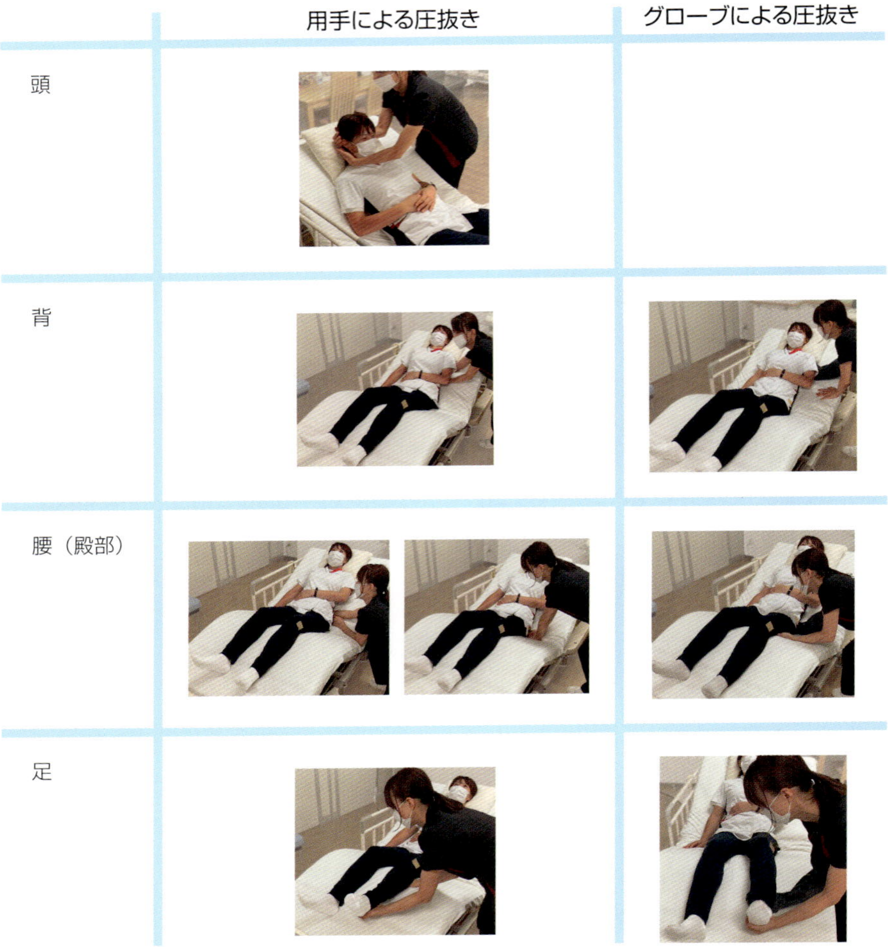

	用手による圧抜き	グローブによる圧抜き
頭		
背		
腰（殿部）		
足		

・圧抜きは，ゆっくりと，ていねいに行う．
・上から下に，なでるように行う．
・手を差し込むときに不快にならないように注意する．
・殿部の圧抜きを行う場合は，マットレスを手で下に押さえるとよい．
・圧抜きとともに，着衣のしわや圧迫，よれも解消する．

図10　圧抜きの方法

「ベッド・車いすのポジショニングに使用する便利用品」を参照）．

4　圧抜き（背，足，腰［殿部］，頭）

● 圧抜きは，ベッドの上体側の挙上に伴う背部や殿部，下肢後面の圧迫やずれ（着衣の圧迫を含む）を解消するために行う．

● 上体側を下げて臥位になった場合（ベッド上座位→臥位）も圧抜きを行う．

● 背抜きや腰抜き（殿部抜き）や足抜きに加えて，頭抜きを行う．頭抜きを行うと頸部が動きやすくなり（頸部屈曲の動きなど），不快感の軽減になる（図10）．

● 圧抜きは，食事前だけでなく，食事中や食事後にも行うとよい．

● 圧抜きは，用手で行う方法とグローブを用いる

方法がある.

● 圧抜きは，通常用手により行うが，全身状態が不安定で体動が困難，医療機器設置により身体を動かせない，痛みがある，皮膚が高度に脆弱などの場合は，用手による圧抜きが困難な場合がある．そのような場合，グローブを使うほうが，摩擦やずれが少ないため，手を差し込みやすく，容易に圧抜きが行え，不快感を与えず実施できる.

● 圧抜きする場合は，ゆっくりと，ていねいに行う．なでる方向は体毛の走行を考慮し，上方から下方に，手でアイロンをかけるように行う.

● マットレスを手で押し下げて，わずかな隙間をつくるようにする方法もある（図10）.

5 ベッドポジショニングにおけるリスク管理および考慮点

● 姿勢の崩れがあると，対象は姿勢の崩れに意識が集中し，食事などがおろそかになる．認知症では注意散漫となり，内部障害者ではしんどさや倦怠感（けんたいかん）の訴えが増える．また，片麻痺や神経疾患の対象では，四肢や頸部筋群の筋緊張増加（亢進（こうしん））を生じる.

● 姿勢の崩れがあると，骨突出部（こつとっしゅつぶ）（褥瘡好発部位）に圧力やずれを生じ，不快感や痛みを生じさせ，ひいては褥瘡発生につながる.

● ずり下がった姿勢は，骨盤後傾，脊柱後彎（せきちゅうこうわん），胸郭が圧縮され，横隔膜の可動性が低下し，呼吸機能に悪影響が及ぶ．また，腹部圧迫により，逆流や嘔吐（おうと）を生じる危険性がある.

● 姿勢変形（円背（えんぱい））や関節拘縮（こうしゅく），身長が低い（女性など），脱力や覚醒不良がある場合は，姿勢が崩れやすい.

● 肺炎後や低栄養，慢性消耗疾患（心臓・呼吸・腎不全など）の対象は，食事をすること自体にしんどさや疲労感を訴えることが多いため配慮

する.

● 食事以外の活動（入浴，排泄，リハビリテーションなど）が食事に影響を及ぼす可能性がある．全身状態や治療状況を十分把握し，疲労の少ない，心身への負担が少ない食事支援プランを考える.

● 痛みがあると，食事に集中できないばかりか，姿勢が崩れる原因になるため，医師に相談し，医学的対処を講じる.

● 鎮静薬，抗不安薬，抗うつ薬，睡眠薬などは，服用により覚醒不良や脱力，動揺や振戦を生じる可能性があり，不良姿勢や座位保持困難，食べこぼしや残渣，流涎，ひいては誤嚥を招くため，十分注意する.

（北出貴則）

文献

1) EPUAP（ヨーロッパ褥瘡諮問委員会），NPUAP（米国褥瘡諮問委員会）著，宮地良樹，真田弘美監訳：褥瘡の予防＆治療：クイックリファレンスガイド，日本語版，メンリッケヘルスケア，2014.

2) 北出貴則：褥瘡ケアの基本―ポジショニング・シーティング，祖父江正代，近藤まゆみ編：がん患者の褥瘡ケア，p.41-51，日本看護協会出版会，2009.

3) Netter, F. H. 著，相磯貞和訳：ネッター解剖学アトラス，原著第4版，南江堂，2007.

4) 藤島一郎，藤谷順子編著：嚥下リハビリテーションと口腔ケア，メヂカルフレンド社，2006.

5) 田中マキ子，北出貴則，永吉恭子：トータルケアをめざす褥瘡予防のためのポジショニング，照林社，2018.

6) 北出貴則監修：明日から役立つポジショニング実践ハンドブック，改定版，アイ・ソネックス，2017.

7) 北出貴則監修，舟木美砂子：明日から役立つおいしく食べるための「姿勢づくり」，アイ・ソネックス，2015.

8) 中條俊夫総監修：床ずれ予防コンパクトガイドVol.8，ケープ，2023.

9) 北出貴則：褥瘡を防ぐポジショニング・体位変換・シーティング―ベッド上から車椅子，ADLにおける褥瘡予防の取り組み，WOC Nursing，7（7），2019.

10) 迫田綾子，北出貴則，竹市美加編：誤嚥予防，食事のためのポジショニング―POTTプログラム，医学書院，2023.

11) 日本褥瘡学会編：褥瘡ガイドブック―褥瘡予防・管理ガイドライン（第5版）準拠，第3版，照林社，2023.

第3章 ポジショニングの実際

2 ベッド上での食事のポジショニングと介助

1 食事開始前の準備

1）必要物品の準備

- 適切に短時間でポジショニングを行うために，クッション類やタオルなどの必要物品を準備しておく（付録1「食事の自立のための便利用品」，付録2「ベッド・車いすのポジショニングに使用する便利用品」を参照）．
- 必要な物品を事前に準備しておくことで，統一したポジショニングがスムーズにできる．
- ケアをする全員が，統一して同じポジショニングを行えるようにすることが必要である．
- 統一したポジショニングのためには，どの物品を，どのように使用すればよいのかなど，具体的に写真などを用いた指示表を作成し，ベッドサイドに置いておくとわかりやすい．

2）対象の観察

- 対象の全身状態や安静度を確認する．
- 医師から安静度の指示がある場合は，指示内でのポジショニングを実施する．
- 対象の全身状態を把握し，意識レベルなどバイタルサインや，訴えなどを確認しながら段階的にベッドの挙上を行う．
- 対象が長期臥床している場合，急に体幹を挙上すると，循環動態の変動が起こることがある．対象の継続できる安全・安楽な姿勢を確認し，ベッドの挙上を行う．
- 呼吸状態が不安定な対象や腹水貯留など腹部の緊満，体力・筋力の低下がみられる対象では，長時間の座位が負荷となり摂食嚥下の障害となる．
- 呼吸器感染や嚥下障害により，気道内に分泌物や唾液の貯留がある場合は，しっかり吸引を行い，呼吸状態の安定をはかってから背上げ（上体側のベッド挙上）を行う．
- 食事以外の時間に日常生活動作（ADL）の改善をはかり，身体機能の耐久性改善を行う．
- 不必要な安静により身体機能の耐久性が低下することで，食事摂取を行うこと自体が負荷となり，その疲労で嚥下機能が低下し誤嚥リスクとなる．
- 不必要な安静とならないように，対象の身体機能に合わせた自力摂取へ向けたステップアップを行う．
- 褥瘡や関節痛などの痛みがある部位，痛みを伴う姿勢を確認し，痛みがない姿勢を検討する．

3）環境の調整

- 注意障害や認知機能の低下などにより食事に集中できない場合は，テレビなどを消し，騒がしい環境を避け，カーテンで仕切るなど，視覚・聴覚などの情報を整理する．
- テーブル上に不要なものがあると，そちらに注意がいくため，テーブル上の整理を行う．
- ポータブルトイレや尿器など，排泄に関連する物品は，食欲の減退につながるため，清潔にして見えない位置に片づける．

2 食事前のポジショニング

- 対象に食事やポジショニングをすることについ

2. ベッド上での食事のポジショニングと介助　55

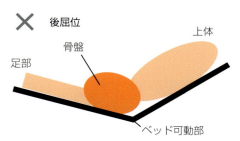

ベッドの可動部より骨盤が下にあり，骨盤が倒れている．

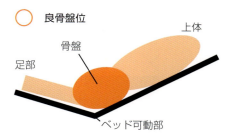

ベッドの可動部より骨盤が上にあり，骨盤が起きている．

図1　骨盤の位置

て事前に声かけをする．
- 食事時のポジショニングは，対象が食事をとるための準備を行えるように，食事直前ではなく，30分ほど前に行う．ポジショニングは2人で実施するとよい．
- 身体機能の耐久性が低い対象の場合は，上体側のベッド挙上は段階的に行う．

1）ベッド上の対象の位置

- 対象をできるだけベッドの上方（ベッドの屈曲部より座骨が上方にくる位置）に上げ，ベッドの中央に体幹がまっすぐになるように調整する．
- 骨盤がベッド可動部（分岐部）より下にある状態で上体側のベッド挙上を行うと，骨盤が後屈することにより腹部を圧迫し，食事の妨げとなる（図1）．
- 腹部が圧迫されると，呼吸が浅くなる，嚥下関連筋群が緊張するなど，嚥下機能が低下する．
- 左右への傾きを予防するため，左右の両脇へ体幹にしっかり沿わせるようにクッションなどをおく．
- 麻痺がある場合には，麻痺側への傾きだけでなく，体幹を保持しようとして健側への体幹の崩れもあるため，必ず左右ともにクッションなどで体幹の安定をはかる．
- 足方へのずれを予防するため，クッションなどで足底を安定させる（図2）．
- ずれが生じることで，胸部や腹部が圧迫され過剰な緊張が起こり，嚥下運動が妨げられ，誤嚥

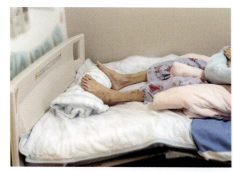

図2　足底の安定

リスクとなる．また，苦痛や褥瘡のリスクともなる．

2）足側の挙上

- 足側を15〜20度ほど挙上する．
- 足側をしっかり挙上しておくことで，下方へのずれを予防する．
- 身体が小さく，ベッドと体格が合わず膝部の安定がはかれない場合は，座骨下から大腿後面に，隙間がないようクッションなどで埋め安定させる（図3）．

3）上体側の挙上

- 上体側を挙上する．
- 上体側の挙上と合わせ，挙上していた足側を腹部の圧迫がないように下げる．
- 数回に分けて「上体側の挙上→足側の調整」を繰り返し，予定の角度まで上体側を挙上する．

第 3 章　ポジショニングの実際

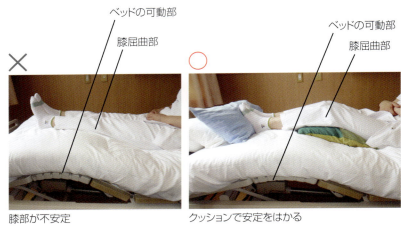

図 3　クッションで膝部の安定をはかる

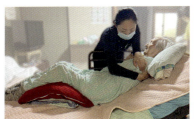

背抜き：肩を軽く傾け，体幹とベッドの間に手を入れ，足方向へ手をすべらせる．

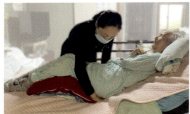

尻抜き：殿部とベッドの間に手を入れ，隙間をつくるようにベッドを下へ押し下げる．

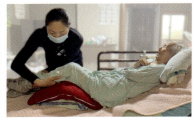

足抜き：膝を軽く曲げ，大腿から下腿に手をすべらせ，ズボンのしわを伸ばす．

図 4　背抜き，尻抜き，足抜きの方法

- 数回に分けることで，腹部の圧迫やずれを予防し，安楽にリクライニング位の調整ができる．
- 下肢を伸ばした長座位は，疲労や苦痛が起こりやすく，重心がずれて不安定な姿勢となるため，下肢は軽度屈曲させておく．
- リクライニング位を調整した後に，骨盤が後屈していないか確認する．

4）背抜き・尻抜き・足抜き

- 背抜き・尻抜き・足抜きを行い，背部や殿部・下肢後面のずれで生じた圧を除圧する（図 4）．
- 背部や殿部・下肢後面にずれが生じることで，四肢だけでなく呼吸や嚥下関連筋の抑制となり，摂食嚥下機能の低下や誤嚥，自力摂取の妨げとなる．

- 背抜き・尻抜き・足抜きにより除圧することで，安楽や褥瘡の予防にも効果がある．

5）姿勢の安定

- 体幹とベッドの間に過剰な隙間ができないように，クッションなどを使用し，安定した姿勢に調整する．
- 下肢とベッドの間に過剰な隙間がないように，クッションなどで軽く膝が曲がる程度に調整する．
- 小柄な対象の場合，ベッドの可動部と対象の膝の位置が合っていない場合が多いため，大腿後面の隙間をクッションなどで調整する（図 3 を参照）．

6）足底部の安定

- 足底部のクッションなどを調整し，足底を安定させる．
- ずれの予防をすでに行っていても，上体側を挙上することで多少のずれが生じるため，足底部のクッションなどの再調整をする．
- 踵や足趾を圧迫すると，苦痛や褥瘡，嚥下関連筋群の緊張につながるため，足底弓蓋（土踏まず）を中心に安定をはかる．
- 足底部を安定させることにより，舌圧の上昇による咀嚼力の向上，咽頭期の嚥下圧の上昇，食物の咽頭残留の減少につながる．
- 足底部を安定させることにより，咳嗽力も上昇するため，食物の喉頭侵入や誤嚥したときにしっかり喀出することができ，誤嚥のリスク管理となる．

7）頭部・頸部の安定

- 枕やタオルなどを使用し，頸部が前屈位になるように頭部の位置を調整する（p.xの「頸部前屈位」を参照）．
- オトガイ部から胸骨が4横指程度（握りこぶし1個分程度）になるように調整することで，飲食物や唾液がそのまま気管に入るのを防止する．
- オトガイ部から胸骨が4横指程度になるように調整することで，喉頭周囲の筋緊張が和らぎ，嚥下運動が円滑になる．
- 円背がある対象の場合は，頭部の位置の調整だけでは頸部が伸展するため，背部（肩甲骨あたり）からベッドと体幹の間に隙間ができないようにクッションなどを使用して安定させる．

8）上肢の安定

- 肩甲帯から両上肢全体にクッションなどを入れ安定させる．
- 両上肢は屈曲した状態で，肘の高さで安定させる．
- 両上肢を安定させることで，嚥下関連筋群の過

緊張を予防し，嚥下運動がスムーズになる．
- 両上肢を安定させることで，体幹の左右への崩れを予防し安定した姿勢となる．
- 両上肢を肘の高さで安定させることで，上肢機能の低下している対象では，摂食動作が容易となり，自力摂取へ向けてのステップアップが可能となる．

9）オーバーテーブルの調整

- 過剰な筋緊張がなく，全身がリラックスしたポジショニングができているか確認する．
- オーバーテーブルを肘の高さ，身体と握りこぶし1個分の位置に調整し，対象の正面に設置する．
- 食事のセッティングは，できるだけ視覚的に食事を認識できるように，対象が見えやすい位置にする．献立も説明する．
- オーバーテーブルを肘の高さに調整することで，摂食動作が容易となり，自力摂取へ向けたステップアップがはかれる．
- オーバーテーブルが高いと，視線が上がるため頸部が伸展しやすくなる．

3 食事中のポジショニング

1）観察のポイント

- 姿勢のずれが起こると，骨盤が後屈し腹部を圧迫するため，骨盤が後屈していないか観察する．
- 左右に傾きがあると，姿勢を修正しようとして筋の緊張が起こるため，傾きがなくリラックスした状態であるか観察する．
- 麻痺がある場合は，傾きやすいため注意が必要である．
- 姿勢のずれが起こると，視線が上方へ上がり，頸部が後屈するため，頸部が前屈位となっているか観察する．
- 対象の表情や訴えを聞き，不快な個所がないか観察をする．

- 上方，前方，左右など多方面から観察を行い，左右対称になっているか観察を行う．
- 呼吸の抑制など変化がないか，観察を行う．
- 飲み込みやすい，捕食しやすいなど，食事がしやすい姿勢か確認する．

2）姿勢が崩れたときの援助

- 口腔内や咽頭に食物が残留していないことを確認し，リクライニング角度をいったん下げ，再度ポジショニングを行う．
- 姿勢が崩れた原因を観察し，身体とベッドに隙間がないか確認して，隙間がある場合はクッションやバスタオルなどで埋める．
- 左右への崩れには，麻痺側の背部や両上肢のサポートを行う．
- 足底が不安定な状態では姿勢が崩れやすいため，下肢や足底のサポートを行う．

4 食事後のポジショニング

1）食物残留（残渣）の観察

- 口腔内の食物残留の有無や部位を確認し，口腔ケアで除去する．
- 咽頭の食物残留を確認し，必要時は吸引する．
- 頸部聴診や発声・咳を促すことで，咽頭の食物残留を観察する．
- 咽頭に残留しやすい対象は，食事の後にとろみ水などを摂取してもらい，咽頭のクリアランスを良好にしてから食事終了とする．

2）食後の安静

- 食後1〜2時間程度はリクライニング位角度を維持する．
- 食事時と同様のリクライニング位角度の維持が困難な場合はリクライニング位30度程度にする．
- 食事後すぐに仰臥位とすると胃食道逆流や逆流

物誤嚥などのリスクとなるため，30度以上のリクライニング位角度を維持する．

3）除圧

- リクライニング位を下げるなど姿勢の変更をした後は，背抜き・尻抜き・足抜きを行う．
- 除圧をはかり，苦痛の除去，誤嚥や褥瘡の予防を行う．
- 上体側や足側の挙上と同様に，仰臥位に戻すことによりずれが生じ，四肢や嚥下関連筋の抑制となる．

4）姿勢の観察

- 枕やタオルなどを使用し，頸部が前屈位になるように頭部の位置を調整する．
- 呼吸状態や循環動態の変化など全身状態の変化や苦痛がない姿勢に調整する．
- 姿勢が斜めになったり傾いたりしていないか確認する．

5）食事時以外のポジショニング

- 頸部が後屈位で拘縮すると，早期経口摂取の妨げや唾液誤嚥リスクとなるため，常時頸部の前屈位（オトガイ部から胸骨までが4横指程度）で頸部周囲が過緊張とならないように調整する．
- 誤嚥予防のため，禁忌でない限りベッド上ではリクライニング位15〜30度程度を維持したポジショニングに調整しておく．
- リクライニング位の調整をするときは，ベッドマット下にクッションなどを入れることで，肩甲帯に余計な隙間をつくらず安楽な姿勢の調整ができる．
- 肺炎や唾液の誤嚥がある場合，仰臥位時間が長いと背側に痰や唾液が貯留し呼吸状態の悪化がみられることがあるため，側臥位や前傾側臥位などへの体位変換を適宜行い，背側を解放する（図5）．

2. ベッド上での食事のポジショニングと介助

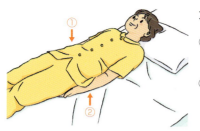 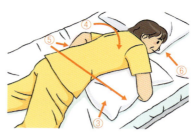

方法：右上からの場合
①患者の身体を右ベッドサイドに寄せる．
②左手を体幹にしっかり沿わせる．

③患者の左側に体幹に沿わせてクッションを設置する．
④介助者は左ベッドサイドに立ち，左へ体位変換する．
⑤左上肢を背部に，右下肢を前方に引く．
⑥苦痛がないか確認する．

図5　前傾側臥位への体位変換

表1　食事時のリクライニング角度の選定

リクライニング角度	リクライニング角度が有効な場合
30度	・姿勢保持能力が低下している ・摂食嚥下機能が低下している ・嚥下反射惹起が遅延している（食塊が咽頭の後壁を通過することで，通過速度がゆっくりとなり誤嚥リスクを軽減できる） ・咽頭への送り込み機能の低下がみられる ・摂食嚥下機能の低下が予測される場合の初期評価時 ・全身状態の安定が十分でない ・疲労が強く，嚥下機能に影響を及ぼす ・脳神経外科疾患，心疾患，整形外科疾患などにより，安静度の指示がある ・麻痺，拘縮，変形などにより，リクライニング角度を上げることで安定した姿勢が保持できない ・呼吸器疾患，腹水の貯留などにより，リクライニング角度が上がることで負担が大きい ・頸部の支持性が低下している
60度	・覚醒の維持が困難 ・食物の認知が低下している ・嚥下機能が低下している（嚥下反射惹起がある程度保たれている場合は，ベッドの角度を上げることで重力を利用し咽頭残留の軽減をはかることができる） ・全身状態の安定がはかれている ・脳神経外科疾患，心疾患，整形外科疾患などにより，安静度について指示がある ・麻痺，拘縮，変形などにより，リクライニング角度を上げることで安定したポジショニングが可能

5　リクライニング角度の選定

- 全身状態，覚醒状態，認知機能，口腔機能，嚥下機能，姿勢保持力，耐久性，拘縮の有無や程度など，包括的な視点で機能や状態を評価し，リクライニング角度の選定をする．
- 摂食嚥下機能が低下した場合，多くはリクライニング位30度が代償法として選択される．しかし通常の日常生活では，食卓で椅子に座り食事をする．
- 疾患などにより，今はベッド上での生活が必要だが，今後はベッドを離れて生活していくという考えで，その人の摂食嚥下機能や全身の状態を評価し，過度な抑制をせず日常生活動作（ADL）の拡大をめざす．
- 全身状態や摂食嚥下機能と合わせ，その人のもつ良好な機能を考えたリクライニングの角度の選定が重要となる（表1，表2）．
- ステップアップ時は，摂食嚥下機能，全身状態，意識レベル，姿勢保持能力などを総合的に評価し，リクライニング位30度→45度→60度→車いすと，ADL拡大・離床を目標に行う（図6）．

第3章 ポジショニングの実際

表2 食事時のリクライニング位による特徴

対象の状態		リクライニング位による特徴		
		30度		60度
姿勢保持機能低下	●	座位保持能力の低下が著しい場合	○	座位保持は困難だが，ベッド挙上による座位保持が可能な場合
	●	麻痺，拘縮，変形などにより，ベッド挙上による安定した姿勢が保持できない場合	×	麻痺，拘縮，変形などがあっても，ベッド挙上による安定した姿勢が保持できる場合のみ
頭部・頸部の支持力低下	●	頸部の支持力が低下している場合，クッションや枕などで頸部の姿勢調整が容易である	×	自力で頸部の支持が困難な場合は，嚥下関連筋が緊張し，頸部が不安定な状態となり，誤嚥リスクになる
初回嚥下評価	●	摂食嚥下機能の低下が予測される場合の初期評価がより安全に行える	△	摂食嚥下機能の低下が著明な場合，誤嚥リスクが高くなるため，30度から初期評価を実施し，段階的に60度へアップし機能を評価する
嚥下反射惹起低下（「ごっくん」が起こりにくい）	●	嚥下反射惹起が遅延するなど嚥下機能の低下が著しい場合に，食物が咽頭の後壁を通過することで，咽頭通過速度がゆっくりとなり誤嚥リスクの軽減がはかれる	△	嚥下反射惹起が遅延している場合は，食物の重力が加わり咽頭通過が速いため誤嚥しやすい
咽頭への送り込み機能低下	●	咽頭への送り込み機能が低下している場合，重力により咽頭への送り込みを助ける	×	口唇閉鎖が不完全であったり，舌機能が低下していて，咽頭への送り込み機能が低下している場合は，口腔内に食物が残留しやすい
咽頭期嚥下圧（飲み込みに必要な圧）の形成機能低下	△	咽頭期嚥下圧の形成機能が低下している場合は咽頭残留しやすい	○	咽頭期嚥下圧の形成機能が低下している場合に，食物の重力が加わり咽頭残留の軽減がはかれる
咽頭に残留する場合	○	咽頭の後壁側に残留し，気管へ流れ込みにくい	△	咽頭残留物の気管流入が容易に起こる
食物の認知機能低下	×	視覚情報が入りにくく，食物の認知がむずかしい	●	視覚的な情報が入りやすいため，食物の認知が容易である
全身状態不良	○	全身状態が十分でない場合，呼吸や循環動態などへの影響が少ない	×	全身状態が十分でない場合，呼吸や循環動態などへの影響が大きい
身体機能の耐久性低下	●	座位による疲労が少ないため，疲労による嚥下機能への影響が少ない	△	座位による疲労があるため，疲労に伴う嚥下機能の低下が起こりやすい
自力での食事摂取	×	視覚情報が入りにくいため，自力での食事摂取動作は困難	●	視覚情報も入り，自力での食事が可能
安静度		脳神経外科疾患，心疾患，整形外科疾患などにより，安静度に指示がある場合は，指示内でリクライニング位を調整する		

●かなり有効　○有効　△あまり適さない　×適さない

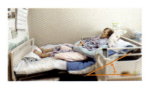
リクライニング位30度

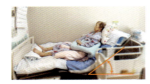
リクライニング位45度

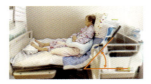
リクライニング位60度

図6　ベッド上でのポジショニングのステップアップ

- 誤嚥リスクが高い，疲労により安全に経口摂取が続けられないなどの判断をした場合は，リクライニングの角度を下げた安全に食事を行うポジショニングが必要となる．

1) リクライニング位30度の特徴

- 舌運動の低下などにより，咽頭へ送り込みが悪い場合，リクライニングの角度を下げることで重力を使って咽頭への送り込みが可能となる．
- 嚥下反射惹起遅延がある場合，食物がゆっくり咽頭を通過するため，タイミングよく飲み込める．
- 咽頭残留がある場合，解剖的に気管が上方，食道が下方に位置することで咽頭の残留を誤嚥しにくくなる．
- 姿勢保持が難しい場合や，耐久性が低下している場合，身体負荷がほかの姿勢に比べると小さい．
- 認知機能が低下した場合や覚醒状態が悪い場合，覚醒するための刺激が入らず，視覚情報として食物を認知しにくい．

2) リクライニング位45度の特徴

- 頸部の姿勢保持や耐久性が不十分な場合に適している．
- 口腔から咽頭への送り込み機能が低下した場合などで，重力を使って咽頭への送り込みが可能となる．
- 下肢の拘縮によりベッド上での長座位が難しい場合，長座位となるため苦痛や過緊張がないか確認しながらリクライニング位45度以下を選定する．

3) リクライニング位60度の特徴

- 全身状態や摂食嚥下機能が安定しており，安定した姿勢保持が可能で，耐久性が改善している場合に適している．
- 認知機能が低下している場合，食事を見やすく食物認知がしやすくなる．
- 上肢の動きに制限が少ない場合は，自力摂取を進めやすくなる．

- 移乗動作が可能な場合や，マンパワーがあり椅子への移乗ができる場合は，椅子での座位で家族と一緒に食事をすることで食のQOL（生活の質）向上につながる．

6 リスク管理

- 崩れた姿勢は，体幹や頸部の筋緊張による嚥下機能の低下や，頸部伸展位，胸郭の動きが抑制されることによる咳嗽などの喀出力低下による誤嚥リスクとなる．
- 崩れた姿勢は，上肢機能の抑制となり自力摂取の妨げとなる．
- 誤嚥リスクのみならず，リクライニング時のずれや同一体位での崩れた姿勢が長時間となることで，褥瘡の発生や悪化，苦痛の出現などのリスクとなる．
- 過度な安静や刺激の少ない生活では，認知機能の低下を悪化させ，食事への認知や集中の妨げとなる．
- 崩れた姿勢が経口摂取をはじめ対象の今後の生活にとって大きなリスクとなることを理解し，ポジショニングを行うことが重要である．

（竹市美加）

文献

1) 千葉由美：摂食・嚥下障害患者のポジショニング，看護技術，52（13）：1181-1189，2006.
2) 小山珠美監修：早期経口摂取実現とQOLのための摂食・嚥下リハビリテーション―急性期医療から「食べたい」を支援するために，p.115-145，メディカルレビュー社，2010.
3) 才藤栄一，向井美惠監修：摂食・嚥下リハビリテーション，第2版，p.104-110，医歯薬出版，2007.
4) 向井美惠，鎌倉やよい編：摂食・嚥下障害の理解とケア，p.102-106，Gakken，2003.
5) 日本摂食嚥下リハビリテーション学会編：第4分野摂食嚥下リハビリテーションの介入―II直接訓練・食事介助・口腔内装置・外科治療，Ver.3，p.68-70，医歯薬出版，2020.

第3章 ポジショニングの実際

3 完全側臥位法による食事ケア

- 日本人の寿命が延びたことで，様々な機能低下や障害をもって生活する時間も長くなっている．
- 嚥下障害もその一つであり，私たち医療者に対して，対象ごとに安全な経口摂取方法を見いだすことが求められている．
- 完全側臥位法は，加齢や病気などによって摂食嚥下機能が低下している人にとって，安全に経口摂取を継続できる方法である．そして完全側臥位法導入による効果として，回復期リハビリテーション病棟での絶食状態から経口摂取再獲得率の向上[1]，急性期病院での退院時経口栄養率の向上[2]，ケアミックス病院で死亡退院率の低下[3]などが報告されている．

1 完全側臥位法

- **目的**：肺炎，窒息，低栄養を予防すると同時に，経口で必要な栄養を摂取することである．
- **対象**：嚥下惹起遅延や咽頭収縮力低下，声門閉鎖不全，食道入口部開大不全などである．
- **定義**：完全側臥位法は咽頭側壁を真下にした姿勢である．
- **原理**：完全側臥位法を説明するために咽頭喉頭透明モデル（高研，図1）がつくられた．咽頭腔内に食物残留を模したゲル（矢印部分）がみられる．ゲルは重力の影響で画面下，咽頭側方

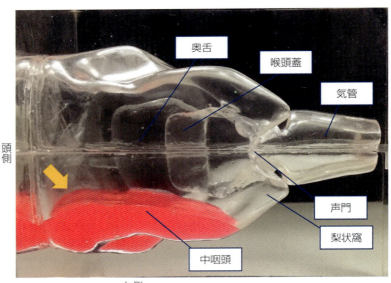

図1　咽頭喉頭透明モデル
成人男性の咽頭喉頭のMRIデータからつくられた咽頭喉頭の空間を再現した3次元模型である．頭側が左になった側臥位姿勢を背側から透視した様子になる．咽頭腔内にペーストを模したゲル（矢印）が画面下，咽頭左側方に貯留している．

3. 完全側臥位法による食事ケア　63

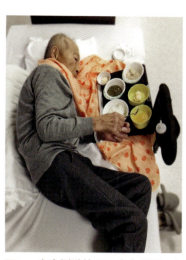

図2　完全側臥位での自力摂取のためのセッティング

- 食事トレイを置く位置は対象の頸部前屈が保たれる位置へセッティングする．
- 食事内容が見えやすくなるようにトレイを20度程度斜めにする．
- 片手で摂取できるように食器が滑らないよう滑り止めを敷く．あるいはトレイに食器の大きさに合わせて穴をあけて器をはめる．
- スプーンは柄が長めで保持しやすいものを選択する．
- 水分摂取には吸飲みや蓋つきコップやストローなどを使用する．

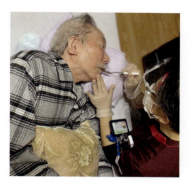

図3　完全側臥位での介助摂取

の声門よりも低い位置にある．そのため，これ以上声門方向には移動していかないことがわかる．人体に立ち返ると咽頭残留物を誤嚥しないで保持できていると考えられる．

2　完全側臥位法の実際

1）方法

- 対象の体幹を側方へ水平位のまま倒し頸部を前傾させる（図2）．
- 体幹を側方へ倒す前に，下側になる上肢は体幹から離し体幹による圧迫を避け，肩甲帯で体幹を支えるようにする．
- 背部側への崩れ予防と安楽な姿勢が保てるように，股関節や膝関節を屈曲させる．抱き枕などを使用するとよい．
- 枕の位置は胸部側へ少しずらし，頸部前屈になるようにする．

2）利点

- 誤嚥予防効果が高く，そのため肺炎の減少，死亡率の低下，経口摂取移行率の向上，終末期の経口維持期間の延長などが報告されている．
- 一口量が多くできるため，栄養摂取量が担保しやすく，食事時間の短縮につながる．
- 人体にとって自然な姿勢である側臥位を活用するため導入が容易である．
- ベッド，ソファー，リクライニング型車いす，あるいは床での側臥位などを活用できる．
- 条件により自力摂取が可能である．

3）介助時のポイント

- 介助するとき（図3）に意識することはコミュニケーションである．一口ごとに介助する食物の説明をする．
- 対象のできている嚥下機能については，ほめることで対象本人が意識できるようにする．
- 不十分な部分は励ましながら「お手伝いさせてください」と声をかけながら介助する．
- 食事終了時に「フィニッシュ嚥下」を行う．これは咽頭に残留した食物を，とろみ水やゼリーなど誤嚥時にリスクが少ないものに置き換えて，食後に食物を誤嚥しないようにする方法である．
- フィニッシュ嚥下の手技は，それぞれの対象で許容されたとろみ水またはゼリー50 mL程度を食事の最後に，分割して摂取する．

3　完全側臥位頸部回旋

- 食事中の口腔内溜め込みによって嚥下反射惹起

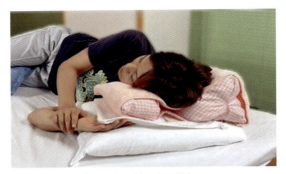

図4　ふたこぶラックン枕の使用例

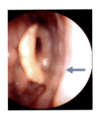
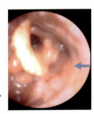

喉頭全体がオトガイ舌骨筋によって
画面上方へ引き上げられ
下方の咽頭内腔が広がる

図5　頸部回旋前・後の咽頭内腔の変化（嚥下内視鏡検査画像）

につながらない場合には，完全側臥位姿勢に加えて顔が上を向くように回旋した姿勢をとる．
- **目的**：重力によって口腔内から咽頭への食塊移送を助け，嚥下反射惹起につなげる．下咽頭残留が多い場合に，オトガイ舌骨筋により喉頭を上方へ引き上げ，咽頭の貯留スペースが広がることで残留物を安全に溜めることができる．また，食道入口部の開大も助けることができる．
- **対象**：狭義の嚥下障害に加えて，取り込み，送り込み障害を認める障害がある場合に取り入れる．
- **方法**：頸部前屈のまま上になっている肩のほうへ水平に頭部を回旋し保持する．頸部回旋保持には2つの枕がつながっている「ふたこぶラックン枕」（甲南医療器研究所）などを使用し，間に頭を挟んで固定すると安定しやすい（図4）．頸部回旋前・後の咽頭内腔の変化を嚥下内視鏡検査画像で示す（図5）．
- **効果**：嚥下惹起前の食塊の早期流入や嚥下惹起後の残留物を安全な空間に溜めて置けるため誤嚥予防につなげられる．
- 完全側臥位法は様々な機能低下や，障害をもちながらも様々な場所で安全に食事を楽しめる姿勢である．介護する側が現在の文化のなかでの常識やしつけなどにとらわれず，介護する対象の安全性を担保しつつ，QOL（生活の質）向上をめざす一つの方法として有効である．

（福村弘子）

文献

1) 福村直毅他：重度嚥下障害患者に対する完全側臥位法による嚥下リハビリテーション―完全側臥位法の導入が回復期病棟退院時の嚥下機能とADLに及ぼす効果，総合リハビリテーション，40（10）：1335-1343，2012．
2) 長尾恭史他：急性期重度嚥下障害患者に対する完全側臥位導入による帰結の変化，総合リハビリテーション，48（6）：567-572，2020．
3) Kudo, H. et al.：The complete lateral position method reduced the mortality rate among elderly patients with severe dysphagia. Internal medicine, 61（22）：3335-3341, 2022.

第3章 ポジショニングの実際

4 車いすでの姿勢を整える（車いすのポジショニング）

1 姿勢調整のポイント

- 車いすの姿勢を整えるには、①車いすの構造や機能、②車いすクッションの素材や形状、圧分散効果、③食事テーブルの機能、④姿勢保持のためのクッションの素材や形状、⑤移乗にかかわる用具などの座位活動環境が、食事時の姿勢・認知・咀嚼・嚥下・捕食に影響を及ぼす可能性があるという認識と、⑥座位褥瘡予防の観点が必要である。
- 姿勢調整では的確な観察（表1）のもとに、以下の点に注意をはらう。

1）車いすでの姿勢調整のポイント（標準型・調整型車いす共通）

①車いすの構造

- 車いすの構造（図1）や機能、種類を理解する（車いすの寸法、座面の状態、背もたれの角度、レッグサポートの角度、調整機能の把握など）。
- 姿勢調整においては、座位姿勢（食事姿勢）は車いすの構造の影響（寸法、角度、たわみなど）を受けているという認識をもつ。

②車いすの寸法

- 車いすの寸法と対象の寸法を確認する。
- 車いすの寸法が合っていないと不良姿勢が生じる（表2）。
- 通常、車いすの姿勢調整をする際は、対象の身体寸法を測定し、その寸法に応じた車いすを適合させる。そのうえで、寸法の適合が不十分な箇所を特定し（図2〜図4）、適合のための工夫を行う。しかし、一般的に、医療機関や介護施設で常備されている車いすは標準型が多いため、寸法を合わせることが難しい。

③移乗の確認

- 車いすへ移乗できるか確認する。
- 移乗時および移乗前に、血圧や呼吸状態、意識状態に問題がみられる場合、体調や気分がよくない場合は、無理に車いすに移乗せず、ベッドでの食事を検討する。
- 移乗した際は、車いすの座面中央および奥までしっかり座れているか確認する。適切に座れていない場合は、座りなおしや姿勢修正を行う。
- 移乗した後は、着衣等のしわやよれが生じるため、圧抜きや着衣を直す（本章-4-5「車いす上での座位姿勢修正と圧抜き」を参照）。

④車いす座位のポジショニングの基本

- 座位褥瘡の予防を心がける。特に、座面や背もたれの褥瘡発生に注意する。脊柱後彎がある場合は、仙骨や尾骨、背部（棘突起）への圧迫・ずれが生じやすい。
- 正中位および対称的な座位姿勢にする。
- 良好な頭頸部ポジションをめざす。
- 良好な頭頸部のポジションとするには、頭頸部以下の身体各部のポジションを整える（特に骨盤と足のポジションが重要である）。
- 背もたれの高さ、肘かけの高さ、シートの幅や奥行き、大腿部の接触状況、足台の高さを確認する（図5）。
- 車いすの支持面（座面、背もたれ、肘かけ、足台）と身体との適合性（接触）を高める。
- 骨盤や下肢のポジションは、なるべく骨盤を起こし、大腿部は床に水平で、膝関節は90度屈曲位程度とし、足底がしっかり床や足台に接地し

表1 車いすのポジショニングにおける観察項目

1. 身体面の観察	①座位姿勢全体のアライメント ・頭頸部のポジション（正面，側面，後面） 　頭頸部軽度屈曲位：顎と胸骨の間の距離が4横指程度，縦拳程度 　正面で正中位を確認．側面からは下顎と胸骨の距離を確認 ・視線（正面，側面） ・肩の高さ（正面，側面，後面） ・上肢のポジション（正面，側面） ・胸郭のポジション（正面，側面） ・骨盤のポジション（正面，側面） ・下肢のポジション（正面，側面） ②頸部や顔面，肩周囲の筋緊張 ③頸部や肩の可動性，下顎や舌の動き ④喉頭挙上（嚥下状態）のしやすさ ⑤呼吸数や呼吸パターン ⑥血圧，脈拍，酸素飽和度（SpO$_2$） ※肩や胸郭，骨盤や下肢のポジションの確認では，視覚的な観察とともに，可能であれば触診での確認を行うほうがよい． 〈触診する際の骨指標〉 　肩：肩峰や鎖骨 　上肢：上腕や肘，前腕や手指など 　胸郭：胸骨や肋骨 　骨盤：上前腸骨棘 　下肢：大腿骨や膝蓋骨，下腿や足部など
2. 環境面の観察	①車いすの種類，構造 ・車いすの種類：標準型車いす，調整型車いす，姿勢変換型車いす（リクライニング，ティルト） ・車いすの寸法：座面の高さ・奥行き・シート幅，背もたれの高さ，肘かけの高さ，足台の高さなど） ・支持面の角度：座面，背もたれ，レッグサポート，足台（フットサポート）の角度 ・座面シートのたわみ：たわみの程度（可能なら測定，○cm），シートの前または後か ・各部の調整機能 ・操作機能：姿勢変換型車いす利用時のリクライニングやティルト機能の操作，移乗機能（肘かけや足台の脱着） ・タイヤの空気圧：タイヤの空気圧が抜けていると，ブレーキが効きにくい．車いすで移動しづらく，移乗時に転倒や転落リスクが生じる． ②座る位置（移乗後の座る位置）の確認：中央，シート奥まで座っているかどうか ③車いすとの適合状態：座面シートやクッションとの接触状況（大腿部とシートとに隙間がないか） 　大腿部は水平に近いかどうか 　肘関節屈曲90度に近いかどうか 　足台や床に十分接地しているかどうか 　肘かけで腕が十分支持できているかどうか 　背もたれで十分体幹が支持できているかどうか 　頭頸部は十分支持できているかどうか ④車いすクッション：厚み，形状，柔らかさや沈み込み，褥瘡予防効果の有無 ⑤外力（圧迫，摩擦，ずれ）：骨突出部位（棘突起，仙骨，尾骨，座骨，大転子，膝内側，下腿外側，踵，足指）の観察や確認 ⑥テーブル：高さ，上肢支持力，安定性や安全性，固定性など ⑦医療機器（点滴，カテーテル類，心電図の送信機，呼吸器，チューブ類など）の状況 ⑧食事前後の活動状況の把握（排泄や入浴，リハビリテーションなどの活動状況）

4. 車いすでの姿勢を整える（車いすのポジショニング）

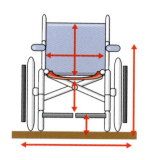
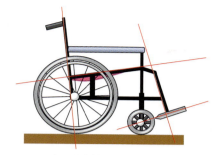
車いす支持面の角度の影響

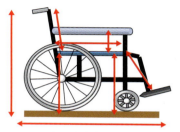
車いす寸法の影響

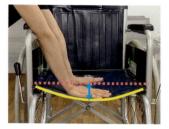
座面シートなどのたわみの影響

図1　車いすの構造の理解（寸法，支持面角度，シートたわみなどの影響）

表2　車いすの寸法と不良姿勢

不良姿勢	車いす寸法の原因
すべり座り	座面の奥行き：長い・短い，背もたれ：高い・低い，足台：高い・低い，肘かけ：高い・低い
傾く	座面の幅：広い，背もたれ：高い・低い，肘かけ：低い，肘かけ：高さが左右違う，足台：高い，足台：高さが左右違う
前かがみ	座面の奥行き：長い，座面の幅：広い，背もたれ：高い・低い，足台：高い・低い，肘かけ：高い・低い
のけぞり	背もたれ：低い，座面の奥行き：長い・短い，肘かけ：高い・低い，足台：高い・低い

※ほかにも多くの要因がある．

ていることである（図6）．
- 足台が，前方に位置していることが多い（レッグサポートの角度が大きい，膝関節が90度屈曲にならない）ため，膝関節90度近くで，足底接地しやすいよう，足台を使い支持するほうがよい（図7）．
- 車いすとテーブルの高さや位置を適切に合わせる．
- 食事前の活動（入浴や排泄，検査やリハビリテーションなど）や活動時間（座位時間）について把握する．
- 食事前の活動状態把握により，食事に影響（疲労やしんどさなど）がないか確認する．
- 食事時間の確認や管理を行う．一般に，およそ30〜40分以内がよい．
- ポジショニング実施中および実施後における姿勢アライメントを確認する．
- 姿勢アライメントの確認は，正面や側面および後方から行う（表1を参照）．なるべく視点を引き，姿勢全体を観察する．

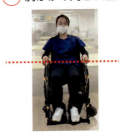
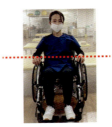
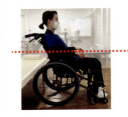
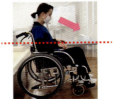

図2　車いす肘かけの高さの違いよる影響（例）

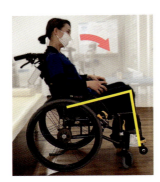
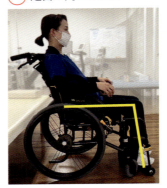

- 大腿部は後傾位．
- 膝関節が90度以上屈曲．
- 頭頸部ポジションは不良．
- 大腿部が持ち上がり，背もたれに体重がかかる．
- 大腿部や足底支持が不十分．
- 尾骨や背もたれに圧がかかる．
- すべり座りや傾いた姿勢になりやすい．

- 大腿部は水平位．
- 膝関節は90度に近い．
- 頭頸部ポジションは良好．
- 背もたれ，座面，肘かけ，足台で体重が支持できている．
- 坐骨や大腿部，足底に圧がかかる．
- 姿勢の崩れはない．

図3　車いすの足台の高さの違いによる影響（例）

2）車いすでの姿勢調整にかかわる用具

①車いす

- 対象が食事で利用する車いすを選択する．①標準型車いす（自走用，介助用），②調整型車いす（自走用，介助用），③姿勢変換型車いす（リクライニング型，ティルト・リクライニング型）．
- 端座位が一部介助で可能な場合は，標準型や調整型車いすを利用する．
- 頭部や体幹保持が不能，拘縮や変形が高度な場

4. 車いすでの姿勢を整える（車いすのポジショニング）

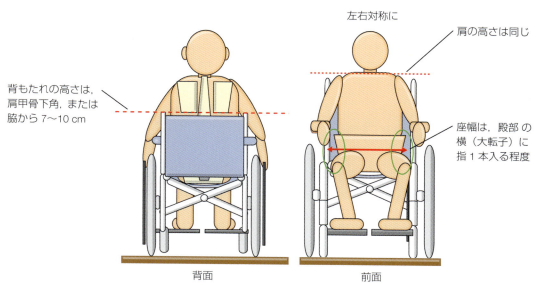

図4　車いすと身体の適合状態のチェック

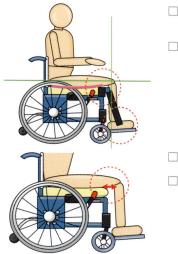

□大腿部の支持．
・なるべく水平に近い．
・大腿とシートなどの間に隙間がない．
□膝の屈曲角度は90度近く．

□座面シート前端と下腿後面の間に指が2〜3本入る程度
□足底接地（足関節背屈0度程度）
・足台（フットサポート）で支持できないときは別途の足台を利用する．

図5　大腿部，膝関節，足のチェックポイント

合，姿勢変換型車いすを利用する．
- どのような車いすの利用でも座位保持が難しい場合は，ベッド上座位で対応する．
- 利用する車いすの機能や構造，使いかたや操作方法などについて理解し，確認する．

②車いすクッション
- クッションの素材は，座位姿勢の安定性に影響する．クッションの素材が柔らかいと殿部の沈み込みが増え，骨盤後傾や側方傾斜，回旋位になりやすいので注意する．
- 褥瘡予防では，クッションの厚さが最低5 cm以上必要とされている．製品によっては5 cm以下でも圧分散効果が高いものもある．
- クッションの厚みが5 cm以下では，殿部骨突出部（尾骨や座骨）が底付きし，褥瘡発生の危険性が高いとされている．

第3章 ポジショニングの実際

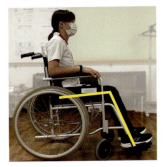

✗ 車いすの足台の位置が前（レッグサポート角度が大きい）

- 車いすの足台の位置が前にある.
- レッグサポートの角度が大きい.
- 足台に体重がかからない.
- 足台の位置が前にあるため，背もたれに体重がかかる.
- すべり座りの傾向がある.

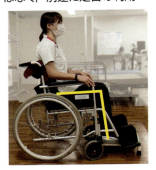

○ 車いすの足台（フットサポート）ではなく，別途に足台の利用

- 足台の利用により，膝関節が90度屈曲位になる.
- 足底に体重がかかる.
- 足底に体重がかかるため，背もたれに体重がかかり過ぎない.
- すべり座りの傾向はない.

図6　足の位置，レッグサポート角度による影響

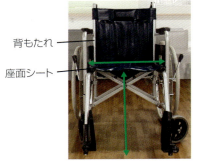
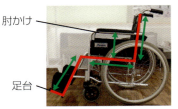
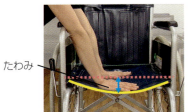

座面シート幅 40cm	背もたれ角度 83度
座面シート奥行き 40cm	座面角度 4度
座面シートの高さ 46cm	レッグサポート角度 65度
肘かけの高さ 23cm	足台角度 15度
背もたれの高さ 38cm	座面シートたわみ 4.7〜4.8cm
足台→シート前端 43cm	

〈特徴〉
- 167〜170cmの人に丁度よい寸法.
- 座面は4度後傾.
- 背もたれは垂直に近い.
- レッグサポートの角度が大きい.
- 足台の角度が大きい.
- 座面シートのたわみが大きい（約5cm）.

図7　標準型車いすの構造（寸法や支持面角度，座面シートのたわみ）の例

車いすの寸法	身体の寸法（cm）とマッチングの評価	
	女性 A（身長 159cm）	男性 B（身長 181cm）
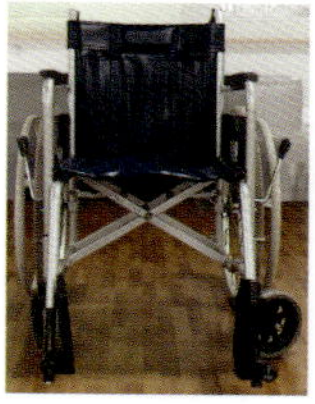 座面シート幅　40cm	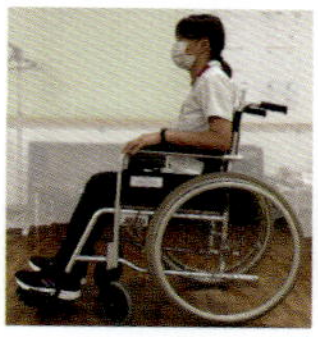 40（丁度よい）	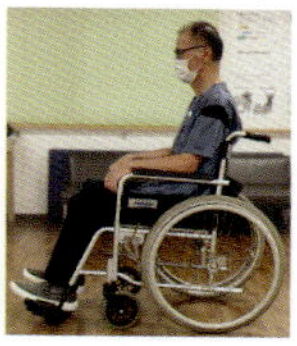 45（少し狭い）
座面シート奥行き　40cm	34（長い）	45（短い）
座面シートの高さ　46cm	45（少し高い）	51（低い）
肘かけの高さ　23cm	28（低い）	32（かなり低い）
背もたれの高さ　38cm	38（丁度よい）	40（少し低い）
足台→シート前端　43cm	45（少し低い）	51（かなり低い）

図8　標準型車いすの寸法と身体の寸法とのマッチング

- クッションの厚みにより，車いすの寸法が変化する．例えば厚み5cmの車いすクッションを使用すると，座面・肘かけ・背もたれ・足台の高さが，それぞれ5cm程度変化する．
- クッションの利用で，立ち・しゃがみ・移乗のしやすさが変化するため注意する．

2 標準型（普通型）車いすのポジショニング

①標準型（普通型）車いすの寸法

- 標準型（普通型）車いすは，医療機関や施設で最も多く使用され，欧米では備品用車いすといわれている．
- 一般に，標準型車いすは，身長が167〜170cm程度に合う寸法である（図7）．
- 身長が低い（女性など）人に標準型車いすを使用すると，寸法が大き過ぎるため，不良姿勢になりやすい（図8）．
- 座面の角度は後傾している．角度は，自走用4〜5度，介助用6度程度である（図7）．
- 背もたれが垂直に近い．角度はおよそ80〜83度

程度である（図7）．
- 車いすの足台が前方に位置している（レッグサポートの角度が大きい，図7，図8）．足台の位置が前方にあると，足を投げ出した状態となり，骨盤や体幹が後方に傾き，すべり座りになりやすい．

②座面シートのたわみ

- 標準型車いすの経年使用で，座面シートにたわみが生じる（図7）．調整型車いすも同様である．
- 座面シートにたわみがあると姿勢が崩れやすく，すべり座りや横に傾きやすい．
- 座面シートにたわみがあると，車いすクッションもたわみ，クッション効果が減少する．
- 不良姿勢の予防，姿勢安定，クッション効果向上のため，座面シートのたわみを補正する（図9）．たわみの補正にはタオル，インサート類（補正用具）などを用いる．たわみの補正で，座面が水平位近くになり（座面角度の補正），座位姿勢が安定する．

③標準型車いすの調整

- 標準型車いすは，調整がほとんどできない．そのため，車いすクッション，タオル類，足台，

たわみ補正なし	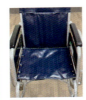		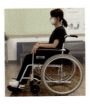	・骨盤後傾位 ・胸椎屈曲 ・頸椎屈曲 ・背もたれに寄りかかる ・すべり座り傾向
たわみ補正あり （バスタオル使用）				・骨盤やや前傾 ・胸椎やや伸展 ・頸椎屈曲 ・足に体重がかかる ・すべり座り減少
たわみ補正あり （補正用具使用）				・骨盤前傾 ・胸椎伸展 ・頸椎伸展 ・足に体重がかかる ・すべり座りなし

※たわみの補正用具（タオル，インサート）は，必ず車いすのクッション下に設置する．

図9 車いす座面シートのたわみ，角度への工夫（補正）

サポートクッションなどを利用して姿勢を調整する（図10，付録2「ベッド・車いすのポジショニングに使用する便利用品」を参照）．
- 姿勢変形や拘縮が高度な場合は，標準型車いすでの調整は非常に難しい．可能なら調整型車いすや姿勢変換型（ティルト・リクライニング）車いすを利用する．
- 調整が難しい場合は，専門職（セラピストやリハビリテーションエンジニア，福祉用具専門相談員など）に相談する．

3 調整型（モジュラー型）車いすのポジショニング

- 調整型（モジュラー型）車いすは，車いすの各部の調整（肘かけや足台の高さ，背張り調整，背もたれの高さや角度，座面奥行きや座面角度の調整など）が可能である（付録2「ベッド・車いすのポジショニングに使用する便利用品」を参照）．
- 調整型車いすは，医療機関や施設での導入は少ない．在宅では介護保険で利用でき導入例が多い．しかし，調整や適合が十分行われていないことも多い．
- 調整型車いすでも座面シートにたわみが生じる．たわみがある場合は補正する．
- 調整型車いすの座面角度は，後傾位（約4度）が多い．
- 背もたれの角度は，垂直に近いか，または後傾位が多い．
- 調整型車いすで姿勢調整を行う場合は，可能な限り身体寸法に合わせて，各部の調整を行い，そのうえで不適切な箇所を調整する工夫を行う（図11，図12）．
- 調整型車いすの足台（フットサポート）も標準型車いすと同様，前方に位置している（レッグサポートの角度が大きい）ことが多い．膝関節が90度屈曲位になりにくい場合は，別途，足台

4. 車いすでの姿勢を整える（車いすのポジショニング）

✗ ポジショニングなし	補正用具	○ ポジショニングあり
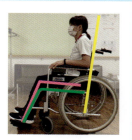	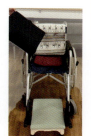	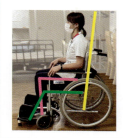
●対象の身長 159cm に対し，車いすは，やや大きい． ●背もたれ，肘かけ，足台，座面の奥行きが大きい． ●すべり座り傾向． ●背もたれ上部，座骨後方，尾骨部の圧が高い． ●座面 4 度後傾． ●座面シートのたわみ 5cm． ●大腿が後ろに傾斜． ●膝関節は 75 ～ 80 度． ●足台の位置が前． ●足底接地が不十分．	・車いすクッション使用． ・座面シートのたわみや角度はバスタオルで補正． ・座面の奥行きは，背クッションで調整． ・足台利用．	●寸法とたわみ，角度が調整・補正されて姿勢が改善． ●座骨や大腿，足底，肘で体重を受け，圧が分散． ●大腿が水平近く． ●膝関節は 90 度程度屈曲． ●足台利用により，足底接地，支持が十分．

図 10　標準型車いすのポジショニングによる違い

✗ 調整前	調整	○ 調整後
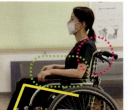	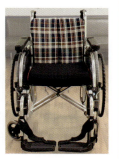	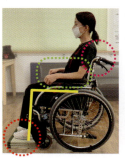
●肘かけ，背もたれ高い． ●足台高く，前方に位置． ●座面角度 4 度後傾． ●膝関節屈曲 75 ～ 80 度． ●すべり座り． ●頸部伸展位． ●背もたれに圧かかる． ●尾骨に圧，ずれ．	・肘かけ高さ調整． ・背張り調整． ・座面のたわみ補正（座面ベース利用）． ・クッションを変更． ・足台利用．	●身体各部の高さ適合． ●膝関節 90 度屈曲位． ●大腿部水平位． ●すべり座り改善． ●頸部屈曲位． ●背もたれの圧減少． ●尾骨部の圧，ずれ減少．

図 11　調整型車いすでの姿勢調整①

✗ 調整前	調整	○ 調整後
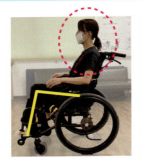	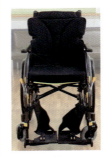	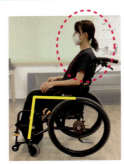
●肘かけ，背もたれ高い． ●座面角度 2 度後傾． ●足台の位置は手前． ●膝関節屈曲 85 度． ●大腿はやや後傾位． ●ややすべり座り． ●やや胸椎屈曲位． ●やや頸部伸展位．	・背張り調整． ・座面角度補正（座面ベース利用）． ・車いすクッションを変更．	●身体各部高さ適合． ●足台は利用せず． ●膝関節 90 度屈曲位． ●大腿部水平位． ●すべり座り改善． ●やや胸椎伸展位． ●頸部軽度屈曲位．

図 12　調整型車いすでの姿勢調整②

を利用する（図 11）．
- 調整型車いすを使用する場合も，褥瘡予防用クッションを利用する．
- 特に脊柱後彎がある場合（円背）は，背もたれ角度の調整ができる車いすを利用するほうがよい（付録 2「ベッド・車いすのポジショニングに使用する便利用品」を参照）．

4　姿勢変換型車いすのポジショニング

1）リクライニング型車いすの注意点

- リクライニング型車いすは，調整箇所が少ない．
- 標準型車いすと同様，座面や背もたれシートがたわんでいることが多い．
- シートにたわみがある場合は，標準型と同様，補正する．
- リクライニング型車いすは，身体の関節軸とリクライニングの可動軸が合わないため，不良な座位姿勢（すべり座り，傾いた姿勢）になりやすい（図 13）．
- 姿勢の崩れにより，仙骨，尾骨，棘突起に圧迫やずれが生じる．
- 付属する枕では保持しづらいため，タオルやクッションを利用して支持の工夫を行う．
- 車いすの調整ができないため，クッションやバスタオルなどで身体各部（頭頸部，上肢，背部，下肢）をサポートする必要がある．
- 膝関節の角度調整（エレベーティング機構）は可能だが，膝を伸展位にすると，下腿〜足の支持が不十分となり，また金具やパイプに接触し，擦れたりする場合（スキンテア）があるため，下肢の支持および保護のために，クッションなどで支持するとよい．

2）ティルト・リクライニング型車いすの注意点

- ティルト・リクライニング型車いすは，ティルト機構（座面と背もたれの角度が同じままで車いす全体を傾けられる）のため，身体のずれは少ない（図 14）．

4．車いすでの姿勢を整える（車いすのポジショニング）

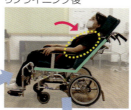

- ややすべり座り．
- 頸部伸展位．
- 頭頸部の支持不十分．
- 肘前腕は支持あり．
- 上腕は支持不十分．
- 殿部，尾骨，背部に外力発生の可能性あり．

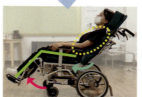

- 膝伸展位（下肢挙上位）．
- ややすべり座り増加．
- 骨盤後傾，腰椎屈曲．
- 上腕支持不十分．
- 下肢後面支持不十分．

リクライニング前 → リクライニング後 → リクライニング，膝伸展位後

図13　リクライニング型車いすの座位姿勢

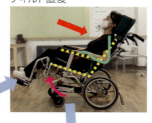

- 姿勢の崩れは少ない．
- 肘かけ自体が後方に傾斜するため，上肢が後ろに引っ張られる．
- 肘かけで上肢を支持できづらくなる．

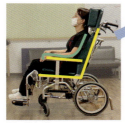

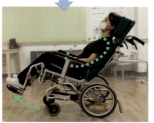

- 肘かけで上肢を支持できないため，腹部の前に腕を置く状態になる．

ティルト前 → ティルト直後 → ティルトしてからその後

図14　ティルト・リクライニング型車いすのティルトによる座位姿勢

- 車いす各部の調整が可能（肘かけ，膝，背張り，頭頸部など，付録2「ベッド・車いすのポジショニングに使用する便利用品」を参照）．
- ティルト・リクライニング型車いすでの姿勢調整は，調整できるところは調整し，そのうえで適合が不十分な箇所にサポートを行う（図15）．
- 頭頸部の調整機能があるが，適合は難しいため，タオルやクッションなどで適合させる工夫を行う．
- 肘の高さ調節は可能だが，ティルトやリクライニングを行うと，肩～上腕の支持が不十分になる．そのため肩～上腕，前腕～手指をサポートする．
- リクライニング型車いすと同様に，膝関節伸展位にすると下腿～足の支持が不十分になり，スキンテアのリスクもあるため，クッションなど

第3章　ポジショニングの実際

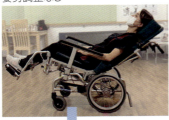
ティルト・リクライニング後
姿勢調整なし

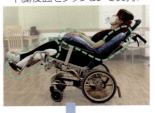
上下肢の支持あり
・肩～前腕をクッションで支持.
・下腿後面をクッションで支持.

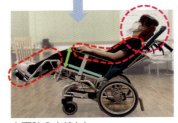
上下肢の支持なし
・頭頸部支持工夫.
・肘高さ調整.
・座面たわみ補正.
・褥瘡予防クッションに変更.

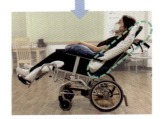
背部全体の支持あり
・背部をクッションで支持.

図15　ティルト・リクライニング型車いすのポジショニング

で下肢をサポートする.

3) 姿勢変換型車いすのポジショニング

- 座位褥瘡予防のために，車いすクッションを利用する．車いすにクッションが常備されている場合が多いが，褥瘡予防効果がないときは，褥瘡予防用クッションに変更する．
- 使用する姿勢変換型車いすの機能を把握し，各部の操作確認（リクライニング，ティルト，その他の調整機能など）を行っておく．
- 姿勢変換型車いすへ移乗する場合も，座る位置の確認を行う．
- 女性や身長が低い対象は，身体寸法が小さいため，クッションなどでポジショニングによる適合を考える．
- 脊柱変形や関節拘縮，やせが高度な場合は，背もたれとの適合が難しくなる．背張り調整機能があると背部の支持が行いやすいが，ない場合は背部全体をクッションで支持する．背部への

圧迫やずれ，摩擦が軽減し，褥瘡発生やスキンテアの予防になる（図15）．

5　車いす上での座位姿勢修正と圧抜き

①不良姿勢修正の評価

- 不良姿勢は，姿勢変形や拘縮，麻痺や筋緊張異常などによって生じるとされているが，実は，姿勢が崩れてきても対象者自身で姿勢を戻せない（座りなおしができない）ことが要因として大きい．つまり姿勢が戻せなければ，不良姿勢のままになる．
- 姿勢が修正できるかを把握する．
- 対象者自身で姿勢修正できるか（プッシュアップ，お尻歩き）確認する．
- 姿勢修正ができない場合は，介助で修正する（シートやグローブ，介助紐を利用する）．

②圧抜き

- 圧抜きは，車いす座位でも行う．
- 圧抜きは，移乗後，姿勢調整時，食事中に行う．
- 圧抜きは，背・腰・足に行う．頭抜きは姿勢変換型車いす利用時に行う．

③除圧

- 除圧動作は，対象自身で行う場合と介助で行う場合がある．
- 対象自身で行う：身体を左右や斜め前方に動かす，前かがみになる．
- 介助で行う：身体を左右や斜め前方に動かす，背もたれから背中を離す（除圧動作）．また，車いすから立ち上がり立位になると除圧になる．

6 車いすにおけるリスク管理と考慮点

- 車いすからの転落に注意する．移乗時は転倒しやすい．足の擦過傷に注意する．
- 長時間の座位保持では，下腿以下，特に足部に浮腫が生じやすい．
- 長時間の車いす座位保持は，疲労が生じやすい．特に，頭部や体幹を支える後頸部や背筋群（後面の筋群）が疲労しやすい．
- 一般に，座位では屈曲姿勢になりやすい．後頸部や背筋群が疲労すると，前かがみや屈曲位になる．
- 低栄養，肺炎後，重度の廃用症候群は，座位保持で疲労しやすい．時間が経つと姿勢保持が困難となり，容易に姿勢が崩れやすい．
- 呼吸器疾患や心疾患，腎臓疾患では，食事時間が経つにつれて，呼吸促迫や倦怠感を訴えることが多い．その場合は，無理に食事摂取を行わないほうがよい．
- 無理に食べたり，がんばって食べたりすると，誤嚥や嘔吐を生じる危険がある．安全性を考え，自力摂取はせずに介助や，食事量を減らす，栄養補助食で補うなど食事の負担を考える．

- 痛みがあると食事に集中できず，姿勢が崩れる原因になるため，医師に相談し，医学的対処を講じる．
- 鎮静薬，抗不安薬，抗うつ薬，睡眠導入薬などは，嚥下不良や覚醒不良，脱力発生や座位保持困難となるため注意する．
- 姿勢変形や拘縮が重度な場合は，姿勢調整が難しい．そのため専門職（セラピスト，福祉用具専門相談員，リハビリテーションエンジニアなど）に相談する．

（北出貴則）

文献

1) 高齢者の適切なケアとシーティングに係る検討委員会：高齢者の適切なケアとシーティングに関する手引き〈追補版〉，令和3年度厚生労働省老人保健健康増進等事業「介護現場における適切なシーティングの実施に係る事例及び研修に関する調査研究事業」，2022.
2) 日本褥瘡学会編：褥瘡ガイドブック―褥瘡の予防・管理ガイドライン（第5版）準拠，第3版，照林社，2023.
3) EPUAP（ヨーロッパ褥瘡諮問委員会），NPUAP（米国褥瘡諮問委員会）著，宮地良樹，真田弘美監訳：褥瘡の予防＆治療：クイックリファレンスガイド，日本語版，p.22-23，メンリッケヘルスケア，2014.
4) 北出貴則監修，舟木美砂子：明日から役立つおいしく食べるための「姿勢づくり」，アイ・ソネックス，2015.
5) 北出貴則監修：明日から役立つポジショニング実践ハンドブック，改定版，アイ・ソネックス，p.10, 12, 14, 2017.
6) 北出貴則監修：車いすで床ずれができやすいところは？，中條俊夫総監修：床ずれ予防コンパクトガイド Vol. 9, p.25-26, ケープ，2024.
7) 北出貴則監修：車いすで良い姿勢をとるには？，中條俊夫総監修：床ずれ予防コンパクトガイド Vol. 9, p.27-28, ケープ，2024.
8) 永吉恭子，永井健太，北出貴則（姿勢・活動ケア研究会）：車いす座面へのアプローチ―座面シートのたわみを補正し，快適で安定した座位姿勢を提供するコツ，福祉介護テクノプラス，10（4）：26-31, 2017.
9) 北出貴則編：褥瘡を防ぐポジショニング・体位変換・シーティング―ベッド上から車椅子，ADLにおける褥瘡予防の取り組み，WOC Nursing, 7（7）：47-54, 2019.
10) 厚生労働省：要介護認定 認定調査員テキスト2009改訂版，2018.

第3章 ポジショニングの実際

5 在宅における食事のポジショニング

1 在宅における摂食嚥下障害者の目標

- 肺炎，脱水，低栄養を防ぎながら，楽しみである食事を，できるだけ長く安全に口から食べることを維持しつつ在宅生活を送ることが目標である．
- 在宅において摂食嚥下機能の評価を行い，障害を補うためのポジショニングを検討する．
- 一方で高齢者の場合，摂食条件を守りながらの食事は制限が多いため，今後の人生目標が見えにくい場合がある（**事例1**）．

事例1 摂食条件を守ることと人生の目標に迷った事例

脳梗塞後にワレンベルグ症候群を呈した80歳代のAさん．嚥下造影検査の結果，左食道入口部の開大不全により左梨状窩の固形物や水分の通過が困難だった．しかし，左側への頸部回旋で通過が可能であった．入院中には訓練経過とともに段階的に摂食条件を上げ，退院時は90度で左頸部回旋，嚥下調整食3，5 mLずつの「中間とろみ」の摂取ができた．また，食事前の自主トレーニングとしてバルーンカテーテル訓練法（バルーン訓練）を行うことが可能だった．

妻が施設入所中のAさんは，退院後の食事は「やわらか食」の配食サービスを利用した．退院半年後，機能の確認のため嚥下造影検査を行ったが，機能に変化はみられなかった．バルーン訓練の頻度は少なくなっており，夕食前のみ行っていた．しかし，配食弁当は「飽きた」と言って常食のラーメンやうどん，炒飯などをむせながら食べていた．とろみは「薄いとろみ」になっていた．左頸部回旋は時々行う程度であった．そのため検査結果の動画を見ながら摂食条件の確認を行った．

その半年後，再度検査を行ったが，機能の変化はみられなかった．やはり，むせながら常食を摂取しており，バルーン訓練は訪問リハビリテーションのときだけとなっていた．左頸部回旋も時々行う程度であった．Aさんからは「食事条件を守って訓練をしても機能が変わらないなら，何を目標にしていいかわからない．まずいものを食べ続けるのであればしんどい．むせながらでも自分が食べたいものを食べたい」との言葉があった．

2 在宅における摂食嚥下障害の問題点

1）摂食嚥下機能と食事が不一致

- 急性発症により生じた嚥下障害が入院治療により改善し，退院後に「退院時のルール」より高い機能を要する食形態やポジショニングへ自己流に変更している場合がある．
- 一方で，加齢やフレイルの進行により徐々に嚥下機能の低下をきたしていても，食形態やポジショニングは高い嚥下機能を要する状態のままである場合がある．

2）摂食条件が守られにくい

- 退院後は入院中の医療機関ほど厳密に食形態やポジショニングを管理できない（**事例2**）．
- 在宅では，①常食を食べている家族と一緒であ

る，②台所に行けばいつでも食べ物がある（簡単に手に入る），③主介護者以外の家族の意見が影響することがある（**事例3**）．

〈トラブルの例〉

● リクライニング位60度で食べる条件の人が，自己判断で大丈夫だと考えて，家族と一緒に食堂の椅子で食べており，時々ひどくむせていた（**事例3**）．

● リクライニング位30度で食べる条件の人が，枕の下に調整用のバスタオルを入れずに，枕1個だけのポジショニングで食べていた．頸部が伸展したままであったが，「これでも大丈夫でした」と本人や家族の言葉であった．

● 食事のルールを対象が守らず，家族がそれに逆らえず危険なポジショニングで食べさせていた．

事例2　摂食条件が守られにくい対象の事例

　60歳代のBさんは，病院退院後リクライニング型車いすを用い，リクライニング位60度で「嚥下調整食2-1」を自力摂取していた．3か月後，Bさん自身は嚥下機能がずいぶんよくなったと感じており，姿勢と食事内容の変更のため，以前入院していた病院で再検査を受けた．

　嚥下造影検査の結果，嚥下機能は入院時と変化がみられなかった．誤嚥はないものの喉頭侵入と多くの残留がみられ，交互嚥下，複数回嚥下を行ってもクリアされなかった．介護支援専門員（ケアマネジャー）も嚥下造影検査に同席し，Bさんや家族と一緒に担当医の説明を聞いた．

　Bさんは納得したかのようにみえたが，1か月も経ないうちに，自宅での食事において，時々椅子に座って家族と同じ常食を食べていた．介護支援専門員は家族から「時々ひどくむせている」という話を聞いていた．

　利用するデイサービスでの食事方法は以前と変わらなかったが，本人は常食でうまく食べていると主張し，食事方法の変更を申し出た．しかし，介護支援専門員から連絡を受けていたデイサービス担当者は，本人の希望を受け入れる

ことができない旨を伝えた．本人にとってデイサービスは入浴のために利用する必要があったため，昼食を食べないで帰るようになった．

　入院中のBさんは，食事内容や食事方法に文句を言いながらも従っていたが，家に帰るとルールは崩れていった．

事例3　摂食条件に家族が影響を与えた事例

　外来に通う70歳代のCさんは，嚥下造影検査の結果，リクライニング位60度，3食粒入りペースト食（嚥下調整食2-2）を誤嚥なく食べられることが確認された．それらをCさんと妻に説明し，了解を得た．

　Cさんは家に戻ると，この食形態とポジショニングが気に入らないと言い出した．しかし，妻による説得で何とか日々実行できていた．ところが実家に時々戻ってくる息子がCさんの食形態を見て，「こんなものでは元気が出ないだろう．好きなものを食べておけば，うまく食べられるのに」と言い，Cさんの不満と息子の言葉に，とうとう妻は家族と同じ常食を出した．Cさんは，むせながらも満足した様子だった．当初はリクライニング位60度で食べていたが，翌日には食堂で椅子に座り90度の座位姿勢で食べるようになった．妻は不安に思ったが，Cさんは制止を聞かなかった．むせは頻繁にみられたが，Cさんは元の食形態に戻ることを嫌がり，そのまま継続したところ，1週間後，誤嚥性肺炎で入院した．

3）介護者に負担がかかる

● 摂食嚥下障害の人の多くは要介護者であることが多い．そのため食事を含めて排泄や移動，更衣などの多くの介護を介護者が行うようになり，負担が大きい．

● 高齢者数の増加により老老介護（高齢者の介護を高齢者が行う）が多くみられる．食事のポジショニングは介護負担の一つである．

● 食事のルールを守らない対象の介護は，介護者

にむなしさや無力感をもたせ，ルールが一層守られなくなる．

4）介護者の生活に影響を与える

- 嚥下調整食をとっている摂食嚥下障害の人に対して，家族は自分たちの食事に気をつかっていることがある．
- 家族に，①摂食嚥下障害の人が病前好きだったものを食べない，②摂食嚥下障害の人の見えないところで食事をとる，などの行動がみられることがある．
- 家族への影響を考慮して支援する必要がある．

5）サービス提供者による統一した対応ができない

- 摂食嚥下障害が重度の場合，ADL に多くの支援や介助を要することが多い．そのため，医療・福祉サービス提供者が多くかかわり，統一した対応が困難となることがある（**事例4**）．
- 統一した対応を行う方法としては，①サービス担当者会議を利用し問題と対応を共有する（**事例5**），②介護支援専門員（ケアマネジャー）との情報共有などがある．

〈ショートステイ利用の場合〉

- 在宅では，家族の諸事によりショートステイを利用することがある．急な利用もあり，対象の適切な食事方法がサービス提供者に伝わらないことがある．
- どこでも適切な食事ができるように資料を作成しておくと便利である（**事例5**）．

事例4　統一した摂食条件が守られなかった事例（担当者）

　広範囲の脳梗塞後，20歳代のDさんは入院でのリハビリテーションの結果，絶食からリクライニング位30度，嚥下調整食2-1，濃いとろみを一口量小スプーン半量で昼食のみ摂取ができるようになった．朝と夕は胃瘻からの栄養摂取であった．ただ，入院中の嚥下造影検査において，頸部が伸展位になると喉頭侵入や誤嚥が認

められることと，不顕性誤嚥が確認されたため，ポジショニングの重要性を退院前の担当者会議で退院後のDさんにかかわる担当者へ伝えた．

　退院後は施設に入所し，昼間は近隣のデイケアを利用していた．退院1年後，現状の機能確認のため検査を行った．デイケアにおいては，ほぼ90度でペースト食を摂取しており，時々むせる程度とのことであった．嚥下造影検査の結果，リクライニング位45度，頸部屈曲位，嚥下調整食2-1，濃いとろみ，一口量を1杯で，喉頭侵入が時々あるものの誤嚥なく摂取が可能であった．ただ，頸部が少しでも伸展すると誤嚥がみられた．退院時に比べると機能の改善が認められた．しかし，不顕性誤嚥があるため，むせの有無は誤嚥の指標とはならないことを担当のケアマネジャーやデイケア職員に再度伝えた．安易な摂取条件の変更はリスクを伴うことを担当者全体で共有する必要があった．

事例5　サービス提供の摂食条件の統一を工夫した事例

　肺炎臥床後廃用症候群で回復期リハビリテーション病棟（以下回復期病棟）に入院してきた70歳代のEさん．もともと呼吸器疾患があったため嚥下訓練には注意が必要であった．入院中はリクライニング位60度，嚥下調整食2-1，中間とろみを，前半は自力摂取で，後半は疲労が強く介助が必要であった．食事に疲れてくると傾眠傾向になり，飲み込む力が弱くなり，むせがみられた．そのため，適宜覚醒を促したり，食事時間の調整が必要であった．

　自宅退院に向けて，家族にとろみのつけかたや一口量などの介助指導や管理栄養士による食事形態についての指導を行った．ところが，退院が近づいた時期に呼吸器疾患の悪化により急遽急性期病院へ転院となった．急性期病院には食事形態と摂食方法の申し送りを報告書で行ったが，実際には常食が提供され，それをむせな

5. 在宅における食事のポジショニング

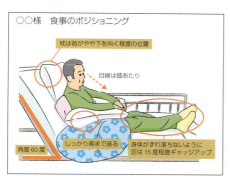
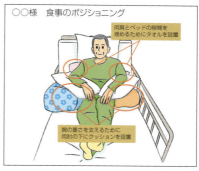
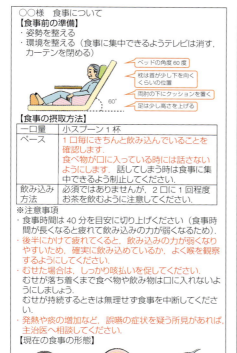
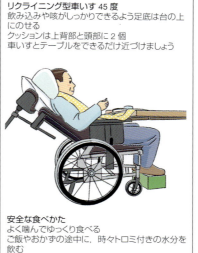

図1　資料による情報の共有

がら食べていた．

　2週間後，急性期病院から自宅退院となった．回復期病棟の担当者と介護支援専門員・訪問リハビリテーションの担当者による担当者会議において摂食条件の確認を行った．ポジショニングや摂取方法などの資料を用いて情報共有を行った（図1）．その後，自宅での食事について家族から連絡があり，姿勢における頸部の調整は枕ではなくてネックピローを用いて，ベッド上でうまくできているとのことであった．

6）相談できる専門家が少ない．

- 摂食嚥下障害についての専門性をもつ医師，歯科医師，看護師や言語聴覚士は，地域により偏在しており，相談できないことがある．

3 在宅での食事評価とポジショニング

1）支援の基本

- 対象や家族に合わせた柔軟な対応をする.
- 長期的に徐々に嚥下機能の回復あるいは低下があり，経過をみながら対応する.
- 在宅での対応の限界を理解し，かかわる多職種で情報の共有を行う.

2）初回評価

- 退院直後，病院での嚥下機能評価の結果と退院時報告をもとに，家での食事の観察評価を行い，対応を考える.
- 専門的な嚥下評価を受けていない場合は，嚥下評価と食事による観察評価を行い，対応を考える.

3）椅子・車いす（標準型）座位での食事

- テーブルと椅子の高さによる頭頸部の角度や上肢の使いかたを観察する.
- 椅子が低い場合は，椅子用クッションなどで高さを補う.
- 椅子が高い場合は，食事用のテーブルに台を置き，その上に料理を並べて，高さを補う．また，足底が床に着くように工夫する（**事例6**，**事例7**）.

事例6　左片麻痺で，食べ続けていると姿勢が崩れてしまう事例

　左片麻痺で上肢に拘縮のあるFさんである．麻痺のない右手で食事をとっているが，食べていると，麻痺のある左側を中心に姿勢が崩れ，反対の右側をバックサポート（背もたれ）に押しつけることになり，右腕がうまく動かなかった（図2-①）．右側の体側や頸部には痛みがあった．そこで，以下のような対応を行った.
①フットサポートにわずかにのっていた左足を床におろす．両足の幅が狭いと左膝が開き姿

勢が崩れやすくなるため，両足は肩幅に開く（図2-②③）.
②Fさんに前かがみになってもらいながら（重心を前にもっていくため），車いすに深く座れるように腰を引く（図2-④）．それでも，左側に押しつける姿勢が残る場合，左脚とアームサポート（肘かけ）横に巻いたタオルを挟む．また，バックサポートと背中の間に薄いクッションを入れることもある（図2-⑤⑥）.
③胸とテーブルの間に，握りこぶし1個程度が入るくらいに，車いすをテーブルに近づける．拘縮の左手を支えるために薄いクッションもしくはタオルを置いてもよい（図2-⑦）.
※この対応はFさんの例である．ほかの事例においては，対象の状況や車いすの種類により方法が異なる．作業療法士などに相談されたい.

事例7　サービス提供者と自宅で摂食条件を工夫した事例

　円背で，誤嚥性肺炎と転倒を繰り返すパーキンソン病をもつ80歳代のGさんは，ショートステイと訪問リハビリテーション，デイサービスを利用して在宅生活を続けていた.
　ショートステイとデイサービスでは，車いすリクライニング位45度，足底を足台にのせ，上背部と頭部にクッション2個を入れ，車いすとテーブルをできるだけ近づけて自力摂取をしていた（図3）.
　一方，自宅ではリクライニングチェアを使用した．食堂の広さに制約があったが，45度のリクライニング位が何とか確保できた．また，足底を床に着けることと，45度の位置になるようにリクライニングチェアに目印のテープを貼り，自力摂取のためのテーブルの高さに留意し，リクライニングチェアの高さを決めた（図4）．食事形態は，軟飯，嚥下調整食3，濃いとろみであったが，ショートステイではペースト

5. 在宅における食事のポジショニング

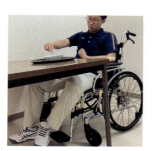
①姿勢が崩れ，右腕がうまく動かない

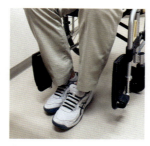
②両足の幅が狭いと姿勢が崩れやすくなる

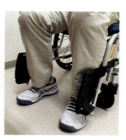
③両足を肩幅に開く

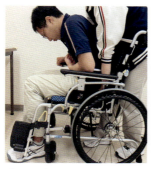
④前かがみになってもらいながら腰を引く

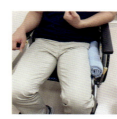
⑤左脚と肘かけの間に巻いたタオルを挟む

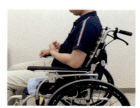
⑥背もたれと背中の間に薄いクッションを入れる

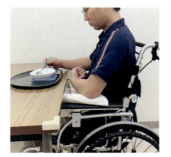
⑦車いすをテーブルに近づける．拘縮の左手を支えるために薄いクッションを置く

図2　左片麻痺で姿勢が崩れる人へのサポート（事例Fさんの姿勢の再現）

食を提供していた．

　食事のペースが速く，ペースコントロールのための声かけが必要であった．食事中，湿性嗄声がみられるが，咳払いとお茶の交互嚥下で改善するため声かけが必要であった．

　Gさんは「食欲が落ちた．特に飯やお茶とろみは以前ほど食べたいとは思わない」と述べて

いたが，喫食量は安定して，ほぼ完食していた．

4）リクライニング位

- 病院での退院時報告をもとに，在宅でも同様のリクライニング位を行い，食事評価を行う．
- むせが多くなり対象や家族から相談のあった場合，嚥下評価と食事観察による評価を行う．そ

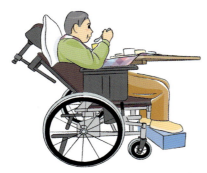

図3 ショートステイとデイサービスでの自力摂取の状況

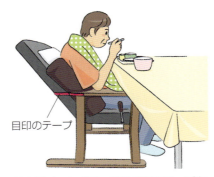

リクライニングチェアに目印のテープを貼る

図4 在宅でのテーブルとリクライニングチェアの高さの調整

の結果，リクライニング位が必要となった場合，多職種で情報を共有する．
- リクライニング位の角度について，角度表示のあるリモコン付きのベッドの場合はそれに従う．角度表示のないベッドでは，ベッド柵の該当する角度の位置に目印のテープを貼ったり，厚紙で専用の角度計を作り利用する．リクライニング用の車いすやティルト機能のある車いす，リクライニングチェアでも同様に対応する（**事例7**参照）．

4　在宅における食事への不安

1）不安の軽減

- 退院後，家族が援助して入院中と同じように行っても，むせが続くことがあり，対象や家族を不安にさせる．対象や家族が不安に感じているときは，食事内容やポジショニング，食べかたなどを再評価する．
- 家族の労をねぎらうことは，介護の継続に効果的である．
- 退院後，時間の経過とともに，対象や家族が独自の方法を行うようになる場合があるため注意が必要である．
- 食事の介助での困難なことを，必要に応じて聞いておくことが継続につながる．

- 嚥下機能からみると効果的と思われるポジショニングでも，対象が心地よいと感じなければ効果的とは言いがたい．

2）摂食嚥下機能が低下していく場合

- 在宅生活が長くなると，加齢や廃用，認知症などの影響で嚥下機能の維持が難しくなり，徐々に低下していくことがある．
- 嚥下機能評価や食事観察での評価を行いながら，そのときに適切な食形態・ポジショニング・食べかたを提案する．

5　患者・家族指導

1）家族への配慮

- 在宅での主役は摂食嚥下障害をもつ対象と家族である．
- 在宅生活の継続は対象の病態のみならず，家族の理解力・介護力・危機対応能力・経済力に左右される[1]．
- 家族の力を考慮し，現実的で実施可能な方法を提案する．老老介護が増加する折，この観点は重要である．

2）患者・家族の理解

- 日常的な会話を通じて，患者・家族，主介護者の価値観や障害に対する思いを理解する．
- 介護者の対象に対する行動を観察し，介護者の障害への理解度と対応力をみる．

3）障害の説明

- 摂食嚥下障害は障害の様子を外からみることができないため，対象や家族の理解が難しい．
- 対象や家族の理解のため，はじめに正常嚥下のメカニズムを図やビデオでわかりやすく説明する．続いて対象の摂食嚥下の状況を図やビデオ（嚥下造影検査あるいは嚥下内視鏡検査での画像）などで説明し，問題点を述べる．
- 問題点が理解された後，解決のための対応と，その理由を説明する．
- 説明は「なぜ30度にベッドを調整しなければならないか」，あるいは「なぜ複数回嚥下をしなければならないか」など，具体的に行う．
- 説明は繰り返し何度も行う．一度では半分も理解されないことがあるため，少なくとも2回以上は行う．
- 理解できるようになると，対象や家族から質問が出てくる．それにより理解が深まったことがわかる．

4）ポジショニングの体験

- ポジショニングの説明は，ポジショニングの方法を介護者に見せながら行う．
- ポジショニングの方法を介護者に見てもらい，介護者も実際に体験する．介護者がポジショニングを体験することで，理解されやすい（**事例8**）．
- 介護者が摂食嚥下障害者の代わりになって，ポジショニングを受けてみる体験も必要である．
- ポジショニングの体験は介護者とほかの家族が相互に行う．
- 自身の体験を踏まえたうえで，介護者が摂食嚥下障害のある対象に行う．

事例8　介護者の体験学習が効果的だった事例（家族）

　2度目の脳梗塞のHさんは摂食嚥下障害が出現した．胃瘻を造設し回復期病棟へ転棟した．検査の結果，右梨状窩は問題なし，左梨状窩は少量通過するのみであった．そこで，左頸部回旋による嚥下を開始し，徐々に改善したが，頸部回旋は必要であった．頸部回旋が行いやすいように，適切な角度の回旋を行ったときに本人が見ることができるポイントを決めて指導した（例「テーブルにある花を見ながら飲み込んでください」）．

　妻は週に2〜3度来院しており，食事の様子をいつも観察していた．Hさんが椅子に座って食べ物を口に入れた後，左頸部回旋をいつ行うのか，どの程度左に顔を回すのか，妻もHさんと同じように体験しながら習得していた．退院後も，頸部回旋時に見ることができるポイントを決めて継続していた．

5）状況の把握

- 摂食嚥下障害のある対象，介護者，ほかの家族だけで実施した状況を把握する．
- 指導した通りにできたか，難しいところはなかったか，疑問に思うところはなかったかなどについて話し合い，必要であれば方法の変更をする．
- 話し合いの過程を通して，介護の評価をすることができる．

（沖田啓子）

文献

1）才藤栄一，向井美惠監修：摂食・嚥下リハビリテーション，第2版，医歯薬出版，p.268-274．2007．

Column　現状確認ツール IMADOKO

　現状確認ツール IMADOKO は，漠然とした不安を抱えてホスピスや訪問診療の相談外来にこられたがんで療養中の患者から「これからどうなっていくのか」「今後の見通しを知りたい」と希望されたときに説明していた内容を"見える化"したものである（図1）．

　チャートの左側に，がんの療養中には身体機能がある程度まで保たれるが，その後，急速に低下するのが特徴で，老衰や認知症の進行による軌道とは対照的であることを示している．

　チャートの右側には，人生の最終段階の身体機能の変化の目安を「外出や通院が負担になる」「入浴（浴槽に一人で入ること）が負担」「（介助なしで）トイレに歩いていくことが負担」など生活の指標で示している．

　IMADOKO①～②の時期は，経口摂取量が減っていることが多いものの，食べる意欲がなくなる「本当に食べられない時期」がくる前の「まだ食べられる時期」であり貴重な時間である．この時期，食べることや食事を見ることさえ苦痛になっている患者も多いが，周囲のかかわりかたが変わると，再び食事が楽しみに変わる可能性がある．

　体力が低下してくる時期に一致するため，周囲は元気になることを期待し食べることを勧めがちである．しかし，患者のつらい気持ちに配慮して無理に勧めず，「好きなときに好きなものを食べたらよい」というかかわりに変えてみると，結果として患者は自分の好物を求め，少量ずつでも経口摂取が継続できることを，しばしば経験する．

　また，がん末期に嘔吐や誤嚥があると安全のため食事が禁止されがちだが，飲み込みやすい軟らかいものを中心に，嘔吐しない程度に控えめに食べるなどの工夫により，経口摂取が継続できることも少なくない．

　「まだ食べられる時期」にはおいしく食べられるよう患者の希望に寄りそった食べる支援が求められる．そしてこの時期，患者とともに食べた記憶は残される家族の記憶にとどまり続ける．本ツールは，今この時期にあることを家族と医療チームが理解する一助となり得る．

（大井裕子）

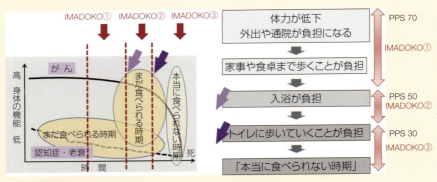

図1　現状確認ツール IMADOKO

第4章

食事援助のポイント

❶ 自力摂取をめざした安全な食事援助
❷ 誤嚥時のリスクとケア
❸ 窒息時のケア
❹ 患者と家族への指導
❺ 嚥下調整食

第4章 食事援助のポイント

1 自力摂取をめざした安全な食事援助

1 食べる意欲を引き出す援助

1) 対象の自力摂取を促進するための準備

- 睡眠・覚醒リズムを確認し（図1）[1]，生活リズムを整える（夜間に十分な睡眠をとるための援助が必要である）．
- 可能な限り離床を促す（身体を動かすことでエネルギーを消費し，空腹感につながる）．
- 長期臥床の対象や筋緊張が強い対象，不眠傾向にある対象などに対して，「熱布バックケア」[2] や「用手的微振動療法・ムーブメントプログラム」[3] を用いて，覚醒・活動，筋緊張緩和を促すことも有効である（図2）．
- 食事前に排泄状況の確認を行い，尿意や便意があるときは食事の前にすませる（食事中に尿意などがあると，不快感が続き食事に集中できず，それをがまんすることで食欲が低下することがある）．

2) 環境の設定

- 食事をするテーブルの上は清潔にし，食事に必要な物品をセッティングする．

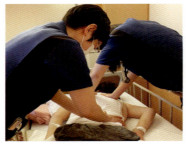

図1 睡眠・覚醒リズムチェック表
（文献1）を参考に作成し，広島市立リハビリテーション病院で使用しているもの）

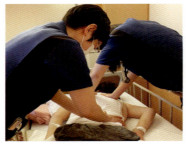
熱布バックケアと用手的微振動療法

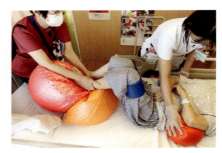
ムーブメントプログラム

図2 覚醒・活動，筋緊張緩和を促すプログラム

1. 自力摂取をめざした安全な食事援助

- 対象が食事に集中できるよう，食事中はテレビなどをつけないなど，静かな環境に配慮する．
- 注意障害がある場合は，ほかの患者や入所者と同席にすると，そちらが気になることがある（注意がそれやすい場合は，個別のテーブルで食事のセッティングを行う）．
- 半側空間失認がある場合は，認識している側を壁にしたり，スクリーンなどを用いて視覚情報を少なくする．
- 前頭葉症状による易怒性や興奮の強いときは，精神状態が落ち着いてから食事をすすめる．
- 本人の要望なども取り入れながら，できるだけ孤独感をもたないような環境にする．

3）口腔ケア

- 食前・食後に口腔ケアを行う（口腔内の保湿ができ，爽快感を得ることができる）．
- 口腔ケアで唾液分泌や覚醒度を高めることもできる（第5章「食べるための口腔ケア」を参照）．

4）食事の動機づけ

- 食事のメニューについて，わかりやすく説明する．
- 手洗いやおしぼりなどで手を清潔にするなど"食事を始める"という動機づけをする．
- 食堂に出て食事をする場合は，身なりを整えるなどをして動機づけを行う（病院・施設内でも，誰かと一緒に食事をするという社会参加をすることになり，人前に出る前の身だしなみは食事以外の自立にもつながる）．
- 食事の内容を，目で見て，香りをかいでもらうなど，食欲を促すようにする．
- 対象の嗜好などを聞いておき，味つけをできるだけ好みのものに合わせる（食事療法が必要な場合は，治療内容と嗜好を考え，調理方法を工夫する）．

5）姿勢を整える

- 食事では，姿勢を整え，頭頸部や上肢を細かく

動かすとともに，口腔・咽頭・喉頭をバランスよく動かすことが必要となる．
- 食事は様々な筋肉を使う全身運動であるため，事前に食物を用いない間接訓練（後出の表1を参照）を行い，筋肉をほぐすためのウォーミングアップをはかる．
- 嚥下体操は食前に行うことで筋肉の緊張を和らげ，それぞれの動きをよくする効果がある（施設などではレクリエーションとして嚥下体操を取り入れると効果的である）．
- POTTプログラム（第1章-1-2-1「ポジショニングの様々な定義」を参照）を用いた安定した姿勢とするためのポジショニングを行う．

6）物品の準備

- 食具（スプーン，箸など），コップ，必要時にはエプロン，ティッシュペーパー，お手ふき，車いす用テーブル（図3），足台（図4），クッションなど．
- テーブルは対象の肘を軽くのせることができる高さにする．
- 車いすのフットサポートや足台を使って，しっかり足底をつける．
- エプロンの裾はトレイの下に敷き，取りこぼしや食べこぼした食物で対象の衣服が汚れないようにする．
- 食事が取りやすいようにトレイの中での配置を工夫する（頸部の可動域が小さい場合，食事がしやすく見やすいように，トレイに10度程度の角度をつける［図5］．すくいやすい皿を用いる場合は，利き手と反対側に皿の壁が高くなったほうを向けてセットする）．

2 食事介助のポイント

- 食事介助のスキルは第3章-2「ベッド上での食事のポジショニングと介助」を参照．

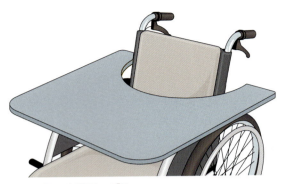

図3　車いす用テーブル

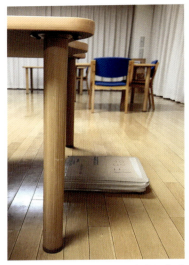

段ボールを重ねて5cmの高さに作成したもの
図4　足台の工夫

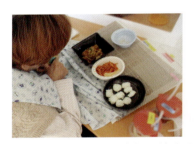

トレイに10度程度の角度をつけたもの
図5　食事をとりやすくする工夫

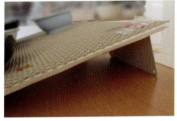

図6　介助位置の決定

1) 介助位置

- 対象の状態に合わせて介助位置を決める.
- 介助者は対象と目の高さを合わせることができるよう座って介助する.
- 前方（6時方向）に介助者が座るのは，食べる動作の模倣などのときである（図6）.
- 模倣は，対象の利き手に合わせて（対象が右利きなら，介助者は左手で），介助者の食べる動作を見てもらう.
- 後方（12時方向）に介助者が座るのは，口唇閉鎖の介助などが必要なときや，患児などの食事介助の際に行いやすい（図7）.

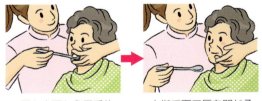

口唇を上下から用手的に介助　　中指で下口唇を閉じる介助

図7　12時方向からの食事介助

- 対象に麻痺がある場合は，介助者は健側（3時方向，9時方向）から介助する.

1. 自力摂取をめざした安全な食事援助

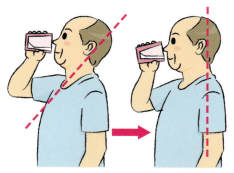

器の外見は同じだが，中がすり鉢状になっていると，頭頸部を伸展させなくても飲みほせる．

図8 頸部伸展予防に工夫されたコップ

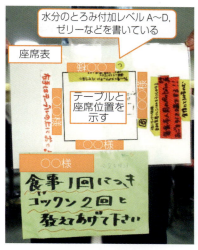

・患者が食堂で食事をとるときは，各テーブルに座席表をセットし，食事の準備を行う．
・座席表に，それぞれの患者の食事時の注意事項を書き込んでおき，スタッフが統一した介助方法を提供する．

図9 情報共有のための座席表の活用

2）介助時の注意点

- 横長の食事トレイをセッティングし，両端の食物をとるときに姿勢が崩れる場合は，トレイを縦置きにするか，対象の体幹の幅に合わせて食器の配置をする．
- 口に食物が入っているときは話しかけない（誤嚥予防のために食べることに集中してもらう）．
- 上肢機能に失調，振戦などがある場合は，0.5〜1kg程度の重りを手関節に装着して食事動作を補助すると食事をとりやすくなることがある．
- 筋萎縮性側索硬化症やギラン・バレー症候群などで，上肢の筋力低下が著しい場合，ポータブルスプリングバランサー（PSB）などの上肢補助装具を用いて摂食補助をすると，少しの筋力でも食物を口に取り込みやすくなる．

3）摂食ペースの調整

- 摂食嚥下状態に合わせて一口量を決める．
- 一口量は少量（1〜3g）から始めて，可能であれば量を少しずつ増やす．
- 食べるタイミングに合わせて，食物を口に運ぶ．
- 食物を運ぶとき，対象の手を添えると自力で食べる感覚が引き出される．
- 食べるタイミングは，遅すぎず，早すぎないように対象を観察する．
- 摂食ペースが早く，指示しても次々に食物を口に運ぶ場合は，一口摂取して飲み込むまで，介助者が対象の手を押さえてペースを調整する．
- 食事を小皿などに小分けすると，摂食ペースの調整で有効なことがある．
- コップや食器の残量が少なくなると，頭頸部が伸展しやすいため，工夫された用具を用いることも効果的である（図8）．
- とろみ調整用食品を使用しているときは，濃度を正確に調整する（本章-5「嚥下調整食」を参照）．
- むせたら咳をうながし，しっかりと誤嚥物を出す．必要であれば吸引を行う．
- 食事中や食後は，食物が口腔内に残っていないか観察する．
- 食事時間は30〜40分以内とする．
- 食事中，姿勢が崩れるようであれば，適宜ポジショニングを行う．
- 介助者ごとに介助方法が異なることがないように，統一した方法で食事介助を行う（図9）．
- 摂食嚥下機能の評価を行い，段階的に食形態を調整していく（本章-5「嚥下調整食」を参照）．

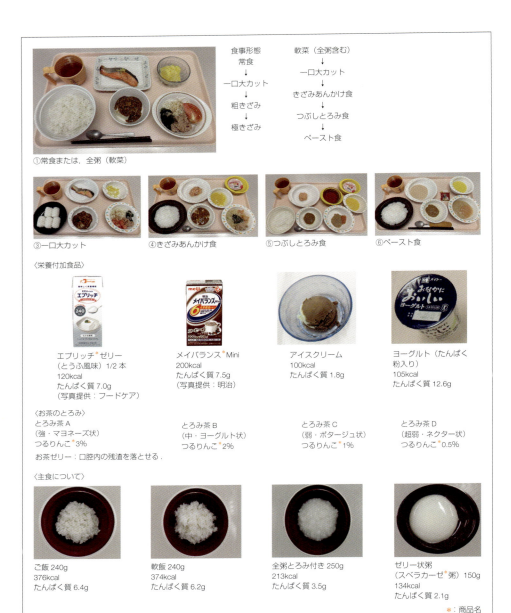

図10　食事内容の紹介例①

- 嚥下調整食に応じた食事の一覧を作成し（図10），食形態のステップアップなどは嚥下評価を行いながら進める．
- 患者・家族への調理指導などでは，図を用いて食形態の違いを説明すると，よりわかりやすくなる（図11）．

4）自発性の低い対象

- 食事開始からしばらくの間は，手を添えて食事摂取をサポートし，その後，自力での摂取を促す．

1. 自力摂取をめざした安全な食事援助

①常食（一口大カット）　②粗きざみ　③つぶしとろみ食　④嚥下食Ⅲ　⑤嚥下食Ⅱ

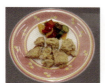
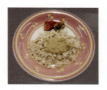

★鶏肉のごまだれかけの食事形態の違いです．
②粗きざみ：鶏肉ももをミンチにしています．加熱し過ぎると硬く肉が締まりますので中火で調理します．
・油があると飲み込みやすい食事になりますから，マヨネーズ・練りゴマ・油脂も利用します．
③つぶしとろみ食：ミンチ肉を中火で加熱後，とろみ剤（つるりんこ*などで材料の4%）で飲み込みやすくまとめます．
・肉・魚などパサつきやすい食品は，山芋・里芋を加えるとまとめやすいです．
・のどの通過がよいように，バラけない・また，のどに張り付き過ぎないよう調理をします．
④嚥下食Ⅲ：鶏もも肉または，ミンチをミキサーにかけとろみ剤（つるりんこ*または，エンガード*1%）を加えムース状に固めます．ザラつき・粘度などに注意し，でき上がり状態を確認します．
⑤嚥下食Ⅱ：もも肉または，ミンチをミキサーにかけとろみ剤（ソフティア*ゼリー用1.2%）でゼリー状に固めます．
・冷蔵庫に入れて冷やします．ゼラチンで固めてもよいのですが，室温が高いと形が崩れやすくなります．
・たんぱく質食品をゼリーにする場合は，食材により固まりかたが違うためとろみ剤の粘度を高くします．
・水分の多い豆腐などは，ソフティア*ゼリー用1.5%で固めます．

*：商品名

図11　食事内容の紹介例②

5）疲労感のある対象

- 食事開始からしばらくの間は自力で摂取してもらい，その後，食事介助を行う．

6）半側空間失認がある対象（特に左半側空間失認）

- 食具を持つ手を少しずつ左側にずらしていき，食物や食器の位置を確認してもらいながら食事を進める（図12）．
- 右側を壁にする，カーテンを引くなどして，視覚を左側に向けるようにする．

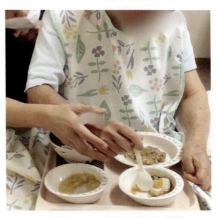

図12　左半側空間失認の視覚誘導場面

7）興奮・易怒性が強い対象

- 対象の精神状態が落ち着いた状態のときに食事を行う．
- 食事中に興奮した場合などは，一旦食事を中断し，その後，落ち着いてから食事を再開する．

8）注意障害がある対象

- 食事に集中できない，ほかの患者や入所者の食物を自分のものと認識して手を伸ばしてしまう場合は，個別に席をつくり，食事に集中するよう促す．

表1 間接訓練（食物を用いない訓練）

	症状	訓練内容
準備期・口腔期	・口に取り込みにくい ・咀嚼しにくい ・食べた物をこぼす ・感覚障害	開口―閉口訓練（口を大きく開け，閉じる），口腔周囲筋・舌筋群の運動（口唇を突き出す，左右に動かすなど），口腔内―舌への感覚刺激，構音訓練，咀嚼訓練
口腔期・咽頭期	・送り込みにくい ・誤嚥	口腔周囲筋・舌筋群の運動，構音訓練
咽頭期	・誤嚥，むせ ・鼻腔・口腔への逆流 ・咳反射が弱い ・嚥下後の声の変化 ・咽頭の残留感	喉のアイスマッサージ，舌訓練，呼吸訓練，発声訓練，喉頭周囲筋群のストレッチ，シャキア訓練，嚥下手技獲得訓練，バルーン訓練，軟口蓋挙上訓練
そのほか	・頚部後屈 ・易疲労	頚部可動域拡大訓練，姿勢保持・座位安定のための基礎体力の増強

表2 直接訓練（食物を用いた訓練）

	症状	対応	食形態
先行期	覚醒レベルが低い	食事前に覚醒を促す，覚醒しているときに食事をする	味や香りがはっきりしたもの（対象の好みに合わせる）
	認知障害がある	認知しやすい食事のセッティング（食事中も配慮する）	
	上肢機能障害がある	食べられる食器や食具の検討	一定の大きさで，あまり小さくないもの
	座位保持が困難	リクライニング位にして食事介助	
準備期・口腔期	咀嚼困難，口唇閉鎖困難，口腔内移送困難	咀嚼訓練の実施，リクライニング位の検討，下顎挙上や口唇閉鎖の介助	軟らかく，まとまりやすいもの
咽頭期	嚥下反射が起こりにくい，むせる，湿性嗄声がある	嚥下の意識化，息こらえ嚥下，一口量調整，食器の工夫，複数回嚥下，交互嚥下，頚部回旋，スライス型ゼリー丸飲み法	症状に合わせて，水分にとろみをつける，密度が均一で変形しやすいゼリーを用いるなどを行う

3 食事の自立に向けたリハビリテーション

1) リハビリテーション

● 摂食嚥下機能を向上させる目的で，摂食嚥下リハビリテーションを行う．

● リハビリテーションには，食物を用いない間接訓練（表1）と，食物を用いて行う直接訓練（表2）があり，それぞれ摂食嚥下機能評価を行いながら，適切な方法を段階的にすすめる．

● 日々，対象の状態を観察し，安全性を確認して

から開始する．

● 対象に理解力がある場合は，訓練内容を指導して，自主トレーニングを行ってもらうことも有効である（図13）.

● 家族にも協力が得られれば，対象と一緒に行ってもらうことも，対象の自立への意欲を高めることにつながる場合が多い．

● 専門学会から「訓練法のまとめ」[4]が出されているため，ここでは訓練の概要を述べておく．

2) 口腔からの快刺激

口腔感覚刺激や嚥下反射誘発の目的で，対象者

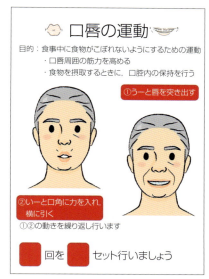

図13 自主トレーニング用のリーフレットの例

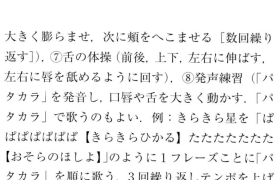

図14 頸部回旋法

が好きなフレーバー（例えばコーヒー，紅茶，100％果汁ジュースなど）をスポンジブラシに含ませて，軽く絞って口腔内に入れ，舌上や歯肉に清拭やマッサージをする．

発熱時や口腔乾燥があるときは，1cm程度の氷片を口に含み，氷片が溶けたら飲み込んでもらう．冷刺激は，喉のアイスマッサージのときと同様に嚥下反射を誘発することがある．

快刺激は基礎訓練とともに，食事の意識化や食欲を引き出すとき，食事の中断時などに用いる．

3）嚥下体操

摂食嚥下に関与する口腔周囲筋群をきたえ，誤嚥予防や摂食嚥下機能の向上をはかる．食前などに毎日継続することで体操の効果が得られやすい．

方法：①姿勢を整えて座る，②深呼吸（鼻から息を大きく吸って，口からゆっくりできるだけ長く吐く），③首の体操（左右，前後，左右に回旋，左右に回す），④肩の体操（息を吸いながら肩を上げて，息を吐きながらストンと肩を下ろす），⑤口の体操（「あ」「い」「う」「え」「お」と，大きく口を開けて発声する），⑥頬の体操（口を閉じ，頬を大きく膨らませ，次に頬をへこませる［数回繰り返す］），⑦舌の体操（前後，上下，左右に伸ばす，左右に唇を舐めるように回す），⑧発声練習（「パタカラ」を発音し，口唇や舌を大きく動かす．「パタカラ」で歌うのもよい．例：きらきら星を「ぱぱぱぱぱぱ【きらきらひかる】たたたたたた【おそらのほしよ】」のように1フレーズごとに「パタカラ」を順に歌う．3回繰り返しテンポを上げるのも効果的），⑨深呼吸して終了．

4）嚥下の意識化

- 嚥下は無意識に行われるが，それを"意識化"することで，嚥下運動を確実にし，誤嚥や咽頭残留の防止に役立つと考えられている．
- 認知症や失行がある場合は"意識化"が逆効果になることもあるため注意が必要である．

5）頸部回旋法

- 頸部回旋法は，頸部を回旋することにより咽頭残留の軽減や誤嚥の防止を期待する手技である．
- 頸部を回旋すると，①咽頭腔の形態が変化し，食塊が咽頭の非回旋側へ誘導され，②非回旋側の食道入口部静止圧が低下する．
- 嚥下前から頸部を回旋する"嚥下前頸部回旋"と，嚥下後に頸部を回旋して嚥下を追加する"嚥下後頸部回旋空嚥下"がある．
- 咽頭機能には左右差があり，片側性の咽頭残留を認める対象が対象となる．
- 咽頭機能の悪い側（患側）に頸部を回旋後，嚥下する（図14）．

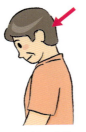 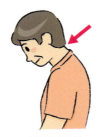 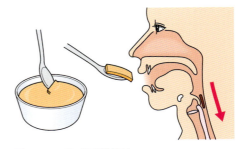

図15 頭部屈曲位と頸部屈曲位　　図16 スライス型ゼリー

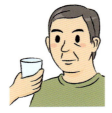 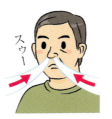 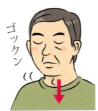 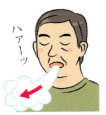

①飲食物を口に入れる．　②鼻から息を大きく吸う．　③息をこらえて，飲食物を飲み込む．　④咳払いをする．あるいは口から勢いよく息を吐き出す．

図17 息こらえ嚥下法

6）顎引き嚥下（頭部・頸部屈曲位）

- 顎引き嚥下は，食物の咽頭残留や嚥下前に食物が咽頭へ流入し誤嚥を起こす可能性がある対象，頸部の緊張が高い対象に用いる．
- 頭部屈曲位は，飲み込むときに顎を引いてもらうことで，咽頭腔を狭めて嚥下圧を上昇させる（図15）．
- 頸部屈曲位は，「お臍を覗き込むようにしてください」と伝えて飲み込んでもらう．前頸部の緊張をゆるめ，喉頭蓋谷を広げるため，嚥下前誤嚥を防ぐ効果が高い（図15）．

7）スライス型ゼリー丸飲み法

- 嚥下しやすいスライス型ゼリーの食塊をつくり，そのまま丸飲みしてもらう方法である．
- ゼリーを丸飲みするため，誤嚥や残留を予防できる．
- スライス型ゼリー丸飲み法は，山型に盛り上がったゼリーより，薄くスライスしたゼリーが崩れにくく，咽頭，食道入口部をよりスムーズに通過することを利用している（図16）．
- 小さめで平たいスプーンを利用することがコツで，平らなスプーンで縦の断面を入れ，スライス型（約1.5×2×0.3〜0.5cm）で取り出す．
- 頸部が伸展していると誤嚥の危険性があるため，頸部前屈位（送り込み困難例ではリクライニング位）とする．
- 咀嚼せずに丸飲みができない対象には使用できない．

8）息こらえ嚥下法

- 嚥下中の誤嚥を防ぐと同時に，気管に入り込んだ飲食物を喀出する効果のある方法である．
- 飲食物を口に入れたら，①鼻から息を大きく吸って，②しっかり息をこらえて，飲食物を飲み込み，③咳払いをする，あるいは口から勢いよく息を吐き出す（図17）．

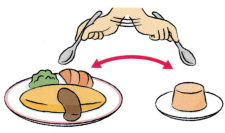

図18　交互嚥下

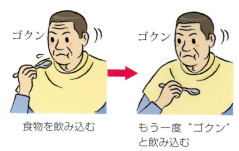

図19　複数回嚥下

9）交互嚥下

- 異なる形態の食塊を交互に入れることで，咽頭残留の除去に物理的に有利に働く方法である．
- 固形物と流動物を交互に嚥下させる（図18）．

10）複数回嚥下

- 一口につき2回以上嚥下することで咽頭残留を除去し，嚥下後の誤嚥を防止する方法である（図19）．
- 1回嚥下した後，咽頭残留感の有無にかかわらず，「もう1度飲み込んでください」と空嚥下をしてもらう．

（川端直子）

文献

1) 酒井郁子, 大塚眞理子：ケアプロトコールの展開方法, 中島紀惠子, 石垣和子監修：高齢者の生活機能再獲得のためのケアプロトコール―連携と協働のために, 日本看護協会出版会, p.57, 2010.
2) 自然の回復過程を整える熱布バックケアプロジェクト：広めよう！！熱布バックケア, 2020.
3) 日本ヒューマン・ナーシング研究学会：意識障害・寝たきり〔廃用症候群〕患者への生活行動回復看護技術（NICD）教本―看護の力でここまでできる！看護の実践必須スタンダード, p.44-53, メディカ出版, 2015.
4) 日本摂食嚥下リハビリテーション学会医療検討委員会：訓練法のまとめ, 2014版, 日本摂食嚥下リハビリテーション学会誌, 18（1）：55-89, 2014.

第4章 食事援助のポイント

2 誤嚥時のリスクとケア

1 誤嚥を疑う症状とアセスメント

1) 誤嚥を疑う症状 （第1章-3「誤嚥」を参照）

- 食事中に激しいむせや咳がみられる．
- 呼吸が浅くなり呼吸回数が増加する．
- 痰の量が増える．
- 食物が飲み込みにくい（咽頭違和感），また喉に残っているような感じがする（咽頭残留），食事中に疲労の訴えがある．
- 食事中，頻繁に咳払いをする，声がガラガラ声に変わる．
- 口腔内の汚染がある．
- 食事の食べかたや好みに変化がみられる．

2) 誤嚥のアセスメント

- 誤嚥の症状を早期に発見することは，誤嚥の予防や安全な食事援助につながる．
- 誤嚥を疑う症状について，具体的なアセスメントの例を次に示す．

①食事中の激しいむせや咳

- 誤嚥をすると異物を排出しようとして，むせや咳込みが起こる．
- むせの頻度，どのようなときにむせているのか，どういう食物を食べたときにむせるか確認する．
- 改訂水飲みテストやフードテストによるむせの有無を確認する（第2章-1-3「食事姿勢選択のためのアセスメント［考える］」を参照）．食事中から食後にかけて集中して咳が出る場合は嚥下障害を疑う．
- 液体はよいが固形物でむせる場合は，嚥下筋力の低下や輪状咽頭筋部の通過障害が疑われる．一方，液体だけにむせる場合は，咳反射の低下や嚥下反射のタイミングのずれなど声門防御機構の破綻が考えられる．
- 咳嗽の性質と経時的変化を観察する．
- 湿性咳嗽のときは，声帯を越えて誤嚥している可能性がある．
- 乾性咳嗽のときは，誤嚥しかけていたものが咳により喀出できている場合がある．
- 夜間の咳き込みがある場合は，唾液や咽頭貯留物の気管内流入を疑う．

②呼吸状態の変化

- 肺活量の減少が起こると，嚥下反射と息を止め（嚥下性無呼吸），嚥下圧をかけて飲み込むタイミングにずれが生じやすくなり，気道防御機能がうまく働かず，誤嚥を起こす可能性がある．
- 嚥下後に吸気が継続されると，咽頭に残ったものを吸気とともに誤嚥してしまう．
- 呼吸数が1分間に25回以上になると誤嚥のリスクが高くなる．

③痰量の増加

- 食事を開始してから痰の量が増加する．また痰に食物残渣が混じることがある．
- 痰の性状（色や粘度）に変化がないかも観察する．

④咽頭の違和感や残留感・疲労の訴え

- 嚥下の際にしっかり圧をかけて飲み込めない，また嚥下に合わせて食道が十分に開かないなど咽頭期に問題のある場合には，1回の嚥下で食塊が飲み込めず，咽頭に食物が残留する．その残留物を除去しようとして，咳払いをしたり違

和感を訴える.

● 食べると，すぐに疲れてしまうような場合は，慢性的な誤嚥により血中の酸素飽和度が低下している可能性がある.

⑤食事中の咳払いや声質の変化

● 食事の途中から声がガラガラ声になるという場合は，咽頭残留や誤嚥，梨状窩での痰貯留などを示唆している.

● 頸部聴診で呼気時にぶるぶる震えるような湿性音が聴取される場合は，声帯付近に誤嚥物や分泌物の存在が疑われる.

● 誤嚥物は，起座位の場合は右肺中葉に，臥床している場合は右下肺野に落ち込むことが多い.誤嚥物や痰が気管支に貯留している場合はwheezes（ウィーズ，笛音）が聴診される.

⑥口腔内の汚染（第5章-1「口腔ケア」を参照）

● 口腔内環境の悪化は細菌流入の原因になる.

● 口腔内残留が多ければ咽頭残留も多いと考えられる.

⑦食事の好みや食べかたの変化

● 飲み込みやすいものばかり食べている，口の中にいつまでも食物を溜めて，なかなか飲み込まない，食べるときに顎を上げるようにして食べるなど，食べかたの変化は嚥下障害のサインである.

● 臨床的な症状から誤嚥の徴候を評価する評価尺度として「MASA（The Mann Assessment of Swallowing Ability）日本語版」[1]や，深田らの「嚥下障害リスク評価尺度改訂版」[2]などがある.これらの評価項目は準備期から咽頭期へと順に配列されており，どの期の嚥下障害か，誤嚥のリスクがあるかをスクリーニングすることができる.

2 誤嚥リスクのある食べかたと予防ケア

● 食事をする際に誤嚥リスクのある食べかたを回避するとともに，食べかたの工夫により誤嚥の予防をはかる.

● 誤嚥リスクのある食べかたと予防のための具体例を次に示す.

1）覚醒が不良で食物の認知ができない

〈要因〉

● 脳の上行性網様体賦活系が十分に働かず，覚醒の維持が難しくなり求心性の知覚入力が低下し，嚥下反射が起こりにくくなり誤嚥を起こす.

● 食事にあたって，食物を見て，どれを，どんなふうに，どんな順番で食べるかをプログラミングし，食事をするという行動をとる大前提は，しっかり覚醒していることである.

〈予防ケア〉

● 生活リズムを整え日中の覚醒を促す.

● 食事前に口腔ケアや整容を行い，五感を刺激して食べる準備を整える.

● 口腔内が湿って気持ちのよい状態になり，「今から食事をする」という想起は，大脳皮質の広範な領域で血流量を増加させ，覚醒作用にも有効な働きをする.

● 食事支援の際，筆者は食べる準備として，口腔ケアの後，対象に流水で手を洗い，食事姿勢がとれたら，食卓を台拭きで拭いてもらっている.これによって視覚情報と体性感覚が統合され，食事動作（運動）がスムーズに開始されると考えられる.

2）食事に集中できない

〈要因〉

● 高次脳機能障害（注意障害，感情失禁）や認知機能の低下により，食事への集中力が低下すると，嚥下反射の惹起遅延やタイミングのずれを生じやすく誤嚥のリスクを高める.

〈予防ケア〉

● 食事に集中できていない場合，注意がそれる原因が何かを観察する.

● 食事中に対象の後ろから視線を追うと，原因がわかる場合が多い（図1）.

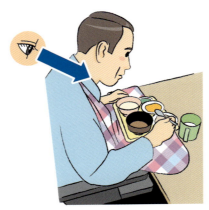

食事に集中できていないときは，後ろから視線と手の動きを観察すると，注意がそれる原因がわかることが多い．

図1　食事に集中できていないときの観察

- カーテンを閉める，人の往来や雑音を抑えるなどの環境調整を行う．

3）呼吸が乱れて嚥下と呼吸のタイミングが合わない

〈要因〉
- 加齢や呼吸器疾患による影響により，肺活量や1回換気量の減少が起こると，嚥下の間しっかり息を止めること（嚥下時無呼吸）が難しくなり，呼吸に負荷がかかる．
- 嚥下反射と呼吸のタイミングがずれて誤嚥を起こす可能性がある．

〈予防ケア〉
- 嚥下の意識化をはかるため「強く飲み込んで」と声をかける．
- 息こらえ嚥下法を行う（「息を吸って」「ごっくん」「はぁー」の声かけをする）．飲み込んだ後に呼気を誘導することにより，気道に侵入しかけた食物や飲み物を咽頭に押し出してくれる効果がある．
- 飲み込んだことを確認してから，次の一口を介助する．

4）嚥下後吸気になる，飲み込んだ後に咳払いをする

〈要因〉
- 一般的には嚥下後には呼気が後続される．呼吸に負荷が強くなると，嚥下後に吸気が後続され，咽頭に残留したものが吸気によって気管内に流入しやすくなる．
- 努力性呼気時に使用される内肋間筋群と腹筋群は加齢や栄養不良により萎縮していることが多く，大きな息ができない，しっかり息が吐けないなど，呼気の代償能力が低下する．

〈予防ケア〉
- 発声により，かすれた声に変化していないか確認を行う．また，頸部聴診により湿性音（断続性音）がないかを確認する．
- 残留のある場合は大きな咳払いを促し，追加嚥下をする．
- 異なる性状の食塊を交互に摂取して（べたつきのある食物の後に，お茶ゼリーを食べるなど），口腔や咽頭残留物を除去する．
- 呼吸がしやすい，嚥下に負荷の少ない食事姿勢をとる．体幹と頭頸部の姿勢の組み合わせではリクライニング位90度，頭頸部0度が最も呼吸が行いやすく，強い呼出を行うのに有効な姿勢であるとの報告がある[3]．
- 足底を接地し，骨盤軽度前傾位をとるPOTTプログラムの座位姿勢は，嚥下のしやすさだけでなく頭頸部の調整により，咳の力をかけやすい姿勢に，容易に変化ができる姿勢でもある．
- 社会参加の機会を増やし，歌をうたう，音読をするなど余暇活動を利用して，発声の機会を増やし，呼吸機能の向上をはかる．
- 呼吸補助筋のストレッチや胸郭の柔軟性の改善など，呼吸リハビリテーションを行い，呼気力の増強をはかる．
- 呼吸リハビリテーション自主トレーニングメニューの一例（筆者の施設で行っている）を図2に紹介する．

2. 誤嚥時のリスクとケア

肩（僧帽筋）と首（肩甲挙筋）のストレッチ：30秒保持15秒レスト

肩のストレッチ

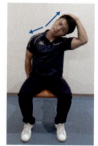

片方の手で椅子を押し，首を左側屈・右回旋し，もう一方の手で頭頂部を押し下げるようにストレッチする．同様に反対側も行う．

首のストレッチ

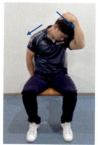

片方の手で椅子を押し，首を左側屈・左回旋し，もう一方の手を頭にのせることでストレッチする．同様に反対側も行う．

肩甲骨周囲の血流改善ストレッチ

肩甲骨の挙上・下制

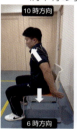
10時方向 / 6時方向

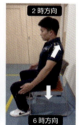
2時方向 / 6時方向

①両肩を10時方向に引き上げて5秒止めたら，力を抜いて6時の方向に戻す．

②次に両肩を2時の方向に引き上げて5秒止めたら，肩の力を抜いて6時の方向に戻す．

肩甲骨外転・内転

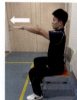
肩甲骨外転

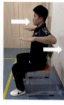
肩甲骨内転

①平泳ぎのように両肩甲骨を前に突き出し，左右の肩甲骨の間を離して5秒止める．このとき顎を引く．

②次に，両肘を後ろに引いて左右の肩甲骨の間を近づけて5秒止める．

肩甲骨の回旋

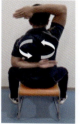

一方の腕は，背中の後ろに回すように，同時に，もう一方の腕は大きく上げて頭の上を越えるように動かして，手と手を近づけるように肩甲骨を動かし5秒止める．同様に反対側も行う．

図2 呼吸リハビリテーション自主トレーニング

5）姿勢が崩れる，頸部が伸展する（顎が上がる）

〈要因〉
- 半側空間無視があると片方に注意が向かず姿勢が傾きやすい．
- 麻痺や低栄養により姿勢を保持する筋力や耐久性が低下すると，体幹の支持性の低下により頸部が不安定になり，頸部伸展位になりやすい．
- 頸部が伸展すると嚥下時に働く筋肉が緊張し，喉頭挙上が不安定になる．顎がゆるみ，舌が落ち込みやすくなると，舌圧の不足による飲み込みにくさが強くなり，咽頭に残留した食物を誤嚥する恐れがある．
- 頸部が伸展すると食道への空間が狭くなり，喉頭側の空間が広くなるため誤嚥しやすい．

〈予防ケア〉

● 顎を少し引くよう頭頸部の調整を行う.
● 適切なポジショニングを行う（第3章「ポジショニングの実際」を参照）.
● 立ったままでの食事介助は，対象の顎が上がり誤嚥のリスクにつながるため注意する.

6) 一口量が多い・食事のペースが速い

〈要因〉

● 一口量が多いと咽頭や口腔内に食物が残留しやすい.
● 咀嚼の間は鼻呼吸が行われており，喉頭蓋は開いたままの状態で咀嚼が続けられている. 口腔内の食塊保持能力が弱いと，咀嚼中に咽頭に食物が流入し誤嚥のリスクになる.
● 食事を次々と口に運ぶ・口にほおばるなどの食べかたをする場合は，口腔内の食物が多くなり，一度に嚥下ができなくなる.

〈予防ケア〉

● 一口量の調整は，大きなカレースプーンなどを使用せず，小さなティースプーンを使うと自然に調整することができる.
● 飲み込んだことを確認してから，次の一口を摂取するように誘導する. バイキング形式に小皿に少しずつ取り分けて配膳したり，フランス料理形式でゆっくりとしたペースで配食するなど，配膳のしかたを工夫する.
● 介助者の食事介助スキルが影響を与えることがある. 介助の対象の自己資源をできるだけ生か

し，自分で選んで，自分が食べているかのようなさりげない介助を心がける.

7) 一つの食品に水分と咀嚼するものが混ざった食事形態のものを摂取している

〈要因〉

● 一つの食品に固形物と水分が混ざっている場合，水分は先に下咽頭にまで流入するが，口腔内は咀嚼を続けている.
● 固形物と水分のように，嚥下様式の違う形態のものが混在している食物や，噛むと水分が出てくるもの（お茶漬け，うどん，みかんなど）の摂取は，嚥下のタイミングにずれが生じやすく，誤嚥のリスクが高くなる.

〈予防ケア〉

● 嚥下機能に合わせた食事形態の調整を行う.
● 水分はとろみをつけ咽頭通過速度を遅くし，嚥下反射が起きたときに食道に入るようにする.
● 固形物と水分が混ざっているような食事形態のものは避けるか，とろみをつける. 果物は缶詰などを利用する.
● バラバラになりやすい食材は，あんをかけたり，だし汁のジュレや液状とろみなどをまぶして膨潤させ，まとまりをよくした状態で提供するとよい.
● 誤嚥予防のためには，食事摂取時の工夫・口腔環境の改善・呼吸機能の維持など多角的な対応が必要である（表1）.
● 食事の際の誤嚥は最初の一口目や集中できてい

表1　誤嚥予防法

目的	予防法
食事の際の飲食物の誤嚥防止	摂食嚥下訓練，食事形態の調整，代償法，食事姿勢とポジショニング，適切な食事介助技術と食事環境の調整
細菌を含んだ唾液など分泌物の誤嚥リスクの軽減	口腔ケア，嚥下機能改善，口腔機能改善
胃食道逆流による消化液を含んだ食物誤嚥の予防	夜間臥床時の頭部挙上，経腸栄養施行時の逆流防止
咳の力・喀出力の強化	口腔ケア，呼吸リハビリテーション，咳反射・喀出能力の改善，排痰法
栄養状態・免疫力強化	栄養サポート，活動性の改善，リハビリテーション

2. 誤嚥時のリスクとケア

表2　誤嚥しやすい食品の例

加熱しても軟らかくなりにくいもの	かまぼこ，こんにゃく，ハム，きのこ
硬いもの	ナッツ，ごま，生野菜
厚みのないもの（ペラペラしたもの）	海苔，わかめ，レタス，きゅうり
パサパサしたもの	パン，いも，ゆで卵，焼き魚
繊維の多いもの	青菜，ごぼう，かんきつ類の房
酸っぱいもの	酢の物
液状のもの（サラサラしたもの）	水，お茶，味噌汁
まとまりにくいもの（バラバラしたもの）	刻み食，ふりかけ，佃煮，そぼろ

ないとき，また食事の後半など疲れてきたときに起こりやすくなる．対象に合った食事ケアの提供を行えるように，食事の観察を通してリスクアセスメントを行い，関係者間でケア方法と目標の共有を行う．

3　誤嚥しやすい食品

● 嚥下障害のある場合は，誤嚥や窒息が回避でき，安全に食事摂取ができるよう食事形態の調整が必要である．
● 食事形態は，食塊形成から嚥下まで食塊が口腔内で分離せず一体化していることが重要になる．
● 食材が硬く咀嚼の際に砕きにくいものや，まとまりが悪く口腔や咽頭でばらけてしまうもの，また口腔や咽頭の通過速度の速いものなどは誤嚥しやすい．
● 誤嚥しやすい食品の例を表2に示す．

4　誤嚥発見時のケア

● 激しいむせや頻繁に繰り返すむせの場合は，食事を中断する．
● 軽いむせの場合は，呼吸状態が整えば食事を再開できることもある．

①むせた場合の対応

● むせが起きている場合は，誤嚥物をしっかり喀

出させる必要がある．
● 呼吸介助（図3-①）やドレナージ，ハッフィングなどによって，誤嚥物や気道内分泌物を除去する．
● **本人が慌ててパニックになっているとき**：身体を起こし，軽い前傾姿勢をとり，「大丈夫ですよ．しっかり咳を出してください」と声をかけながら，大きな咳をさせる．枕などを抱えると腹圧がかけやすく咳の誘導が行いやすい（図3-②）．このとき，吸気を邪魔するため，背中は強くたたかないように注意する．
● **周りを気にして咳を止めようとするとき**：「吐き出すことが大切です．遠慮せずにしっかり咳をして吐き出してください」と声をかけ，周囲に背を向けるなどして誤嚥物を吐き出してもらう．
● **咳の力が弱いとき**：強く短い咳払いを促し，咳払いに合わせて下部胸郭を徒手的に軽く圧迫し，呼出力の補助を行う（図3-③）
● **十分に喀出できないとき**：咽頭に溜まった食物や唾液の吸引を行う．吸引と拭い取りが行える吸引くるリーナブラシ®の使用も有効である．
● 呼吸が安定するまで水や食事を口に入れない．
● 誤嚥物が喀出できたら，ゆっくりとした呼吸を促し（図3-④），咳嗽が収まるのを待ち，呼吸状態が安定したことを確認して再評価して食事を再開する．

②不顕性誤嚥を疑う場合

● 不顕性誤嚥の場合は，むせなどの症状が出ない

第4章　食事援助のポイント

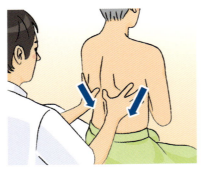
①呼吸介助

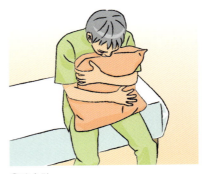
②咳介助

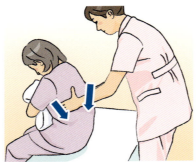
③咳の補助

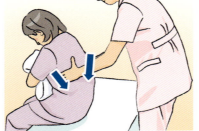
④呼吸のコントロールと呼気の誘導

図3　むせた場合の対応

ため，咽頭貯留音や呼吸変化に注意する．
- 発声を促し，湿性嗄声があれば咳ばらいを促し，咽頭貯留物の除去を行う．
- 頸部聴診により呼気時の湿性音や振動音がないことを確認する．

（定松ルリ子）

文献

1) Mann, G. 著，藤島一郎監訳：MASA 日本語版 嚥下障害アセスメント，医歯薬出版，2014．
2) 日本摂食嚥下リハビリテーション学会編：摂食嚥下障害の評価 Ver. 2―日本摂食嚥下リハビリテーション学会 e ラーニング対応　第3分野，医歯薬出版，2016．
3) 金子雄太，山村千絵：健常者の頭頸部を含む座位姿勢変化が呼吸機能に及ぼす影響，日本摂食嚥下リハビリテーション学会誌，16（2）：131-139，2012．

第4章 食事援助のポイント

3 窒息時のケア

1 窒息とは

- 窒息とは，呼吸が阻害されることにより血中酸素濃度が低下し，二酸化炭素濃度が上昇して，脳などの内臓組織に機能障害を起こした状態をいう（日本気管食道科学会）．
- 食物などが気道につまり，3〜6分間閉塞されると死亡や重篤な後遺症を残す．

2 窒息のリスク

- すべての生活の場で窒息は起こる可能性がある．体調や環境，食べかた，食事形態などがリスクとなる．
- 高齢者の不慮の事故では「窒息」が「転倒・転落・墜落」「溺死および溺水」と並んで死亡者数が多く，加齢とともに増加している（人口動態統計）．
- 子どもの窒息事故は，0歳が最も多く家庭や保育園，小学校でも発生している．
- 窒息事故の食品は餅やパン，ご飯，ミニカップゼリーなどであるが，すべての食品や異物が原因となる．

3 窒息リスクのアセスメント

- 窒息は突然発症するため，入院時などで事前のアセスメント（評価）は必須である．
- 窒息リスクのアセスメントのためのチェックリストを，新たに先行研究[1-3]や事例，窒息遭遇体験者からの聞き取りなどを基に作成した（表1）．入退院（所）時や在宅などで，ハイリスク者を特定し，窒息予防や早期発見を目的としている．

〈窒息リスクチェックリストの使用方法〉

- 評価の手順：①リスクの各項目の評価点をつける，②合計点を出す，③リスクの程度を評価する．
- 評価点は，高リスク＝10点以上，中リスク＝5〜9点，低リスク＝4点以下となる．
- 高リスク者は，原因を特定し，すぐに予防対策を講じる．
- 中リスク者は，食事の見守り，変化があれば再評価をする．
- リスクが少なくても，要介護者や子どもは突発的に発生する可能性があり，注意が必要である．

1）窒息リスクの要因

①食事に集中できない

- 認知機能低下，意識レベル低下や変動，疼痛，発熱，尿意，周辺環境の話し声，テレビ音などが要因となる．
- バイタルサイン，表情や言動，精神状態などを観察し，食事へ集中できるか否かを判断する．
- 食事中に急な行動や感情の変化があったときは，窒息のハイリスク状態として対処する．

②不良姿勢

- 不良姿勢は窒息の要因となる．不良姿勢は先行期，準備期，口腔期，咽頭期に影響する．
- 頭頸部後屈，肺・腹部の圧迫，足底接地なし，円背や体幹のねじれ，揺れなどがリスクとなる．

表1　窒息リスクチェックリスト

リスク項目	0点	1点	2点	月日	月日	月日
1　食事に集中できない	なし	やや該当	該当			
2　不良姿勢	なし	やや該当	該当			
3　誤嚥・咳	なし	やや該当	該当			
4　義歯不適合・臼歯なし	なし	やや該当	該当			
5　丸飲み・かき込み・多い一口量	なし	やや該当	該当			
6　口唇閉鎖不良・舌運動不良	なし	やや該当	該当			
7　食事時間	15〜30分	5〜15分 30〜40分	5分以内 40分以上			
8　薬剤服用	なし	4種以下	5種以上			
9　入院・入所・退院（環境変化）	なし	2週間以上	2週間以内			
10　誤嚥性肺炎・窒息既往	なし	誤嚥性肺炎 2点	窒息10点			
			合計点			

評価　高リスク＝10点以上，中リスク＝5〜9点，低リスク＝4点以下

- 実際の食事姿勢を観察し，適切姿勢か否かを評価する（第2章「食事姿勢のアセスメントと計画」を参照）．

③誤嚥・咳

- 誤嚥は，むせたり激しく咳き込むなどの症状がある．
- 摂食嚥下障害のある人は，誤嚥や窒息のリスクとなる．
- 気道の防御反射が低下すると，誤嚥をしてもむせないことがある（不顕性誤嚥）．

④義歯不適合・臼歯なし

- 食物の咀嚼ができず，流し込みや丸飲みになりやすい．
- 臼歯がない（臼歯欠損）場合，餅や硬い食物は原形をとどめたまま送り込まれる．
- 体重減少で義歯不適合が起こりやすい．口腔内の観察，義歯の適合有無を確認する．
- 口腔内や義歯の清潔状態も観察する．

⑤丸飲み・かき込み・多い一口量

- 食習慣や食行動の異常で，空腹時や回復時にも起こりやすい（図1）．
- 一口量が多く食塊形成が不十分で，食物が咽頭に直接入る．
- 入院・入所時は，最初の食事時に食べかたを観察する．
- 認知症や精神疾患では，食行動の異常で盗み食いや隠れ食いが発生することがある．

⑥口唇閉鎖不良・舌運動不良

- 口唇閉鎖不良は，食物の取り込みや咀嚼ができないまま咽頭へ送り込まれる[4]．
- 舌運動不良は舌の可動域が狭くなり，食物の取り込みや食塊形成，送り込みが困難になる．
- 洗口や挺舌ができるか否かを観察する．挺舌は「ベー」と舌を出してもらい，舌先が唇を越えるとよい．

⑦食事時間

- 短い食事時間は，かき込み，丸飲み，大食いなどが影響する．
- 安全に食べることへの注意力が低下し，次々と口に入れる．
- 長時間の場合は嚥下周囲筋の疲労や体幹バランスが崩れリスクが高まる．
- 本人や家族から従来の食事時間の情報を得る．

⑧薬剤服用

- 特に高齢者では多病のため多剤服用が多い傾向があり，副作用が出やすい．
- 睡眠薬や向精神薬などは，覚醒状態や嚥下筋群に影響し，咳反射などが低下する．

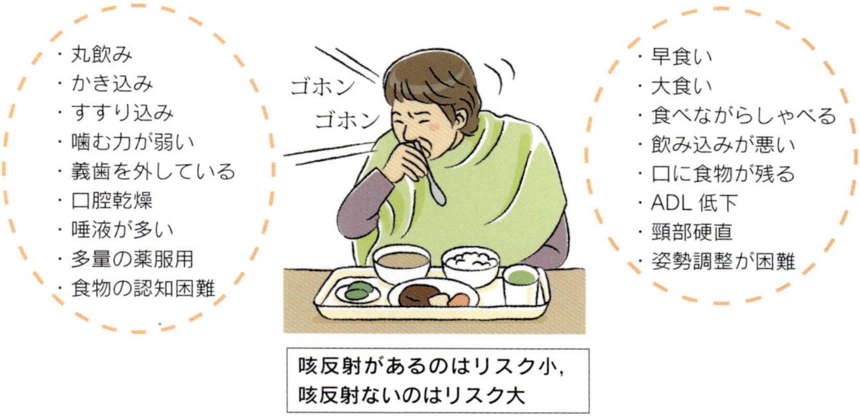

- ・丸飲み
- ・かき込み
- ・すすり込み
- ・噛む力が弱い
- ・義歯を外している
- ・口腔乾燥
- ・唾液が多い
- ・多量の薬服用
- ・食物の認知困難

ゴホン
ゴホン

- ・早食い
- ・大食い
- ・食べながらしゃべる
- ・飲み込みが悪い
- ・口に食物が残る
- ・ADL低下
- ・頸部硬直
- ・姿勢調整が困難

咳反射があるのはリスク小,
咳反射ないのはリスク大

図1　窒息を起こしやすい人の特徴

- 唾液分泌低下や口腔乾燥を助長する薬剤も多く,咀嚼や喀出力(かくしゅつりょく)などに影響する.

⑨入院・入所・退院（環境変化）

- 入院（入所）1～2週間は,窒息が一番起こりやすい期間である.
- 食事環境や食事形態などを認知できない場合はハイリスクとなる.
- 介助方法の変更や介助者の途中交代,一人で複数の介助もハイリスクとなる.
- 退院時は,施設や在宅などへと介護者や環境が変わるためリスクは高くなる.

⑩誤嚥性肺炎・窒息既往

- 誤嚥性肺炎や窒息は再発のリスクが高い.そのため高評価点としている.
- 既往は①～⑨の要因と関連する.
- 何で窒息したのか,窒息の時間帯,食べていた場所などを確認する.

2）ハイリスク者の特徴

- 窒息を起こしやすい人の食べかたの特徴には図1のようなものがある.

4 窒息の症状

1）窒息の症状

- 最初の症状は,咳き込むことで,完全に喉に物が詰まると声が出なくなる（図2）.
- 喉のあたりを両手でかきむしるような動作をすることもある（チョークサイン）.
- いびきのような音から,徐々に呼吸が弱くなることがある.
- 顔が真っ青になり,痙攣(けいれん)を起こし意識がなくなることがある.
- 気道が3～6分間閉塞されると,死亡や重篤な後遺症を残すことがある.

2）早期発見のポイント

- 窒息リスクのある人は目を離さない.リスクのある人の食事時は椅子にマークを付けるなどチームでその人を見守る.
- 窒息症状がみられたら,一刻も早く命を守る処置を講じる.
- 穏やかに食べている人でも,急に声が出ない,床に倒れるなどのことがある.
- 日常の食習慣とは異なる行動や症状がみられたときは,窒息を疑う.

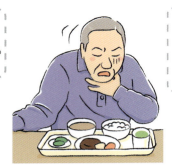

- ・苦しそうな表情がある
- ・咽頭違和感の訴え
- ・いつもと違う行動（奇異行動）がある
- ・チョークサイン（ないこともある）

- ・顔が紫になる（チアノーゼ）
- ・目を白黒させている
- ・声が出ない
- ・顔が下向きになる（意識消失）
- ・姿勢が崩れる

一刻も早く気づく

図2　窒息の症状

- 窒息のサインは，気道の「完全閉塞」と「不完全閉塞」では症状が異なり，次に示すような双方の症状（サイン）を理解しておく．
- 窒息を疑うときは「○○さん，○○さん」などと声をかけ，その人の発声を確認する．

3）完全閉塞のサイン

- ユニバーサル・チョークサイン（万国共通の窒息のサインで，両手で首をつかむむようなしぐさ）がみられる（高齢者ではみられないことがある）．
- 発声できない（声帯に空気が通らない）．
- 咳嗽（がいそう）できない（気道に空気が通らない）．
- 呼吸停止，胸郭の挙上がない．
- 急激なチアノーゼが出現する．
- 不穏状態や意識障害がみられる．
- 頻脈，発汗がある．

4）不完全閉塞のサイン

- 発声できる（声帯に空気が通っている）．
- 胸郭の挙上がある（肺に空気が入っている）．
- 強い咳嗽がある．
- 意識がある．
- 呼気時に高音性で連続の副雑音が聴取できる（気道の狭窄がある）．

5　窒息を予防するケア

- 介助者は，窒息に関する知識と予防のための技術を習得する．
- 窒息のハイリスク者の食事環境を整え，見守りや介助方法を統一する．
- 対象やその家族には，姿勢や食事形態，食べかたなどを指導する．

①食事環境
- 窒息ハイリスク者を確認し，食事環境や見守り体制，介助法の見なおしをする．
- リスク者に関する情報共有をはかる（申し継ぎ，記録など）．
- 食事に集中できる静かな環境にする（個食，テーブルの向き，テレビを消すなど）．
- バイタルサインを確認する．特に覚醒不良，発熱などの体調不良時は注意する．

②口腔環境
- 口腔内を観察し，食物が咀嚼できるか否かを確認する．
- 食事形態を咀嚼機能に合わせる．
- 窒息リスクがある場合や口腔乾燥時は，食前の洗口やブラッシングで唾液の分泌を促す．
- 臼歯欠損や義歯不適合時は，窒息のハイリスクとなるため歯科受診を勧める．

表2　窒息しにくい食べかた（食品安全委員会）
1. 食品の物性や安全な食べかたを知る
2. 一口量を多くせず，食物を口の前のほうに摂り込む
3. よく噛み，唾液と混ぜる
4. 食べることに集中する

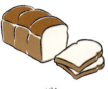

餅　　　　　　パン　　　　　　ご飯

図3　高齢者の窒息原因3食品

③食事の自立
- 窒息予防は，食事を認識し食べる構え（先行期）をつくることから始まる．
- 食事を自分で選び自分で食べられることが自立であり，おいしく食べられる基本である．
- 食事の自立者でも，丸飲みや大食い，薬剤，環境変化などで窒息リスクが生じることがある．

④食事姿勢
- 食事時間中は，安全で安楽な姿勢，1時間程度は安定できる姿勢とする．
- 食事姿勢は，頭頸部は正面向きで軽度前屈，体幹を安定させ，呼吸筋や腹筋強化（咳反射向上），足底接地とする．
- 食物が見え，手がよく動き，自分で食べられるよう上肢を安定させる．
- 介助者の姿勢は対象の斜め45度，椅子に座り，視線を合わせられる介助位置とする．
- 逆手介助は対象の顔が横向きになりやすい（介助者が右利きの場合は，対象の右側から介助する．左利きの場合はその左側から）．
- 立位介助は対象の顎が上がる（介助者も座り対象と目の高さを合わせる）．

⑤食事介助
- 食事介助にあたっては，安全で食べやすくするための知識と技術を習得する（表2）．
- 食事内容を説明し，食事への認識や集中力を高める．
- 食事の一口目は，口腔内を潤し唾液の分泌を促すため，水や茶（とろみ付きもあり）とする．
- 食べるペースを把握し，リズムをつくる．早過ぎは誤嚥や窒息につながる．
- 飲み込みを確認してから，次の食物を口に入れる．

- 一口量を調整し，カレースプーンなど大きい形の食具は避ける．
- 食物が口に入っているときは話しかけない（食事への集中力が低下する）．
- 食事介助は，最初から最後まで一人で行い，途中交代しない．
- 複数を対象とした介助は，窒息のリスクの見逃しにつながる．

6　窒息しやすい食品

- 窒息しやすい食品を把握し，調理方法や形，提供のしかたなどを工夫する．食物は小さ目にして，狭い咽頭を通過しやすいようにする．小児や高齢者は提供のしかたとともに，食べさせない選択もある（図3）．本人が希望するときは，安全な物性や大きさ，場所などに注意し見守る．

①丸くて，つるっとしているもの
- 餅，団子，ミニカップゼリー，飴，ピーナッツ，プチトマト，ブドウなどは，小さ目に切る．
- ピーナッツやナッツ類は，5歳まで与えない（咀嚼力が弱く丸飲みしやすい）．
- ミニカップゼリーは，頭が上向きのままで吸い込みやすく，気道に張りつきやすい．

②粘着性が高く，唾液を吸収して飲み込みづらいもの
- 餅，ご飯，パン類，焼き芋，カステラ，せんべいなどは，まず水分で口腔や咽頭を潤してから食べる．

③硬くて噛み切りにくいもの
- リンゴ，いか，肉類，生のにんじんなどは，小

さ目に切る．
- 幼児は発達段階に合わせて大きさを調整する．

④ぱさぱさしたもの
- パン，カステラ，ふかし芋などは，大きな塊のまま飲み込むと喉につまらせる．
- 水分が少ない食品は噛み砕きにくい．

⑤硬くて噛み切れない，加熱してもやわらかくなりにくいもの
- いか，たこ，こんにゃく，きのこ類などは，噛み砕くことがむずかしく，塊を飲み込みやすい．

⑥薄いもの
- 海苔やレタスなどの葉物は，咽頭粘膜に張りつきやすく取れにくい．
- 義歯は粘膜の感覚が低下するため，薄い物は大きめに切る．

7　窒息時のケア

- 窒息予防対策は，施設内で医療安全管理や危機管理として必ず研修を実施し，誰もがすぐに対応できる体制をとる．
- 窒息の発見時は，①大声で応援のスタッフを呼ぶ，②救急用の器材を準備する，③異物の除去をする，の順で対応する[5]．
- 窒息時の観察では，①閉塞状況，②発声の有無，③意識の有無，④バイタルサイン，⑤異物（食品）の確認，を行う．
- 異物除去は，①指でかき出し，②背部叩打法，③ハイムリッヒ法，④吸引，のいずれかを実施する．
- 緊急を要するため，チームで手際よく行う（日常的に開口法や背部叩打法などの訓練をしておくこと）．
- 対象者の反応がない場合は心停止に対する心肺蘇生（BLS）を開始する．施設や在宅では119番通報やAEDを使用する

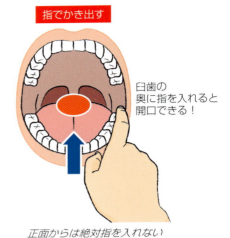

図4　かき出し

1）異物のかき出し

- 発見直後に，指や粘膜用球状ブラシ（くるリーナブラシ®）で異物をかき出す．
- 示指を唇側から歯列に沿って最後臼歯まで進めると開口できる（図4）．
- 気道を閉鎖している異物をかき出すか，移動させる．
- 意識や発声があれば，咳を促して吐き出させる．
- 窒息者は苦痛のため食いしばりがあり咬傷に注意する．前歯部から指を入れない．
- 指を入れる際は，異物や食物を押し込まないように注意する．

2）背部叩打法

- 詰まったものを，背中を強く叩いて吐き出させる方法である（図5）．
- 座位や立っている場合は，やや後方から片手で対象の胸もしくは下顎を支え，うつむかせる．
- 倒れている場合は，横向きにし，自分の足で胸を支え，片手で顔を支える．
- 対象を支えているのとは別の手の付け根で，対象の肩甲骨と肩甲骨の間を，強く4～5回，迅速に叩く．
- 口の中を見て，異物が出てきたら取り除く．

3. 窒息時のケア　111

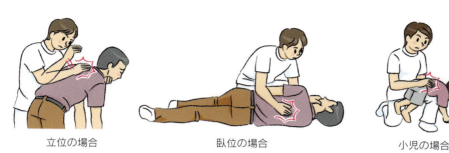

立位の場合　　臥位の場合　　小児の場合

図5　背部叩打法

3）ハイムリッヒ法（腹部突き上げ法）

- 上腹部を圧迫して詰まったものを吐き出させる方法である．
- 背部から対象の腹部に手を回し，片手で握りこぶしをつくり，溝落ち（胸部と腹部の間）に手を当てる．
- もう片方の手で，握りこぶしをしっかりとつかむ．
- 両手を強く引き締め，上に向かって圧迫するように5回程度突き上げる．
- 危険を伴うため，妊婦や意識のない人には実施しない．高齢者は呼吸状態が変化しやすいため注意する．
- 肺機能が低下している人は，吸気量が少ないため呼吸状態を確認してから実施する．
- 吐き出した後は，誤嚥リスクや合併症の可能性もあり，医師の診察を受ける．

4）吸引法

- 傍に吸引器がある場合は，すぐに異物や食物を吸い出す．大きい食物は吸い出せない．
- 吸引を続けると低酸素症となるため短時間とする．
- 家庭での掃除機用ノズルの使用は，吸引圧が強く口腔内を傷つけるため使用しないほうがよい．
- 吸引器を用いるときは，口腔内を傷つけないように注意する．

5）窒息予防のまとめ

- 窒息事故は対象や家族そして介助者共に傷つき，苦痛とともに多大な代償が生じる．
- 窒息予防は，かけがえのない命を守るため施設やチーム全体で取り組む．
- 入院・入所・退院時は，窒息リスクのアセスメントをして情報共有し，各リスクに合わせてケア計画を立てる．
- 窒息のリスクや原因の理解を深めるとともに，適切なポジショニングや食事介助により窒息予防に努める．
- 窒息はどこでも起こると想定し，チームでの学習とともに，食事の見守りや応急処置ができる環境をつくっておく．

（迫田綾子）

文献

1) 厚生労働省：食品による窒息事故に関する研究結果等について．平成20年度厚生労働科学特別研究事業，2009.
2) 塚谷才明他：急性期病院での食事による窒息事例の検討．日本摂食嚥下リハビリテーション学会誌，21（2）：99-105，2017.
3) 山口敏之他：摂食・嚥下評価表による統合失調症患者の窒息リスクのスクリーニング．日本摂食嚥下リハビリテーション学会誌，13（3）：207-214，2009.
4) 舘村卓：臨床の口腔生理学に基づく摂食嚥下障害のキュアとケア．第2版，医歯薬出版，p.44-49，2017.
5) 山本裕之：窒息（実践に活かす急変対応トレーニング）．看護技術，58（1）：57-63，2012.

第4章 食事援助のポイント

4 患者と家族への指導

- 退院した後も，自宅で安全に食事をとるためには，事前の患者とその家族への指導が重要である．
- 病院などの施設と住み慣れた自宅とでは，食事環境も大きく異なる．「このくらいなら大丈夫だろう」という判断の後に，誤嚥を起こすことは少なくない．
- 患者・家族が，適切な食事環境に整えることの必要性を十分に理解し，快適な生活を送れることを目的として，きめ細やかな指導を行う．
- 患者の将来を見すえて，患者の希望や思いを聞き取り，家族や医療・介護提供者で共有することも大切である．

1 指導内容をわかりやすく

1）患者・家族への指導

- 入退院時，患者・家族へ安全な食事姿勢について指導する．
- 家族に食事介助の場面を見てもらい，また参加してもらう．
- 介助者にポジショニングを受ける患者体験をしてもらうと効果的である．

2）リーフレットの作成

- 個別のポジショニングのポイントがわかるリーフレットを作成すると，患者・家族だけでなく，ほかの介助者もわかりやすい（図1）．
- リーフレットなどを作成するときは，できるだけわかりやすい表現で記載し，患者・家族が読みやすいものにする（図2）．
- 食べやすい食具や便利用品について紹介し，食事の自立を継続してもらうよう提案する（付録1「食事の自立のための便利用品」を参照）．
- 嚥下調整食のレシピをいくつか紹介し，献立の際に役立ててもらう．

3）リーフレットの使用

- 実際に調理ができる環境があれば，管理栄養士に協力を依頼し，リーフレットにあるレシピの調理指導なども行う．
- 家族に自宅で調理した嚥下調整食などを持参してもらい，食事形態・1食分の摂取エネルギーなどの確認を行うこともできれば効果的である．
- 嚥下体操などリハビリテーションについてイラストなどを用いたリーフレットにより，退院後も自宅などで食べるための準備や筋力維持を継続することの重要性を伝える．

2 退院指導のポイント

1）生活状況の聞き取り

- 在宅に退院する場合は，できる限り在宅での食習慣（食事環境や食事用品など）の情報を聞き取り，個別的な環境調整や食事摂取方法を提案する．
- 主介護者が誰か，協力者はいるかなどの確認を行い，可能であれば介助にかかわる人すべてに統一した介助方法が行えるように指導する．

摂食嚥下訓練の方法について

○○○○様

<摂食条件>
1. 食事形態：嚥下食（全粥ミキサー，副食ペースト），1日3回（朝・昼・夕）
   * 朝のみハーフ食

2. 水分摂取：お茶ゼリー（毎食時150〜200 g），市販のゼリーやゼリー飲料（10時・15時：100〜150 g）

3. 姿勢：ベッドの角度60度（1）

4. 体位：頸部屈曲位30度
   ・頸部にバスタオル2枚を折りたたんだものを置く（2）．
   ・両骨盤下にバスタオル1枚ずつを敷き入れる（3）．
   ・左右膝関節下にクッションなどを置く（4）．
   ・足底をクッションなどで固定する（5）．

5. 摂食方法
   ・複数回嚥下（一度入れた食物を複数回に分けて飲み込む）
   ・交互嚥下（食事とお茶ゼリーを交互に摂取する）
   ・息こらえ嚥下（息を吸って→止めて→口腔内に食物を入れる→飲み込む→息を吐き出す）

6. 摂食時間：40〜50分（介助時間含む）

7. 嚥下の一口量：○○様の使用しているスプーンに軽く1杯

8. 介助者：看護師・家族（指導ずみ）

9. 義歯：有（上下部分義歯：起床時〜就寝時まで装着，夜間は義歯洗浄剤を入れた義歯容器で保管，起床時流水ですすいで装着する．義歯の着脱は介助）

10. 補助栄養：経鼻チューブ8 Fr挿入中（経口からの水分摂取不足時に白湯を注入）

<注意事項>
* 姿勢調整時，ベッドを挙上したら，必ず背抜き・足抜き・殿部抜きを行う．
* 食事前に含嗽を2〜3回行う．
* 食事中，口腔内に残渣物がないか確認する．
* 嚥下後に声質の変化がないか確認する（変化がある場合は，複数回嚥下または交互嚥下を再度行う）．
* むせ込みがあった場合は，食事を中断する．SpO$_2$やバイタルサインの測定を行う．

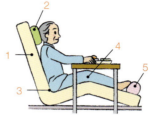

姿勢（ベッドの角度60度）

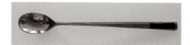

使用されているスプーン

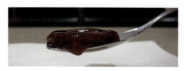

一口量

図1 転院時の看護サマリー添付資料の例

食事について

○○○○様

　現在，○○さんは1日に1800 kcalの栄養をとっています．

＊食事の形態
　軟らかいご飯と，おかずとし，おかずは一口大に切って提供しています．水分はゼリーとなっています．言語のリハビリのときは水分摂取の練習をしています．
　自宅でもゼリーやとろみ茶の作成がしばらく必要になります．栄養士の指導にあったように，正しく作成しましょう．

＊水分摂取
　食事の他に1日2～3回，お茶ゼリーで水分補給をしています．病院では，1回の水分補給用ゼリーは約150 gでした．何個かつくり置きをして，1日に2～3回は水分補給をしましょう．

＊栄養・水分補給
　市販のゼリーを摂取することもあると思います．市販のゼリーを購入するときは，具の入っていないもの，ゼリーの中に水分が入りすぎていないものを選びましょう．

＊ゼリー・とろみ茶などの作成（現在の目安）
　ゼリー：水分100 mLに対してゼリーのもとを1スティック入れる．
　とろみ茶：お茶150 mLに対してとろみ剤を小さじ（5 g）2杯入れる（2%とろみ）．

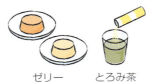

ゼリー　　とろみ茶

＊飲み込みについて
　口から食べられるようになって，以前とは比べものにならないくらい全身の機能も回復されました．今後も体調管理・筋力維持などのために，おいしく安全に口から食べるようにしましょう．
　○○さんは，飲み込んだ後に息を吸うことが，しばしばあります．飲み込んだ直後に息を吸うと，喉に食べ物が少しでも残っていたときに誤って肺の方に吸い込んでしまうことがあります．これが「誤嚥」につながるものです．
　普段から以下の呼吸練習を続けてみましょう．
　息を軽く吸う→息を止める→（できるだけ強く）ゴクンと飲む→息を吐く

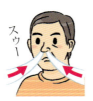 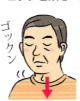 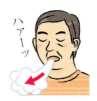

息を吸って　　息を止めて　　"ゴックン"　　"ハァーッ"と吐く

　この練習は食べ物を用いなくても，食事中でもできる「嚥下（えんげ）訓練」です．食事中に行うときは，息を止めたときに食べ物を口に入れて，飲み込みます．

図2　自宅退院となった対象とその家族に向けたパンフレットの例（つづく）

この他に…
　食堂のテーブルで食事をしましょう．椅子に腰かけるときは，深く腰をかけて，足を床にしっかり着けましょう．食べるペースは早くなりすぎないように，一口ずつ飲み込んでから，次の食べ物を口に入れていくようにしましょう．
　一口の大きさは，小さじ1杯程度を目安にして，しっかり噛んでから飲み込むようにしましょう．

＊食具や食器について
　今，○○さんは，ばねの付いたお箸を使用しています．疲れたらスプーンを使用しています．手を動かす練習のために，できるだけお箸を使って食事をしましょう．

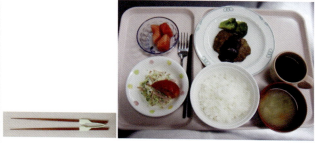

お箸　　　　　　　　食卓

　エプロンは，使用しなくてもかまいません．もし，食べ物をこぼす心配があれば使用する，というようにしましょう．

＊お口のケアについて
　現在，○○さんは，食事の前後にうがいをしています．うがいは口の中のねばつきを取るだけでなく，口や頬の筋肉を適度に動かすことで，より食べ物をのどに通りやすく，飲み込みやすくするお手伝いをしてくれます．ブクブクうがいを続けて行いましょう．
　食後はご自身で歯みがきをしています．部分入れ歯は，金属の部分を特にブラシでしっかりみがいて，夜間などに外したときには，水を張ったコップなどで保管しましょう．週に2～3回は部分入れ歯用洗浄剤を使って，汚れを落として清潔に保ちましょう．

図2　（つづき）

2）多職種との連携

- 多職種と連携をはかり，様々な視点から退院指導を行う．
- 退院後に困らないように，退院指導は早期から取り組む．
- 退院前に退院先の施設や在宅サービス事業所などに，食事援助に関する情報提供を行う．

3）理解度の確認

- 退院後の生活が安心して送れるように支援する．
- 患者・家族は指導内容が，すぐに理解できないことも多い．理解できない場合は，知識・技術（介助方法も含む）の指導を再度行い，理解度・技術の到達度を確認し，必要であれば指導を繰り返し行う．
- 困ったときの対応方法についても指導しておくと，急な変化に遭遇した場合でも患者・家族が対応しやすい（例：食欲がない，食事中のむせ込み，下痢・便秘，姿勢が崩れたとき，経管栄養に関するトラブルなど）．
- 緊急時の連絡先の確認をしておく．

4）人生会議（ACP）の開催

- 対象の今の希望や思いを聞き取り[1]，文書として記録しておく（この手順を「アドバンスド・

ケア・プランニング：ACP」といい，ACP の愛称に「人生会議」がある）．

● 対象の意思を家族や医療・介護提供者で共有しておき，対象が自分の思いを伝えられなくなった場合に備えておくことが重要である（例えば「対象が脳血管障害を再発し，摂食嚥下障害が重度になったとき，経腸栄養を選択するか否かの判断をする場面」など）．

● 対象の状況によって考えは変わってくることも

ある．定期的に対象の思いを聞き取ることが大切ある．

（川端直子）

文献

1) 広島県地域保健対策協議会在宅医療・介護連携推進専門委員会 ACP 普及促進 WG：ACP の手引き　豊かな人生とともに―私の心づもり，2019. https://www.pref.hiroshima.lg.jp/uploaded/life/842382_7979695_misc.pdf（2023 年 11 月 1 日閲覧）

第4章 食事援助のポイント

5 嚥下調整食

1 嚥下調整食とは

- かつて嚥下障害に配慮した食事は「介護食」「嚥下食」「嚥下障害食」「ソフト食」「やわらか食」など様々な名称のもと，病院独自の食形態の工夫が行われていた．しかし，そのため，病院間連携や病院から在宅を含めた連携においては困難があった．
- 嚥下に配慮した食事について臨床での共通理解と連携を目的に，2013年に日本摂食嚥下リハビリテーション学会は「日本摂食・嚥下リハビリテーション学会嚥下調整食分類2013」（学会分類2013）を作成した[1]．
- 「学会分類2013」において，従来流布していた嚥下障害食といわれる用語を「障害」という語を用いず，嚥下機能障害に配慮して調整した（ととのえた・用意した・手を加えた）の意味で「嚥下調整食」という名称を採用した．

2 嚥下調整食の分類

1）経緯

- 「学会分類2013」の作成後，新たな知見や会員からのパブリックコメントを受け，2021年に改訂を行い，日本摂食嚥下リハビリテーション学会として「日本摂食嚥下リハビリテーション学会嚥下調整食分類2021」（学会分類2021）を作成した[2]．
- 「学会分類2021」（食事）では，食事の分類をコード0，コード1，コード2，コード3，コード4の5段階に設定した．簡便のために早見表を示す（表1）．
- 「学会分類2021」の理解を深めるために，早見表のみではなく日本摂食嚥下リハビリテーション学会のホームページなどで本文全体を参照していただきたい．

2）学会分類2021（食事）の分類（図1）

〈コード0〉

- 嚥下訓練食品の位置づけである．コード0jとコード0tの2種類があり，jは「ゼリー状」，tは「とろみ状」の略である（経口摂取を開始する際に，ゼリー状が適している症例と，とろみ状が適している症例に対応するためである）．
- **コード0j**：均質で，べたつき（付着性）が低く，軟らかく，離水やたんぱく質の少ないゼリーで，スライス状にすくうことができる．嚥下調整食用に開発されたゼリーがある．嚥下食ピラミッドL0，特別用途食品えん下困難者用食品許可基準Ⅰが該当する．
- **コード0t**：均質で，べたつき（付着性）が低く，とろみの程度としては中間のとろみ，もしくは濃いとろみのどちらかが対応する．
- ゼリーの丸飲み（丸呑み）で誤嚥する場合やゼリーが口の中で溶けてしまう場合は0jよりも0tが適している．

〈コード1j〉

- 均質でなめらかで，かつ離水が少ないゼリー・プリン・ムース状の食品である．たんぱく質の含有量は問わない．嚥下食ピラミッドL1およびL2や特別用途食品えん下困難者用食品許可

第4章 食事援助のポイント

表1 学会分類2021（食事）早見表

コード【I-8項】		名称	形態	目的・特色	主食の例	必要な咀嚼能力	他の分類との対応
0	j	嚥下訓練食品0j	均質で，付着性・凝集性・かたさに配慮したゼリー離水が少なく，スライス状にすくうことが可能なもの	重度の症例に対する評価・訓練用少量をすくってそのまま丸呑み可能残留した場合にも吸引が容易たんぱく質含有量が少ない		（若干の送り込み能力）	嚥下食ピラミッドL0えん下困難者用食品許可基準I
	t	嚥下訓練食品0t	均質で，付着性・凝集性・かたさに配慮したとろみ水（原則的には，中間のとろみあるいは濃いとろみ*のどちらかが適している）	重度の症例に対する評価・訓練用少量ずつ飲むことを想定ゼリー丸呑みで誤嚥したりゼリーが口中で溶けてしまう場合たんぱく質含有量が少ない		（若干の送り込み能力）	嚥下食ピラミッドL3の一部（とろみ水）
1	j	嚥下調整食1j	均質で，付着性，凝集性，かたさ，離水に配慮したゼリー・プリン・ムース状のもの	口腔外で既に適切な食塊状となっている（少量をすくってそのまま丸呑み可能）送り込む際に多少意識して口蓋に舌を押しつける必要がある0jに比し表面のざらつきあり	おもゆゼリー，ミキサー粥のゼリーなど	（若干の食塊保持と送り込み能力）	嚥下食ピラミッドL1・L2えん下困難者用食品許可基準IIUDF区分 かまなくてもよい（ゼリー状）（UDF：ユニバーサルデザインフード）
2	1	嚥下調整食2-1	ピューレ・ペースト・ミキサー食など，均質でなめらかで，べたつかず，まとまりやすいものスプーンですくって食べることが可能なもの	口腔内の簡単な操作で食塊状となるもの（咽頭では残留，誤嚥をしにくいように配慮したもの）	粒がなく，付着性の低いペースト状のおもゆや粥	（下顎と舌の運動による食塊形成能力および食塊保持能力）	嚥下食ピラミッドL3えん下困難者用食品許可基準IIIUDF区分 かまなくてもよい
	2	嚥下調整食2-2	ピューレ・ペースト・ミキサー食などで，べたつかず，まとまりやすいもので不均質なものも含むスプーンですくって食べることが可能なもの		やや不均質（粒がある）でもやわらかく，離水もなく付着性も低い粥類	（下顎と舌の運動による食塊形成能力および食塊保持能力）	嚥下食ピラミッドL3えん下困難者用食品許可基準IIIUDF区分 かまなくてもよい
3		嚥下調整食3	形はあるが，押しつぶしが容易，食塊形成や移送が容易，咽頭でばらけず嚥下しやすいように配慮されたもの 多量の離水がない	舌と口蓋間で押しつぶしが可能なもの押しつぶしや送り込みの口腔操作を要し（あるいはそれらの機能を賦活し），かつ誤嚥のリスク軽減に配慮がなされているもの	離水に配慮した粥など	舌と口蓋間の押しつぶし能力以上	嚥下食ピラミッドL4UDF区分 舌でつぶせる
4		嚥下調整食4	かたさ・ばらけやすさ・貼りつきやすさなどのないもの箸やスプーンで切れるやわらかさ	誤嚥と窒息のリスクを配慮して素材と調理方法を選んだもの歯がなくても対応可能だが，上下の歯槽堤間で押しつぶすあるいはすりつぶすことが必要で舌と口蓋間で押しつぶすことは困難	軟飯・全粥など	上下の歯槽堤間の押しつぶし能力以上	嚥下食ピラミッドL4UDF区分 舌でつぶせるおよびUDF区分 歯ぐきでつぶせる およびUDF区分 容易にかめるの一部

学会分類2021は，概説・総論，学会分類2021（食事），学会分類2021（とろみ）から成り，それぞれの分類には早見表を作成した．
本表は学会分類2021（食事）の早見表である．本表を使用するにあたっては必ず「嚥下調整食学会分類2021」の本文を熟読されたい．
*上記0tの「中間のとろみ・濃いとろみ」については，学会分類2021（とろみ）を参照されたい．
本表に該当する食事において，汁物を含む水分には原則とろみを付ける．
ただし，個別に水分の嚥下評価を行ってとろみ付けが不要と判断された場合には，その原則は解除できる．
他の分類との対応については，学会分類2021との整合性や相互の対応が完全に一致するわけではない．
（日本摂食嚥下リハビリテーション学会嚥下調整食委員会：日本摂食嚥下リハビリテーション学会嚥下調整食分類2021，日本摂食嚥下リハビリテーション学会誌，25（2）：139，2021．より許可を得て転載）

5. 嚥下調整食　119

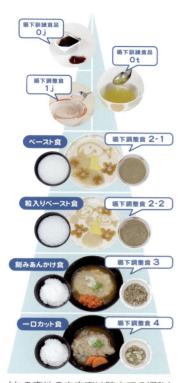

図1　学会分類2021（食事）に合わせた嚥下調整食の例
（左の青地の白文字は院内での通称）

基準Ⅱが該当する．
- スプーンですくうと食塊状になっており，咀嚼に関連する能力は不要である（丸飲みができる）．多少意識して送り込む必要がある．

〈コード2〉
- 口腔内の簡単な動きにより適切な食塊にまとめることができ，送り込む際に多少意識して口蓋に舌を押しつける必要があるペースト状の食形態である．嚥下食ピラミッドL3，特別用途食品えん下困難者用食品許可基準Ⅲに該当する．
- なめらかで均質なものを2-1，軟らかい粒などを含む不均質なものを2-2とする．
- たんぱく質の含有量は問わず，食事として提供する．
- 食品をミキサーにかけてなめらかにし，かつ，とろみ調整食品やゲル化剤で離水や粘度を調整したものである．

〈コード3〉
- 形のある食形態である．歯や義歯がなくても舌で押しつぶすことが可能で，食塊がつくりやすく，多量の離水がなく，飲み込むときにばらけにくい食形態である．
- 「やわらか食」「ソフト食」などといわれている食形態である．
- 舌で押しつぶせるくらい軟らかい状態であるため，つなぎを工夫したりひき肉料理，あんかけをした軟らかい煮物などが該当する．
- 一般料理でも素材の選択や調理方法の工夫により可能なものがある．

〈コード4〉
- 歯茎で押しつぶすことができる（指の腹でつぶせる，もしくはスプーンや箸で切れる）軟らかさで，ばらけにくく，貼り付きにくい食形態である．
- 「軟菜食」「移行食」などといわれている食形態である．
- 「刻み食」「刻みとろみ食」の多くはコード3かコード4に相当することが多い．これらは刻んだものの硬さにより分類される[3]．

〈嚥下調整食レシピ〉
- 嚥下調整食のレシピを紹介したサイトや書籍が多く出ているので参照されたい．その一部を下記に紹介する．

・嚥下調整食レシピ（食べるを支える会）．https://shokushien.net/recipe/（2024年8月22日閲覧）
・嚥下食レシピ・製品活用レシピ（ニュートリー）．https://www.nutri.co.jp/nutrition/recipe/index.html（2024年8月22日閲覧）
・嚥下調整食レシピ（横浜嚥下研究会）．https://yokohamaenge.com/foodrecipe（2024年8月22日閲覧）
・栢下淳，江頭文江編：嚥下調整食学会分類に基づく嚥下調整食レシピ123，医歯薬出版，2023．

3 嚥下調整食の選択と使用方法

1) 嚥下調整食の選択

- **咀嚼が不十分な場合**：舌や口蓋で押しつぶす力があればコード3，歯がなくても歯茎でつぶすことができればコード4を選択する．さらに咀嚼と食塊形成が不十分な場合は，まとまりやすさ（凝集性）を重視した食事を選択する．
- **口腔から咽頭への送り込みが不十分な場合**：べたつき（付着性）が少ない食事を選択する．一般的に，液状のコード0tやコード2のほうが，ゼリー状のコード0jやコード1jよりも送り込みやすい[4]．
- **咽頭における嚥下のタイミングが合わない場合**：食物の咽頭の進行速度を遅くするためには粘度を上げた食事を選択する．また，まとまりやすさ（凝集性）を考慮すると気管への侵入を減らすことができる．

2) 使用方法

- 摂食嚥下障害による絶食後，初めて経口摂取を行う場合，コード0jかコード0tから始める．
- コードを変える場合は，小さいスプーン（2～3 mL程度）の一口から始める．
- 摂取状況の観察，頸部聴診，体調を確認しながら，一皿の摂取，一食の摂取へと広げる．
- 「学会分類2021」には「あるコードとして提供されている食事を十分に摂取できた場合に次の段階に上がる」という段階的な食上げは基本的な手法[2]と述べられている．
- 施設や家庭での嚥下調整食は，常に一食すべてが1つのコードの食品に統一されている必要はない．コード3やコード4が摂取可能な場合に，そのほかのコード（コード0jや0t）を入れて，交互嚥下や負担軽減に活用することができる．

4 とろみの分類

- 学会分類2021（とろみ）は学会分類2013（とろみ）と同様に，とろみつき液体を，薄いとろみ，中間のとろみ，濃いとろみの3段階に分けて示した．学会分類2021（とろみ）早見表[2]を表2に示す．
- とろみについては，粘度計で測定した粘度，ラインスプレッドテスト（Line Spread Test；LST）の値，シリンジ法による残留量を示している．

5 とろみ段階の選択ポイント

- 水やお茶のような液体は，咽頭の通過速度が速く，咽頭でまとまりを保ちにくいため，誤嚥しやすい．
- とろみをつけることで咽頭の通過速度を緩やかにし，まとまり（凝集性）をもたせることができるため，誤嚥を減らすことができる．
- とろみをつけることで，味の変化やさっぱり感が減少するため摂取量の減少がみられる．脱水のリスクの減少のため，適切なとろみ調整食品の選択と，とろみの付与が必要である．
- 脳卒中後の嚥下障害がある場合は，最初に中間のとろみを試すことから始める．
- 中間のとろみほどのとろみの程度がなくても誤嚥しない人（嚥下障害がより軽度）には薄いとろみを試す．薄いとろみは，とろみの程度が軽いため，ルールが守られやすい．
- 濃いとろみは，重度の嚥下障害の人を対象としている．安全性を考慮するあまり，介助者は濃いとろみを選択する傾向がある．しかし，とろみ調整食品の種類によっては付着性が増し，かえって危険になる場合があるため，事前に試飲による確認が必要である．

5. 嚥下調整食　121

表2　学会分類2021（とろみ）早見表

	段階1 薄いとろみ	段階2 中間のとろみ	段階3 濃いとろみ
英語表記	Mildly thick	Moderately thick	Extremely thick
性状の説明 （飲んだとき）	「drink」するという表現が適切なとろみの程度 口に入れると口腔内に広がる液体の種類・味や温度によっては，とろみが付いていることがあまり気にならない場合もある 飲み込む際に大きな力を要しない ストローで容易に吸うことができる	明らかにとろみがあることを感じ，かつ「drink」するという表現が適切なとろみの程度 口腔内での動態はゆっくりですぐには広がらない 舌の上でまとめやすい ストローで吸うのは抵抗がある	明らかにとろみが付いていて，まとまりがよい 送り込むのに力が必要 スプーンで「eat」するという表現が適切なとろみの程度 ストローで吸うことは困難
性状の説明 （見たとき）	スプーンを傾けるとすっと流れ落ちる フォークの歯の間から素早く流れ落ちる カップを傾け，流れ出た後には，うっすらと跡が残る程度の付着	スプーンを傾けるととろとろと流れる フォークの歯の間からゆっくりと流れ落ちる カップを傾け，流れ出た後には，全体にコーティングしたように付着	スプーンを傾けても，形状がある程度保たれ，流れにくい フォークの歯の間から流れ出ない カップを傾けても流れ出ない （ゆっくりと塊となって落ちる）
粘度（mPa・s）	50-150	150-300	300-500
LST値（mm）	36-43	32-36	30-32
シリンジ法による残留量（mL）	2.2-7.0	7.0-9.5	9.5-10.0

（日本摂食嚥下リハビリテーション学会嚥下調整食委員会：日本摂食嚥下リハビリテーション学会嚥下調整食分類2021，日本摂食嚥下リハビリテーション学会誌，25（2）：144，2021．より許可を得て転載）

6 とろみ調整食品の選択と使用方法

1）とろみ調整食品の選択

- とろみ調整食品は，主原料によりデンプン系，グアーガム系，キサンタンガム系の3種類に大別される．現在は，キサンタンガム系が主流である．
- 選択のポイントは，味の変化，透明度，使いやすさ（溶けやすさ，ダマにならないかなど），口腔内の残留感，価格などである．
- 近年，とろみつき飲料（薄いとろみ）が販売されている．その一例を下記に紹介する．
- ・エバースマイルとろみ飲料（大和製罐）．https://www.ever-smile.jp/drink/（2024年8月22日閲覧）
- ・とろり緑茶（伊藤園）．https://www.itoen.jp/ torori/（2024年8月22日閲覧）

2）使用方法

- 病院や施設では多くのスタッフがかかわるため，スタッフによりとろみの程度が異なることは，リスクにつながる．
- 学会分類2021（とろみ）の3段階に合わせて，①液体の量，②とろみ調整食品の使用量を決める．学会分類2021（とろみ）早見表にある粘度，LST値，シリンジ法による残留量の値を参考に決める（図2）．
- 作りかた（液体と増粘剤の合わせかたや，かき混ぜる時間）をスタッフ間で統一する（図3）．できれば，動画や写真を使って周知する（第3章-5-図1「資料による情報の共有」を参照）．
- 作りかたの統一は，摂食嚥下障害の対象や家族がとろみの必要性を理解することに役立つ．

（沖田啓子）

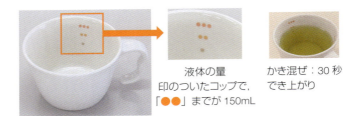

液体の量
印のついたコップで，「●●」までが150mL

かき混ぜ：30秒
でき上がり

とろみ調整食品の量

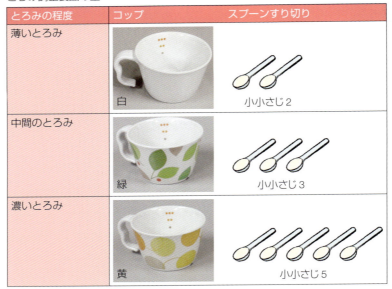

※とろみの種類により上のように使用するコップの色を分けるとわかりやすい．

図2　とろみ調整食品の使用例

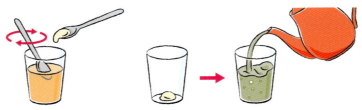

a. 飲み物をかき混ぜながら，増粘剤を少しずつ入れる．
b. 増粘剤を容器に入れ，飲み物を流し込み，かき混ぜる．

図3　液体と増粘剤の合わせかた

文献

1) 日本摂食・嚥下リハビリテーション学会医療検討委員会：日本摂食・嚥下リハビリテーション学会嚥下調整食分類2013．日本摂食・嚥下リハビリテーション学会誌，17（3）：255-267，2013．

2) 日本摂食嚥下リハビリテーション学会嚥下調整食委員会：日本摂食嚥下リハビリテーション学会嚥下調整食分類2021．日本摂食嚥下リハビリテーション学会誌，25（2）：135-149，2021．

3) 小城明子：「嚥下調整食分類2021」活用にあたってのポイント―質問の多い項目を中心に．臨床栄養，140（1）：27-30，2022．

4) 仙田直之：対象患者別の嚥下調整食の適応．嚥下調整食学会分類に基づく嚥下調整食レシピ123（栢下淳，江頭文江編），p.22-28，医歯薬出版，2023．

第 5 章

食べるための
口腔ケア

❶ 口腔ケア
❷ 口腔ケアの方法
❸ 口腔ケアの実際
Column
デンチャースペース義歯と姿勢
食べられる口づくり

第5章 食べるための口腔ケア

1 口腔ケア

1 口腔ケアとは

- 口腔は，食べる，話す，呼吸する，笑うなど，生きるうえで重要な役割がある．
- すべてのライフステージにおける口腔の健康を維持・改善することが口腔ケアの中心となる．
- 全身状態や生活環境・口腔環境により多種の口腔問題が発生する．
- 口腔ケアは，ポジショニングとともに食事援助の基本的ケアである．

1）口腔ケアの目的と効果

- 口腔の健康を維持・向上させることで，生活の満足度を高めて尊厳ある人生を保つ．
- 口腔環境や機能を維持し，食生活や栄養状態を維持する．
- 歯科疾患やオーラルフレイル（本項-2-5「歯の喪失，オーラルフレイル」を参照）を予防し，摂食嚥下や消化吸収を助ける．
- インフルエンザや誤嚥性肺炎などを予防し，健康を保持する．
- 口腔細菌を低減させ，糖尿病や心疾患などの全身疾患を予防する．
- 審美性を保ち，その人らしい生活や社会参加などQOL（生活の質）を向上させる（図1）．

2）口腔ケアの種類

- 口腔ケアは，器質的口腔ケアと機能的口腔ケアがある（図1）．
- **器質的口腔ケア**は，ブラッシングや洗口，義歯洗浄などにより口腔環境を維持する．
- **機能的口腔ケア**は，口腔リハビリテーションや間接訓練を含み口腔機能を維持・改善する．
- 狭義の口腔ケアは器質的口腔ケア，広義では機能的口腔ケアが含まれる．

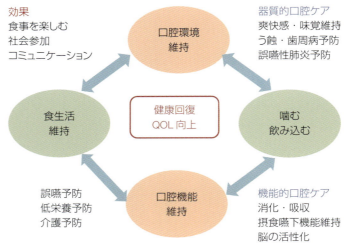

図1 口腔ケアの目的と効果

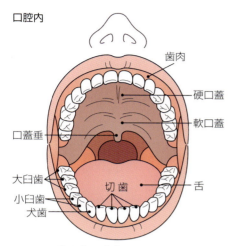
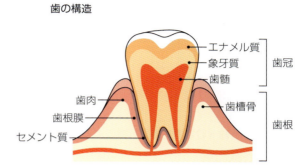

図2　口腔と歯の名称

- 機能的な口腔ケアは食前や食間，器質的な口腔ケアは食後が望ましい．
- 双方ともに重要であり，対象者の状態に沿って計画的に口腔ケアを実施する．

①器質的口腔ケア：口腔環境維持，清潔維持
- 口腔内を生活に保ち，爽快感が得られる．
- 口腔内のバイオフィルム（歯垢など）を除去し，口腔環境を改善する．
- う蝕，歯周病などの歯科疾患を予防する．
- 口腔細菌を減少させ，誤嚥性肺炎を予防する．

②機能的口腔ケア：口腔機能向上
- 脳を活性化させ認知機能の低下を防ぐ．
- 口腔機能を改善し「食べられる口」を維持する．
- 唾液の分泌を促し，咀嚼や消化吸収を亢進させる．
- 舌や口腔周囲筋の強化により，摂食機能・咀嚼機能の廃用を防ぐ．
- 口腔機能の維持・改善により，誤嚥やオーラルフレイルを防ぐ．
- 口や手を動かし，リハビリテーションや摂食行動が活発になる．
- 審美性が保たれ会話がはずみ食べられることで，社会参加ができる．

2　口腔環境と口腔問題

1）口腔

- 口腔は歯，歯肉，舌，口蓋，咽頭，粘膜などで構成される．
- 乳歯は20本，成人は28本（智歯を入れると32本）で，エナメル質，象牙質，歯髄，歯槽骨などで構成される（図2）．
- 口腔内は唾液が分泌され，常在菌が存在する．
- 大唾液腺は耳下腺，顎下腺，舌下腺があり，唾液が1日に約1000 mL分泌される．
- 口腔は呼吸や食事をするときの通路であり，外界や環境の影響を受けやすい．

2）歯垢・食物残渣

- 歯垢（プラーク）は，食事の有無にかかわらず歯や粘膜に付着する．
- 歯垢はバイオフィルム（歯垢が膜状になったもの）となり微生物の温床となるため，物理的に除去する．
- 歯垢は細菌や代謝物の塊で歯の表面に付着し，1 mg中に1億個程度の細菌が存在する．
- 口腔内細菌は300種以上でグラム陽性菌，グラ

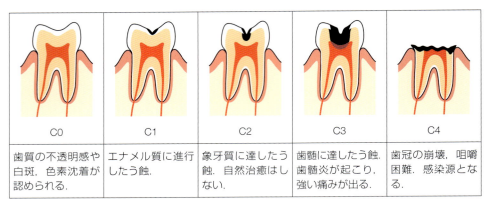

図3　う蝕（むし歯）の進行度による分類と症状

C0	C1	C2	C3	C4
歯質の不透明感や白斑，色素沈着が認められる．	エナメル質に進行したう蝕．	象牙質に達したう蝕．自然治癒はしない．	歯髄に達したう蝕．歯髄炎が起こり，強い痛みが出る．	歯冠の崩壊，咀嚼困難．感染源となる．

ム陰性菌，腸内細菌，肺炎桿菌，肺炎球菌などが存在する．
- 食物残渣は，口腔前庭，舌上，口蓋などに付着し，片麻痺では麻痺側に残りやすい．不快感や誤嚥，窒息の原因となる．

3）う蝕（むし歯）

- 初期には症状がほとんどなく，進行するに従い，強い痛みや歯の崩壊が起こる（図3）．
- 歯が細菌の酸産生により崩壊，エナメル質やセメント質から象牙質へと進行し実質欠損を形成する．
- う蝕の原因は，①細菌，②糖分，③歯質が関連する．生活習慣の中でどれかを低減させることで予防効果があがる．
- 口腔が酸性でpH5.5以下になると歯の溶解が始まるため，「だらだら食い」や糖分の摂取に注意する．
- う蝕の進行による歯髄炎では急性疼痛（C3），歯冠破折（C4）により食生活に多大な影響を及ぼす．
- 高齢者は，歯茎が下がった部位に発症する根面う蝕が増加する．食事中の破折や誤飲などの原因となる．

4）歯周病

- 自覚症状は歯茎が痛い，腫れる，出血などである．静かに進行するため初期は気づかず重度化しやすい．
- 歯を失う原因の第1位で，55歳以上は55〜60％が罹患しており（日本歯周病学会），生活習慣病ともいわれる．
- 歯の周囲の汚れ（プラーク）に含まれる細菌の毒素で歯肉に炎症が起き，歯槽骨が溶けていく疾患である．
- 歯周病は全身疾患と関連し，糖尿病，心疾患，血管障害，関節リウマチ，腎臓病，呼吸器疾患，骨粗鬆症などが報告されている[1]．
- 歯周病予防は歯垢除去で，ブラッシングや歯石除去が有効である．電動歯ブラシや歯間ブラシを併用するのも効果的である．

5）歯の喪失，オーラルフレイル

- 80歳で20本の歯を残す8020達成者は51.6％である（厚生労働省：令和4年歯科疾患実態調査の概要，2023）．
- 後期高齢者は，歯の喪失者が半数に及ぶことを想定し，摂食障害や義歯の管理が必要となる．
- 歯の喪失はオーラルフレイル[*1]の一因となり，口腔環境や機能の低下につながる．
- オーラルフレイルは，老化に伴う口腔機能の低下や食べる機能の"ささいな衰え"から進展するが，意識的なアプローチによって進行を緩やかにし，口腔機能を維持できる．適切なケアに

表1　口腔乾燥症の臨床診断基準

0度（正常）	1〜3度の所見がみられず正常範囲と思われる
1度（軽度）	唾液の粘性が亢進している
2度（中程度）	唾液中に細かい泡がみられる
3度（重度）	舌の上にほとんど唾液がみられず，乾いている

（柿木保明：口腔乾燥症の診断・評価と臨床対応—唾液分泌低下症候群としてとらえる，歯界展望，95（2）：321-332，2000．より許可を得て転載）

より改善する可逆性である．

● オーラルフレイルは，身体的フレイル，サルコペニア（第1章の Column「サルコペニアと嚥下障害」を参照），要介護認定，死亡のリスクとなっている．

● 生活習慣や栄養，運動を見なおすことで，オーラルフレイルは改善する．効果の出る口腔ケアも一助となる．

6）口腔乾燥

● 症状は，ネバネバ感，味覚障害，舌痛，義歯不適合，摂食嚥下障害など種々の口腔問題が起こる[3]．

● 原因には，薬剤，口呼吸，脱水，飲水制限，ストレス，放射線照射，唾液腺の障害などがある．

● 口腔乾燥の診断基準は，0度（正常）から3度（重度）に分類される（表1）．

● 治療やケアは，乾燥原因を特定し軽減する．薬剤は乾燥を助長するものがあり，確認し調整する．

● 口腔ケアは保湿と"サラサラ唾液を引き出す"ことを目標とする．

7）誤嚥性肺炎

● 誤嚥性肺炎は，嚥下機能障害などにより，唾液や食物，あるいは胃液などと一緒に細菌を気道に誤って吸引することにより発症する．

● 誤嚥性肺炎の高リスク者は，全身状態の悪化，摂食嚥下障害，非経口摂取，多剤服用，口腔状態の悪化，不良姿勢など多岐にわたる[4]．

● 発症によるリスクは，心不全・呼吸不全，あるいは重症化や再発などにより危機的状況となる．

● 口腔ケア時の不良姿勢は，汚染唾液などが咽頭に流入して誤嚥性肺炎のリスクを高める．

● 継続的な口腔ケアは，誤嚥性肺炎予防に有効である．唾液の自浄作用を促し，口腔内の細菌数を減少させる[5]．

8）口腔がん

● 口腔がんは，年間約1万人が診断され，60歳代が一番多い．発生部位は口腔底，口蓋，歯肉などがあるが，舌がんが60%を占める（がん情報サービス）．

● 粘膜の発赤，白い変色，口腔内のしこり，口内炎がなかなか治らないなどの症状が発見のきっかけとなる．

● 進行すると発生部位の腫脹，疼痛，出血，摂食嚥下障害，発声困難などが起こる．

● 早期発見と早期治療は重要である．手術では口腔の器質的障害が起こるため，口腔のセルフケア方法の変更や工夫が必要となる．

● 効果のある口腔ケアは，口腔内を清潔に保ち，感染のリスクを抑え，早期回復につながる．

9）疼痛

● 疼痛は，歯や歯肉，粘膜，顎などに起こり，食事が進まない一番の要因となる．

● 日常的に起こりやすい痛みには，う蝕による急性歯髄炎，慢性歯髄炎，歯周病による歯肉炎などがある．

● 炎症や神経刺激などで起こる痛みには，口内炎，舌痛症，顎関節症，顔面神経痛などがある．

● 適切な治療や疼痛コントロールと口腔ケアによ

＊1　**オーラルフレイル**：老化に伴う様々な口腔の状態（歯数，口腔衛生，口腔機能など）の変化に，口腔健康への関心の低下や心身の予備能力低下も重なり，口腔の脆弱化が増加し，食べる機能障害に陥り，さらにフレイルに影響を与え，心身の機能低下にまでつながる一連の現象および過程である[2]．

り，穏やかな日常と食事摂取をめざす．

10）出血

- 口腔内の出血には，全身的な要因と局所的な要因がある．
- **全身的な要因**には，出血傾向のあるとき，化学療法や放射線療法の副作用などがある．
- 口腔ケア時は，全身状態や出血傾向を確認して，粘膜を刺激しないようにする．
- **局所的な要因**には，歯周病による歯肉出血，外傷，口腔乾燥，強い力でのブラッシングなどがある．
- 出血時も口腔ケアは必要であり，用具の選択や，歯肉や粘膜への軟らかいタッチの方法を工夫する．
- 口腔ケア後は，継続して出血の有無や程度を観察し適切なケアをチームで実施する．

3 病期別の口腔ケア

1）口腔ケアの対象

- 病気や障害，老化などによりセルフケアが困難になった人を対象とする．
- 急性期，回復期，生活期，終末期などで，施設・在宅などでの療養者が対象となる．
- 全身状態，日常生活動作（ADL），口腔問題やニーズが異なるため，個別に目的やケア方法を計画し実施する．

2）急性期

- 内的・外的侵襲によって生命力の均衡が乱れる．原因疾患の治療，生命維持などの医療を提供する段階である[6]．
- 対象者は，脳卒中，心筋梗塞，手術後，外傷，誤嚥性肺炎などの急性期である．
- 口腔問題のリスクは，人工呼吸器関連肺炎（VAP），誤嚥性肺炎，絶食，ADL低下など，

多岐にわたる．
- 口腔ケアは，呼吸管理のもとに，日常生活援助や感染リスク低減，苦痛の緩和などを目的に行う．

3）回復期

- 回復が順調か，あるいは元の状態に戻るかは，病態や障害，リハビリテーションやケアの質で変化する．
- 回復への意欲を高め，その回復の徴候や悪化を注意深く観察する．
- 感染予防対策を継続し，口腔環境や機能を回復させるようセルフケア能力を高める．
- う蝕や歯周病など口腔問題が顕著化し，体重減少による義歯不適合も起こりやすい．
- 口腔ケアは，口腔の清潔維持，食べられる口づくり，歯科との連携などを通じて自立を支援する．

4）生活期（維持期）

- 生活の場は，施設や自宅となる．生活のリズムを整え，穏やかな生活を支援する．
- 高齢者は複合疾患や重篤化，セルフケア能力低下などにより介護が必要となる．
- 食事，排泄，睡眠などの生活のリズムを整え，再発や褥瘡，感染予防を心がける．
- 効果の出る口腔ケアやリハビリテーションは，食欲増進，脳を刺激し認知機能を高める．
- 「食べられる口」を維持することで，健康維持や自分らしい生活，社会参加を支援できる．

5）終末期（ターミナル期）

- 病気が治る可能性がなく，数週間〜半年程度で死を迎えるだろうと予想される時期である．
- がん，心疾患，老衰，肺炎，脳卒中，認知症など，すべての疾患や老衰が含まれる．
- 身体的・精神的苦痛を和らげ，穏やかな生活でQOL（生活の質）の向上をめざし，本人・家族の意思決定を支える．
- 口腔内は乾燥，疼痛，不快感，痰，分泌物など

の問題が起こるが，自己表現できない場合があり，口腔観察しながら保湿や疼痛緩和ケアに努める．
- ていねいな口腔ケアにより，楽しみの食事や会話が最後までできるよう支援する．
- エンゼルケア（死後の処置）では口腔内を清潔にして，義歯があれば装着する．死後も自分らしく美しくありたいと多くの人が願っている．

（迫田綾子）

文献

1) 日本歯周病学会編：歯周病と全身の健康，p.10-75，医歯薬出版，2016.
2) 「通いの場で活かすオーラルフレイル対応マニュアル 2020年版」編集委員会編：通いの場で活かすオーラルフレイル対応マニュアル—高齢者の保健事業と介護予防の一体的実施に向けて 2020年度版，p.9-10，日本歯科医師会，2020.
3) 柿木保明，西原達次編著：唾液と口腔乾燥症，デンタルハイジーン別冊，p.18-27，医歯薬出版，2003.
4) 野原幹司：嚥下からみた誤嚥性肺炎の予防と対策，日本呼吸ケア・リハビリテーション学会誌，28（2）：179-185，2019.
5) 米山武義他：要介護高齢者に対する口腔衛生の誤嚥性肺炎予防効果に関する研究，日本歯科医学会誌，20：58-68，2001.
6) 才藤栄一，植田耕一郎監修：摂食嚥下リハビリテーション，第3版，p.358-371，医歯薬出版，2016.

Column　デンチャースペース義歯と姿勢

誤嚥を防ぐ咽頭通過時の食形態

義歯を使用している人にとって，誤嚥を防ぐために重要なのは咽頭通過時の食形態であると私は考える．つまり口の中の食物を水分で流し込むのではなく，しっかり咀嚼をすることで食物を小さく噛み砕くとともに，唾液の分泌を促し，食物とよく混ぜ，飲み込みやすい食形態にすることが誤嚥予防に重要である．

デンチャースペース義歯と人工的な8020

日本歯科医師会は80歳で20本の歯があれば安全に食べることができるとして，8020運動を行っている．それでは，歯のない人には無理なのかと思えるが，そうではなく，私の開発したデンチャースペース義歯は，いわば人工的な8020の状態をつくることを理想としている．

超高齢社会では，下顎だけでなく上顎の顎堤（がくてい）（歯がなくなった歯肉部分）が，強く顎堤吸収され，顎堤が細くなる．この場合，義歯の安定を求め，上下の顎堤の一番高いところ（歯槽頂（しそうちょう））を基準に義歯をつくる従来の歯槽頂間線法則*で製作された義歯では，舌が収まる舌房（ぜつぼう）が狭くなり，咀嚼や飲み込む機能を阻害してしまう．そこで私は，顎堤が吸収され失われた部分を義歯床で補い，咬み合わせの高さを回復し，歯牙が元あった位置に人工歯を排列し，歯を失う前の口腔環境に戻し，舌房を確保しようと考え，デンチャースペース義歯を開発した．

デンチャースペース義歯とは

デンチャースペース義歯の作製にあたっては，解剖学的メルクマールから元の歯のあった口腔内を想定し，そのスペースに仮の義歯（治療用義歯）をつくる．その後，1〜2週間使用して，口腔機能の

＊　**歯槽頂間線法則**：総義歯を制作する際に，咀嚼圧がかかる方向を歯槽頂間線と一致させ上下顎臼歯人工歯を排列すると安定が得られるという法則．

リハビリテーションを行いながら本来の機能に適合した状態に調整していく．咬み合わせの高さ，左右差，位置の歪みを修正し，発音や審美的な回復も行い，適正な形態をもった義歯で口腔周囲筋のリハビリテーションを行う．そして摂食，咀嚼，嚥下ができることを確認した後，治療用義歯を元に本義歯を製作する（図1）．

従来の歯槽頂間線法則でつくられた義歯では，上顎の顎堤吸収が進むと義歯が小さくなって舌の動きは制御され，口輪筋，頬筋と形態が適合しないため，周囲筋の機能が十分に働かない．デンチャースペースを基準とした方法で義歯を製作すれば，その人本来の機能が回復できるため安全に嚥下することが可能となる．

デンチャースペース義歯は，元の口腔の状態に復元することができるため，顎の位置も安定し，全身の健康増進に非常に役立ち，姿勢もよくなり，歩けるようになった例も多々経験している．

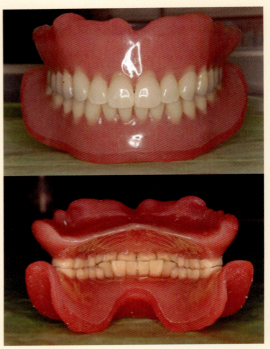

上顎は外側が吸収し，下顎は上から吸収してくるため，その分，床を厚くして補い，本来の歯槽をつくる．

図1　デンチャースペース義歯

（加藤武彦）

第5章 食べるための口腔ケア

2 口腔ケアの方法

1 口腔ケアの進めかた

- 口腔はプライベート部分であり，対象のプライバシーや尊厳を守りながら実施する．
- 看護過程に沿って，情報収集，アセスメント，目標，計画，実施，評価を，チームで実践する（図1）．
- 対象の病期により，病態，ADL（日常生活動作），口腔ケアの方法などの優先順位が異なる．
- 日常生活援助とともに，感染予防対策やリスク管理などの専門性が必要である．
- チームで基本的な技術を統一し，対象の気持ちよさを引き出す．
- 口腔ケアをコミュニケーションの手段とし，良好な関係をつくる．

1）姿勢調整（ポジショニング）

- 口腔ケアを安全に安楽で効果的に実施するためには，適切なポジショニングから開始する（第1章-1「食事におけるポジショニング」を参照）．

2）アセスメント（情報収集・観察）

- **主観的情報**：疼痛，不快感，口臭，食べにくさなどの自覚症状．
- **客観的情報**：全身状態，口腔状態，栄養状態，ADL，口腔ケアの種類・回数，認知機能など．
- 口腔観察やケアの実施にあたっては，その旨を対象に伝え了解を得る．短時間でできるよう必要物品をそろえる．
- 口腔アセスメントシートを活用し，口腔ケアのニーズや希望も併せ，チームで情報を共有する．

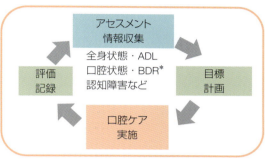

ゴール：口が湿って気持ちがよい→QOL

*BDR：歯みがき（brushing），義歯装着（denture wearing），うがい（mouth rinsing）．口腔清掃自立度の判定基準となる．

図1　口腔ケアの進めかた（看護過程）

- 口腔アセスメントシートは多種公開されている．各々の使用目的により選択する．
① オーラルフレイルのチェック項目：地域や高齢者施設，検診などに使用する（表1）[1]．
② 包括的口腔アセスメントシート（SOAS）：WHOヘルスプロモーションの総合モデルであるプリシード・プロシードモデルを参考に筆者が開発し改訂した（Ver.3，図2）．健康やQOLの向上を目的に口腔状態，ケア行動を包括的評価しケアにつなげる[2]．
③ OHAT（Oral Health Assessment Tool，オーハット）：誰でも口のアセスメントができるようつくられた簡便な口腔スクリーニング用紙で，口腔内の写真表示がありわかりやすい[3]（本章-3-図1「口腔スクリーニングツールの例（OHAT-J）」を参照）．
- 口腔アセスメントシートの選択は，簡便でケア行動につなぎ，定期評価ができるものが定着しやすい．

表1　**オーラルフレイルのチェック項目**（Oral frailty 5-item Checklist；OF-5）

項目	質問	選択肢	
		該当	非該当
残存歯数減少	自身の歯は，何本ありますか（さし歯や金属をかぶせた歯は，自分の歯として数えます．インプラントは，自分の歯として数えません）	0〜19本	20本以上
咀嚼困難感	半年前と比べて固いものが食べにくくなりましたか	はい	いいえ
嚥下困難感	お茶や汁物等でむせることがありますか	はい	いいえ
口腔乾燥感	口の渇きが気になりますか	はい	いいえ
滑舌低下*（舌口唇運動機能の低下）	普段の会話で，言葉をはっきりと発音できないことがありますか	はい	いいえ

↓

> 5つの項目のうち，2つ以上に該当する場合を「オーラルフレイル」とする

*滑舌低下について：舌口唇運動機能（巧緻性および速度）の検査であるオーラルディアドコキネシスは，医療機関ではない場所でも，簡便な測定装置もしくはアプリケーションを用いて，上記5項目に加えて実測が可能である．

項目	計測	滑舌低下	
		該当	非該当
滑舌低下*（舌口唇運動機能の低下）	オーラルディアドコキネシス（タ音の1秒当たりの発音回数）	6.0回/秒未満	6.0回/秒以上

（日本老年医学会，日本老年歯科医学会，日本サルコペニア・フレイル学会：オーラルフレイルに関する3学会合同ステートメント，老年歯学，38（4）：E89，2024．より許可を得て転載）

- 情報は，患者や家族，チームで共有し，重要性や変わりやすさから優先順位を決める．

3）口腔ケア用具の選択

- 口腔ケアを効果的に実施するためには，目的に即した用具の選択が重要である．
- 適切な口腔ケア用品により，安全に的確な実施ができる（図3）．

4）良好なコミュニケーション

- 他者に口腔内を見せることは羞恥心を伴うため，良好な関係づくりから開始する．
- 口腔ケア前は，言語・非言語的コミュニケーションにより不安や緊張を緩和する（図4）．
- 開口困難の原因は，意識障害，聴覚障害，口腔機能低下，認知障害，不安や恐怖などがある．
- 握手や顔のマッサージにより快の刺激を入れ，気持ちよいケアであることを対象者の身体に伝える．

- 終了までリラックスできる環境をつくり，気持ちよい口腔ケアを提供する．
- 全介助の場合でも，自分で歯ブラシを持つ，口に当てるなどの援助がセルフケアにつながることがある．

5）口腔ケアの実際

- 口腔ケアの実際は，本章-3「口腔ケアの実際」を参照．
- 標準感染予防策（スタンダードプリコーション）に沿う（ブラッシング時は唾液などの飛散がある）．
- 対象へ口腔ケアを開始することを伝え，了解を得る．
- 安全で安楽な個別のポジショニングをする．リクライニング角度や車いすの調整が必要である[4]．
- オトガイ部と胸部の間隔は2〜3横指で，汚染物の誤嚥を防ぐ．

2. 口腔ケアの方法　133

包括的口腔アセスメントシート（SOAS）Ver.3　　　　NO.

氏名　　　　　　　年齢　　　才 ・男・女・他　　　調査　　年　　月　　日

主疾患・障害

既往

食事　・普通食　・軟食　・嚥下食　　・絶食・胃瘻　・経鼻経管　・その他：

介護度：要支援（1・2）　　要介護 1・2・3・4・5　　障害認定　・無・有（　　　　　）

本人や家族の希望／ニーズ

内　容		0点	1点	2点	日	日	日	口腔状態		
1	笑顔が出る		はい	時々	なし					
2	口が気持ちよい		はい	時々	なし					
3	食欲や満足感がある		はい	時々	なし					
4	苦痛がない		はい	時々	なし					
5	全身状態		良好	やや不良	不良					
6	歯数	残存歯（　）本	20本以上	10～19本	9本以下					
7	歯肉	発赤／出血等	20本以上	10～19本	9本以下			1	ケア計画	○
8	舌	舌苔／動き	良好	やや不良	不良			2	口腔観察	
9	粘膜	発赤／乾燥／汚染	良好	やや不良	不良			3	歯みがき	
10	唾液	分泌／性状	良好	やや不良	不良			4	粘膜・乾燥ケア	
11	声	発声／明瞭さ	良好	やや不良	不良			5	含嗽／洗口	
12	摂食	咀嚼／嚥下	良好	やや不良	不良			6	清拭／洗浄	
13	疼痛・他	歯／粘膜／他	なし	時々	常時			7	保湿	
14	義歯適合	義歯不用⇒0点	良好	やや不良	不良			8	義歯管理	
15	清潔状態	食片／歯垢（義歯含）	良好	やや不良	不良			9	疼痛管理	
16	ケア回数	自分 or 介助	1日2回以上	時々	無し			10	口腔リハビリ	
17	自立度（BDR指数）	ブラッシング（B）	自立	一部介助	全介助			11	指導	
18		義歯着脱（D）	自立	一部介助	全介助			12	歯科治療	
19		洗口／含嗽（R）	自立	一部介助	全介助			13	準備／片づけ	
20	的確なケア	方法・効果	良好	やや不良	不良			14	その他	
				合計点						

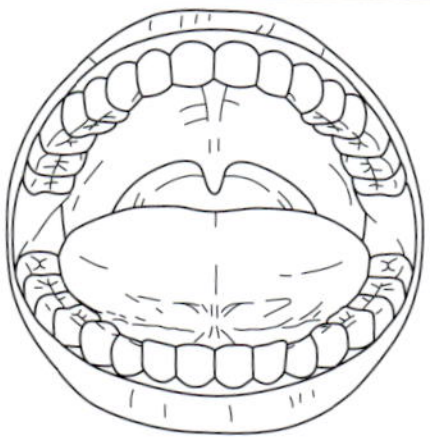

＊No.1-5：健康・QOL，6-15：口腔状態　16-20：行動　　BDR指数：B；Brushing　D；Denture Wearing　R；Rinsing

目標／計画／経過記録

【担当】

図2　包括的口腔アセスメントシート（SOAS）Ver. 3

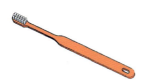
歯ブラシ
ブラシ：3列
幅：前歯2本分
硬さ：普通（出血時やわらかめ）
柄：真直ぐ，同じ太さ

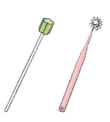
粘膜用ブラシ
スポンジブラシ
球状ブラシ
痰・汚染物除去

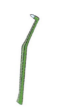
タフトブラシ
歯と歯ぐきの間．
残歯磨き

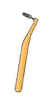
歯間ブラシ

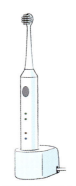
電動音波ブラシ

歯磨剤
用途で選択
フッ素入り

保湿剤・洗口剤
ジェルタイプ
リキッドタイプ

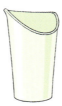
洗口用コップ
ノーズカット

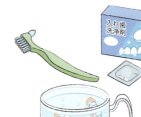
義歯管理
入れ歯洗浄剤
洗浄ブラシ
容器

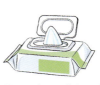
口腔ケアウェットシート

排唾管　曲げ方自由
唾液の吸引，誤嚥予防

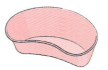
ガーグルベースン

図3　口腔ケアに用いる用具

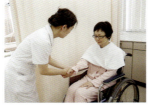
①緊張が強い人や初めての人は握手からはじめる．

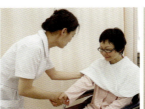
②握手で触る感覚を体感してもらい，腕や肩，首などのマッサージをする．

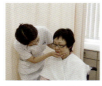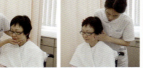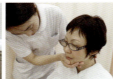
③徐々に口に触り，開口を促す．

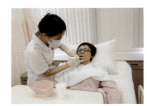
④口腔観察とケアの実施．

図4　口腔ケアの前のコミュニケーション

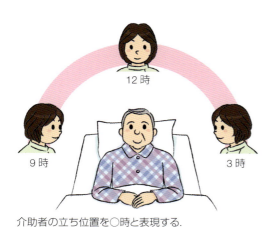

介助者の立ち位置を○時と表現する．
図5　クロックポジション

- 側臥位の場合は，健側を下にする．
- 介助者のポジショニングも重要で，介助位置をクロックポジションで表現する（図5）．
- 対象の表情や言動，痛みや誤嚥などの苦痛に気を配り，気持ちよさを引き出す．

6）チームで行う口腔ケア

- チームメンバーは，統一した技術を提供できるようトレーニングを重ねる．
- チームは医療職，介護職，家族などで構成し，対象の健康回復，QOLの向上をはかる．
- 看護師は，対象の代弁者としての役割やチーム間のマネジメントを担う．
- 口腔状態，ケア計画，実施内容などを記録や電子カルテで情報共有し，役割分担をする．
- 対象や家族への指導内容は，ベッドサイドに掲示したり，紹介するなどしてメンバーの協力を得る．
- チーム力の良否はケアの質を決める．各専門職役割を理解し相互成長をはかる．

2 自立度別の口腔ケアとポジショニング

- ここでは障害高齢者の日常生活自立度（寝たきり度）と病期を合わせて口腔ケアを紹介する[5]．

- 日常生活自立度と口腔ケアの自立度は，認知能力や手指の巧緻性などが影響し，異なる場合がある（表2）．

1）日常生活自立度ランクJ・A

- 口腔ケアは自立した状態だが，摂食嚥下障害や感染のリスクがある状態である．
- 効果の出る用具の選択とともに，本人に手鏡で口腔内を見てもらい，口腔ケアへの関心を高める．
- 食後の口腔ケア（1日3回）を習慣づける．
- 食べられる口の維持や口腔の爽快感を感じてもらう．
- う蝕，歯周病，義歯の不適合などの早期発見と治療を促す．
- オーラルフレイル予防として，楽しい口腔リハビリテーションを取り入れる．

2）日常生活自立度ランクB

- 口腔ケアは自立支援または見守る（感染リスクや急変の可能性がある）．
- ADL低下や口腔状態の変化により，新たなケア方法の導入が必要となる．
- 電動歯ブラシや歯ブラシの工夫をして，自立を支援する．
- 「できること」と「できないこと」を確認しあい，見守りや適宜介助をする．
- 部分床義歯は，片麻痺などで手指の操作性が低下していると自分では外せない．
- 1日数回，洗口や粘膜ケアをていねいに行い，口腔細菌を減少させる．
- ブラッシングや洗口中での汚染唾液などの誤嚥防止として，姿勢やコップの工夫をする．

3）日常生活自立度ランクC

- 良好な口腔環境を維持し，口腔ケアによる爽快感，気持ちよさを引き出す．
- 全介助の場合でも，歯ブラシを渡して，五感や身体記憶を刺激する．

第5章　食べるための口腔ケア

表2　日常生活自立度別の口腔ケア（18 歳以上適応）

日常生活自立度/病期	ランクJ（生活自立）・A（準寝たきり） 健康時，回復期，維持期	ランクB（寝たきり） 回復期，維持期	ランクC（寝たきり） 急性期，終末期
口腔ケアの自立度	自立/見守り	一部介助/見守り	一部介助/見守り
口腔ケアのねらい	・口が湿って気持ちよい状態の維持 ・食後の口腔ケア習慣化 ・う蝕，歯周病の予防・改善 ・摂食嚥下障害の早期発見 ・食べられる口の維持 ・オーラルフレイル予防	・常に爽快感を感じる ・強みを引き出す/残存機能の活用 ・自立支援と見守り ・食べられる口づくり ・口腔リハビリテーション開始，適切な義歯装着 ・呼吸器感染予防	・爽快感を引き出す ・五感を刺激する ・苦痛の緩和 ・呼吸路の確保と感染予防 ・口腔環境を良好に維持
場所	洗面所，車いす，ベッド上	洗面所，車いす，ベッド上	洗面所，車いす，ベッド上
ポジショニング（姿勢）	・座位，立位で体幹保持 ・頭頸部は前屈（2～3横指） ・頭頸部は前屈（ノーズカットのコップ使用） ・リクライニング位は45～60度	・回復過程により姿勢を考慮 ・ベッド，車いす，立位 ・リクライニング位30～60度 ・上肢と手の動きをサポート ・ADLを確認し自立を促す ・姿勢は段階的にアップまたはダウン	・リクライニング位30～50度 ・安全・安楽を優先する ・側臥位は健側を下にする ・頭頸部は前屈（2～3横指） ・汚染物流入防止姿勢
口腔ケアのポイント	・ケア用品の選択・準備，声かけ ・口腔状態とケア方法を観察する（新たな方法の必要もある） ・食後の口腔ケア（1日3回） ・効果の出るブラッシング，洗口 ・口腔問題の早期発見と治療 ・自立支援と家族指導	・新たな口腔ケア開始 ・効果の出るケア用品選択と指導 ・食後の口腔ケアを習慣化 ・口腔リハビリテーションを併用する ・できないことを確認し代償する ・介護者に指導する ・ケア後に爽快感を感じる	・適切なコミュニケーション ・苦痛の緩和（疼痛，舌苔，乾燥など） ・1日3回以上の口腔ケア ・口腔乾燥予防 ・気持ちよさを引き出す ・ケア中の誤嚥予防 ・食べる楽しみを残す
口腔ケアの実際	・口腔観察，自立度確認 ・用具の紹介・指導 ・ブラッシング＋洗口（含嗽） ・義歯洗浄 ・歯科治療のすすめ ・楽しい口腔リハビリテーション	・口腔観察，異常の早期発見 ・自立支援，用具の工夫 ・ブラッシング＋洗口 ・ADL低下では電動歯ブラシ使用 ・口腔清拭・洗浄 ・義歯洗浄＋着脱介助 ・粘膜ケア ・楽しい口腔リハビリテーション	・口腔観察，異常の早期発見 ・ブラッシング＋口腔清拭 ・洗浄，吸引 ・義歯洗浄＋装着 ・粘膜ケア，保湿 ・症状緩和 ・口腔リハビリテーション継続

（自立度は変化するため定期的にアセスメントし，介助やケア方法の見なおしが必要．要介護者は，短時間で効果的にケアできる用品を選択・指導する）
※日常生活自立度は，第2章-1「食事のアセスメント」の表5「障害高齢者の日常生活自立度（寝たきり度）」を参照．

- 苦痛の緩和を最優先する（口腔乾燥，喀痰，疼痛，呼吸苦，不良姿勢など）．
- 口腔乾燥は，唾液腺（顔を含む）マッサージや保湿剤を適切に使用する．
- 誤嚥性肺炎予防や呼吸苦の場合はリクライニング位や，3～4時間ごとの粘膜ケアを行う．
- 口腔ケアのゴールは「口が湿って気持ちよい状態」とする．それは口腔内が唾液で潤い，痛み

2. 口腔ケアの方法　137

表3　口腔ケア時のリスク管理

ケア項目	リスク要因	なりゆき	リスク管理とケア
コミュニケーション	いきなり開始	苦痛や拒否につながる	気持ちのよいケアから開始
		開口しない，口腔状態不良	説明し了解を得てから開始
ポジショニング	仰臥位	不顕性誤嚥，舌根沈下	ベッド：リクライニング位（頭部斜め下向き），足底接地，側臥位（健側下）
	頸部伸展	汚染唾液・分泌物誤嚥	頸部前屈（2～3横指）
	不安定姿勢，体幹傾き	歯ブラシが見えない	適切なポジショニング：視覚情報確保
		上肢運動制限，疲労	適切なポジショニング：上肢サポート
	介助者：逆手使用	歯ブラシ操作不良，唾液貯留	3・9時クロックポジション 利き手使用
ブラッシング	口唇保護がない	不快感，疼痛，口唇裂傷	反対の指腹で口唇を保護
	唾液貯留	不顕性誤嚥	観察，口腔清拭，吸引
		呼吸苦	呼吸状態観察，動脈血酸素飽和度（SpO_2）測定
	合わない歯ブラシ	刷掃効果減少	口腔状態に合う歯ブラシの選択
		口腔細菌増加	口腔衛生指導を受ける
	不適切なブラッシング法	歯垢・バイオフィルム増加	適切なブラッシング指導を受ける
		歯肉出血，痛み	1本ずつ小刻みにみがく
		歯の摩耗，神経過敏（痛み）	補助具を使用する
	不潔なブラシ，洗浄不十分	刷掃効果不良，感染リスク	流水で洗浄し乾燥 1か月で歯ブラシ交換
	歯間清掃用具の誤使用	歯肉損傷	歯間サイズに合わせる
洗口 清拭	口腔清拭だけのケア	歯垢・バイオフィルム残存	歯垢除去はブラッシングが必須
			う蝕，歯周病の悪化
	口腔閉鎖不良	汚染物誤嚥	口腔清拭，口唇周囲筋リハビリテーション
	洗口困難・不十分	口腔細菌増加，感染リスク	
		不快，口腔細菌増加	洗口5回以上，口腔清拭・洗浄，吸引
吸引	強く長い吸引	恐怖感→口腔ケア拒否	成人の吸引圧：100～150 Torr（mmHg）
	未熟な手技	粘膜損傷，酸素不足，呼吸苦	挿入：口腔に10～13cmで10秒以内 手技をチームで確認
義歯	歯垢・食物残渣付着	不快，口臭，味覚低下 義歯性口内炎，誤嚥性肺炎	食後の義歯洗浄（毎食後），清潔保持，義歯洗浄剤使用
	義歯誤飲・誤嚥	疼痛，呼吸苦，食道裂傷，窒息	応急処置，義歯摘出，義歯作成
	義歯紛失	摂食嚥下困難，不顕性誤嚥	義歯へ記名，装着の有無確認
			専用容器への保管，外さない
誤嚥 窒息	唾液・残渣物の誤嚥	不顕性誤嚥，誤嚥性肺炎	適切なポジショニング，全身状態観察
		気道閉塞，窒息	サインを見逃さない，救急対応

などの苦痛がないことである．

4）小児の場合

- 歯の萌出は生後約7か月である．歯みがきを習慣化し，生活のリズムをつける．
- 歯ブラシを持てるようになると小児自身でみがいた後，介助者が仕上げみがきをする．
- 仕上げみがきの姿勢は，介助者の膝に小児の頭をのせ，覗き込むようにする（図6）．
- 歯みがきは臼歯から開始する．前歯は知覚が

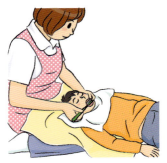

安心感を与え，口の中もよく見える．

図6　小児の寝かせみがき

鋭敏で拒否や歯みがき回数の減少の原因になりやすい．
- う蝕予防は，その原因を意識し，歯質強化，糖分摂取，口腔細菌のすべて，またはいずれかにアプローチする．
- 重症心身障害児の口腔環境は疾病や薬剤などの影響を受けやすく，口腔ケアは非常に重要となる．専門職に相談しながら個別的に行い成長発達を支援する．

3　口腔ケアにおけるリスク管理

- 口腔ケアは，開始から終了まで対象も介助者もともに種々のリスクがあり，注意深くケアに当たる（表3）．
- 全身状態や口腔ニーズに合わせた方法や時間を選択し，画一的なケアはしない．
- 自らの技術を向上させてリスク管理をしながら，短時間で効率的に実施する．
- 口腔ケア中は，口腔内だけでなく表情や呼吸などを含む全身状態の観察が必要である．
- 汚染唾液や残渣物を誤嚥させないためには，適切なポジショニングが基本となる[6]．
- 口腔ケアにおいても誤嚥・窒息事故は発生する可能性があり，チームで安全対策を十分に行う．
- 事故発生時は，速やかに対処行動をとるとともに原因を探り，再発予防に努める．

（迫田綾子）

文献

1) 日本老年医学会，日本老年歯科医学会，日本サルコペニア・フレイル学会：オーラルフレイルに関する3学会合同ステートメント，老年歯学，38(4)：E89，2024．
2) 鈴木俊夫，迫田綾子編：これからの口腔ケア，JJNスペシャル73，p.54-67，医学書院，2003．
3) 稲垣鮎美他：口腔アセスメント Oral Health Assessment Tool（OHAT）と口腔ケアプロトコルによる口腔衛生状態の改善，日本摂食嚥下リハビリテーション学会誌，21(3)：145-155，2017．
4) 菊谷武監修：基礎から学ぶ口腔ケア，改訂第3版，p.107-113，Gakken，2021．
5) 厚生省老人保健福祉局老人保健課監修：寝たきり者の口腔衛生指導マニュアル，新企画出版社，p.57-58，1993．
6) 迫田綾子，北出貴則，竹市美加編：誤嚥予防，食事のためのポジショニング―POTTプログラム，医学書院，p.8-9，2023．

第5章 食べるための口腔ケア

3 口腔ケアの実際

1 口腔ケアはいつするか

1）食前の口腔ケア

- 食前の口腔ケアによって，①対象の口腔内の汚れを取り除き，②口腔内の細菌を減少させ，③粘膜の性状や感覚を改善し，④摂食時の咀嚼・嚥下機能を高めることができる．
- 口腔清掃によって味覚感受性が高まり，食事をよりおいしく味わうことができ，食欲の回復にもつながる．
- 食塊の形成に必要な唾液の分泌も促すことができる．

2）食後の口腔ケア

- 食後の口腔ケアによって，①食物残渣（しょくもつざんさ）の除去をし，②口腔内の環境を保つことで，③う蝕（むし歯）の予防になる．
- 食後の口腔ケアは，口臭の除去と予防になり，コミュニケーションを回復させ，気道感染予防から呼吸機能を維持することにつながる．

3）就寝前・起床時の口腔ケア

- 就寝中は口腔の動きが少なく細菌が増殖し，起床時の細菌数が増える．
- 就寝前や起床時の口腔ケアは，う蝕や歯周病，感染症予防のために重要である．
- 口腔細菌は，口腔ケア後3～4時間で元の状態に戻るため，免疫力が低下している要介護者などは頻繁な口腔ケアが必要である．

2 口腔ケアを効果的に行うポイント

- 口腔ケアを行うにあたって，ブラッシング，電動ブラシ，粘膜ケア，歯間ブラシなどについて「方法とポイント」をあげる．

1）口腔ケア前に口腔内の観察を

- 対象の口腔をケアするとき，ただ歯をみがけばいいのではない．そのとき，その人の口腔の状況を十分に把握できているだろうか．口の特徴は人それぞれである．
- 口腔の状態を把握しておくことは，口腔の問題の早期発見につながる．また，どこをケアすればよいかなど，その日に行う口腔ケアの目的が明確になり，ポイントを絞って実施するため清掃効率もあがる．
- 口腔スクリーニングツール（図1）を用いると，複数人で対応している場合の情報共有や多職種との連携につなげられる．担当制でなくても口腔ケアの質を担保することができる．
- 褥瘡のケアでは全身の状態を観察するように，口腔ケアにあたっても普段の口腔の状態を知っておくことが，異常の早期発見につながる．
- 口腔ケア前後には口腔内の全体を見わたすように観察することが大切である．

2）歯ブラシの基本的な使いかた

- 歯の形は，大きかったり，小さかったりと，大きさが違い，その形状も様々である．
- 歯みがきとは，形の異なる歯を，フラットな面をしたブラシでみがくため，同じ方向でみがく

図1 口腔スクリーニングツールの例（OHAT-J）

（Chalmers, J. M., King, P. L., Spencer, A. J., Wright, F. A., Carter, K. D.：The oral health assessment tool-validity and reliability, Australian dental journal, 50（3）：191-199, 2005. 松尾浩一郎，中川量晴：口腔アセスメントシート Oral Health Assessment Tool 日本語版（OHAT-J）の作成と信頼性，妥当性の検討，障害者歯科，37（1）：1-7, 2016. Oral Health Assessment Tool（OHAT）日本語版．https://www.ohcw-tmd.com/research/ohat.html （2024年8月22日閲覧）より許可を得て転載）

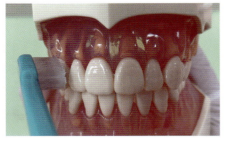
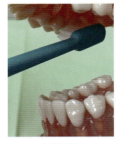

- ブラシの毛先を歯面に直角に当て，同時に辺縁歯肉にも軽く接触させ，小刻みに動かす方法．
- 操作が容易で歯頸部，歯間部，咬合面のプラーク除去効果が高い．
- 歯ブラシのストロークは小刻みがポイント．

上顎舌側
- 奥歯の裏側をみがくときは，歯ブラシを斜めに挿入し，1本ずつみがく．

図2 スクラビング法

3. 口腔ケアの実際   141

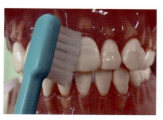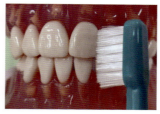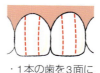

・歯ブラシの毛先を各歯面に当てる．
・操作はやや難しいが歯間部の清掃効率はよい．

・1本の歯を3面に分けてみがく．

図3　1歯ずつの縦みがき法

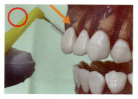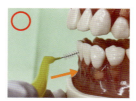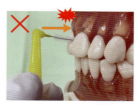

上顎前歯部
・歯肉の山を避けるような角度で，歯間ブラシを挿入する．
・上顎は斜め上から歯間ブラシを挿入する．

下顎前歯部
・下顎は斜め下から歯間ブラシを挿入する．

誤った歯間ブラシの挿入角度
・歯間ブラシの挿入角度を誤ると歯肉の山にぶつかるため，痛みを生じる．

図4　歯間ブラシの使いかた

だけでは多くの歯は十分にみがけない．
- 歯の根元や表面積の広いところをみがくスクラビング法（図2）や，歯の面に歯ブラシの毛先を合わせてみがく1歯ずつの縦みがき法（図3）を併用し，1歯ずつみがき進めていくと効率がよい．
- なかなか除去できない歯垢は，同じ箇所を，10秒間を目安にしたブラッシングするとみがき落とすことができる[1]．

3）孤立歯や歯間部のケア

- みがき残しやすい箇所は，歯の根元，歯と歯の間，かみ合わせの面だが，歯が抜けて一本孤立した歯の回りもみがくのが難しい．
- 歯の面を意識した歯ブラシの当てかたができていないと，歯面に歯ブラシの毛先が当たらないためみがき残しになってしまう．
- 細かいところをみがくには，毛先が小さくまとまっているワンタフトブラシを使用するとみが

きやすい．
- 歯と歯の間は歯間ブラシや糸状の清掃用具であるフロスを使用するとよい．
- 歯間ブラシは力任せに挿入すると痛みを生じるため工夫が必要である（図4）．

4）口腔ケアで試してみたい電動歯ブラシ

- 口腔のセルフケアで電動歯ブラシ（図5）を使い慣れている人は，他者からの口腔ケアを受ける側になっても電動歯ブラシを受け入れやすい．
- Fjeldら[2]は，認知症を含む施設入所の高齢者を対象に電動歯ブラシと手用歯ブラシのランダム化比較試験を行ったところ，口腔衛生状態では両者ともに改善し，有意差は認められなかったが，介護職は電動歯ブラシが，操作方法が簡便で時間の短縮になると評価していた．
- 認知症のある人へのセルフケアへの応用は難しいが，電動歯ブラシの使用は介護者による口腔

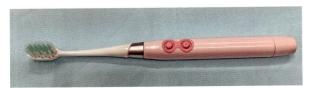

音波振動で歯垢除去をアシストするタイプ（LION® 電動アシストブラシ）．
軽量で使いやすい．

図5　電動歯ブラシの例

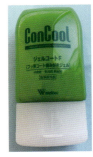

フッ化物配合で歯質強化，殺菌効果が期待できる（ConCool® ジェルコートF）．

図6　ジェルタイプ歯磨剤の例

衛生管理の選択肢の一つとして有効であると考えられている[3]．

- 電動歯ブラシの印象は，振動が苦手，操作ボタンが押せない，重たい，管理できない，高価であるなどが考えられるが，慣れてしまえば口腔ケアは効率よく行えるだろう．
- 電動歯ブラシの種類や特徴も多種多様なため，歯科専門職に相談するとよい．

5）歯磨剤を使う

- 加齢に伴い唾液分泌が減少することから，自浄作用が低下し，高齢者は歯茎が下がった部分で根面う蝕になりやすい傾向がある．
- 高齢者の根面う蝕を予防するためには，フッ化物配合の歯磨剤の使用がある．
- 吐き出しができない場合や嚥下機能に問題を有する場合は，安全性に考慮して歯磨剤の使用を控える場合もある．
- うがいが可能であり，指示内容を十分に理解できている場合においては，要指導医薬品として歯科受診がなくても購入可能なフッ化物洗口液の適用や，高濃度フッ化物配合歯磨剤によるう蝕予防が推奨される[4,5]．
- 歯肉炎においては，殺菌効果のあるもので，研磨剤や発泡剤が無配合のジェルタイプの歯磨剤（図6）を使用すれば，緩やかな含嗽（うがい）やスポンジブラシなどでの拭き取りでも対応でき，歯肉炎改善の一助となる[6]．
- ジェルタイプの歯磨剤はブラッシングで生じる口腔内での細菌の飛散を減少させることができ，ケア後の口腔内細菌回収にも役立つ．

6）みがいたら口腔内の細菌回収

- 歯みがきなどの刷掃が終わると，口腔内に飛散した細菌を回収しなくてはならない．ADLに合わせた回収方法を行うことが必要である．
- 含嗽がまったくできない人には，誤嚥に留意した対応が求められる．口腔内に唾液や水を溜め込まないよう，適宜スポンジブラシなどでの拭き取りや吸引が必要である．
- 自立して含嗽が行える人でも，含嗽をする場面を一度観察し問題がないか確認する必要がある（図7）．
- 歯みがき後のうがいは，口の中で行う「ぶくぶくうがい」を推奨する．頬粘膜と歯の隙間に入り込んだ食物残渣や細菌を回収するために必要な動きである（図8）．
- 含嗽時は口唇をしっかり閉じていないと，水が口から漏れる．口を閉じられるかの評価が必要である．
- うがいの水が鼻から出る場合は，咽頭鼻部と口部の閉鎖が弱い（鼻咽腔閉鎖不全）ことが考えられる．軟口蓋および咽頭の筋の収縮により鼻咽腔閉鎖が起きる[7]ため，嚥下機能評価が必要である．
- 口をゆすぐときの動きは観察してどうだろう

か，頬の動きが弱かったり，吐き出しが弱く口腔内に残水し，むせや溜め込みがみられないだろうか．両者ともに口腔機能が低下していることが考えられるため，口腔機能評価とリハビリテーションが必要となることが考えられる．
- 含嗽でも見守りが必要な場合や，声かけにより適切な動きができる人もいる．たかが「うがい」されど「うがい」．含嗽を観察することで，認知面や口腔機能の状態を把握することにつながるため，見落とさないようにしたい．

7）粘膜ケアを忘れずに

- 口腔が乾燥している場合の対応に，保湿ケアがある．保湿ケアに対応したジェルやスプレー，含嗽剤などがある．
- 塗布方法は，ジェルタイプは，利き手ではないほうの手の甲に1cmほど出したジェルを500円玉大に指で伸ばしたものを塗布していく（図9）．ジェルをチューブから出したまま塗布すると，乾燥した際に塊となり，除去が難しくなるため注意が必要である．
- 塗布の順番は，口腔の入口である口唇から始め，口唇の内側，頬粘膜，歯の外側，舌上，口蓋を推奨する．
- 軽度乾燥の場合は，口腔内から始めてもよいが，見た目に口唇が乾いている，または口角が裂傷しているなどがみられたら，口唇から始めることを推奨する．

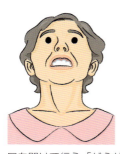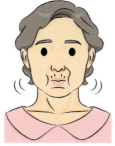

口を開けて行う「がらがらうがい」（左），口を閉じて行う「ぶくぶくうがい」（右），水を含んで吐き出すだけなのか，を観察する．

図7 含嗽（うがい）のタイプを見極める

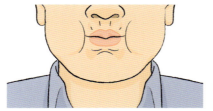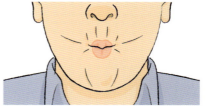

図8 ぶくぶくうがいの頬の動きを確認

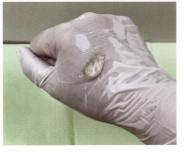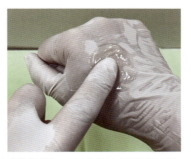

利き手ではない手の甲に1cmほどジェルを取り出し，500円玉大に指で伸ばしたものを塗布していく．

図9 保湿剤（ジェルタイプ）の使用方法

- 口腔ケアは口唇を広げるため，細心の配慮が必要であり，心地よいケアに感じてもらうことを心がける．

8）ADL に合わせた義歯ケア

- 義歯は，人工歯と義歯床からできている．部分入れ歯（部分床義歯）には歯にかける金属のバネがついている．
- 歯に歯垢が付着するように，義歯にもデンチャープラーク（歯垢）が付着し，バイオフィルムが形成される．義歯を触ったときに，ぬるぬるした感触がそれである．
- デンチャープラークを除去するには，義歯ブラシ（図10）や歯ブラシなどで刷掃し，物理的にこすり落とす必要がある．その後に，義歯洗浄剤を使用することで科学的清掃となり，除菌や消臭が可能となる．
- 義歯の材料は落下の衝撃で割れることがある．

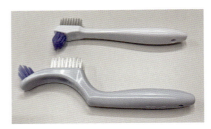

ライオデント義歯ブラシ（上），エラック義歯ブラシ らくらくスタイル（下）
義歯ブラシの硬めの毛は，金具や凹みがある細かい部分の清掃に使用する．
軟らかめの毛は，義歯全体や内面，広い面の清掃に使用する．

図10 義歯ブラシの例

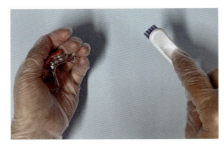 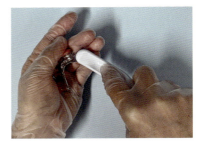

義歯清掃時は，落下防止のため義歯は包み込むようにして持つ．
図11 義歯の清掃

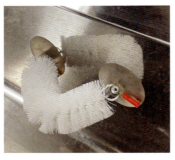 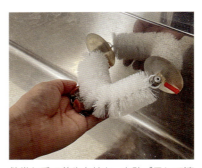

片手が不自由な人が健常な手を使い，義歯清掃するためのもの（松吉医科器械）．
山型に折り曲げて，洗面器や流しのステンレスなどに吸盤をさせて使用する．

健常な手で義歯を持ち，自助ブラシで清掃する．

図12 自助ブラシ（自立援助用品）の使用方法

義歯をブラシで刷掃する際には，手で包み込むようにする（図11）．また，作業する下には洗面器に水をはっておくと，落下予防になる．
- 片手が不自由な人のセルフケアには，自助ブラシというものがある（図12）．ADLに合ったケア方法を選択したい[8]．

（有友たかね）

文献

1) 全国歯科衛生士教育協議会監修：歯科衛生介入としての歯科保健指導，歯科予防処置論・歯科保健指導論，p.274-275，医歯薬出版，2023．
2) Fjeld, K. G., Mowe, M., Eide, H., Willumsen, T.：Effect of electric toothbrush on residents' oral hygiene—a randomized clinical trial in nursing homes. European journal of oral sciences, 122（2）：142-148, 2014.
3) 日本老年歯科医学会編：認知症患者の口腔衛生管理，認知症の人への歯科治療ガイドライン，p.87-90，医歯薬出版，2019．
4) 荒川浩久，尾崎哲則：フッ化物洗口剤のOTC化によって何が変わるのか，日本歯科評論，77（9）：149-152, 2017.
5) Adair, S. M.：Evidence-based use of fluoride in contemporary pediatric dental practice. Pediatric dentistry, 28（2）：133-142, 2006.
6) 有友たかね，田中祐子，菊谷武：臨床に役立つすぐれモノ 口腔ケア用ジェル お口を洗うジェル，DENTAL DIAMOND, 41（8）：138-140, 2016.
7) 日本歯科衛生士会監修：歯科衛生士のための摂食嚥下リハビリテーション，第2版，p.44-45，医歯薬出版，2019．
8) 菊谷武：図解 介護のための口腔ケア，介護ライブラリー，p.72-73，講談社，2008．

Column　食べられる口づくり

　口腔ケアの重要性は，対象が自分で行える場合と，そうでない場合に分かれる．自分で口腔ケアを行えなくなった対象には，家族や多職種の支援が不可欠である．筆者は病院や施設，在宅において，短時間で安全かつ安心に口腔ケアを行うためには，適切な道具が必要であると臨床現場で痛感した．
　そこで「くるリーナブラシ® シリーズ」を開発した（図1）．
　「くるリーナブラシ® シリーズ」の特徴は，柄が自由に曲がることである．この機能により，口腔内や咽頭の曲線に沿って毛先が届きやすく，口腔ケアとリハビリテーションを同時に行える．さらに全周に植毛された毛先が，清掃が必要な箇所に傷をつけずに，安全にケアできる．
　このブラシは吸引回数の軽減にも寄与し，臨床現場での評価が高い．咽頭ケアの開発は，吸引に抵

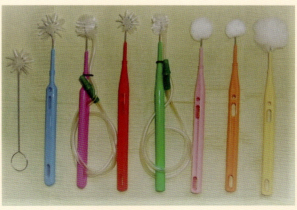

図1　くるリーナブラシ® シリーズ

抗する対象の状況を目の当たりにしたことから始まった．この経験から，吸引の必要性を減らす可能性に着目し「ふぁんふぁんブラシ®」が生まれた．

　筆者が提案する咽頭ケア（図2）は，乾燥した唾液や痰が咽頭壁に付着し繊毛の機能を妨げたり，粘度の高い唾液や痰が咽頭（上部，中部，下部）に貯留しているような状況を対象としている．対象が「ガラガラ」「ゴロゴロ」と痰でうがいをしているような症状を改善するための手技である．

　咽頭ケアを行うことで，咳反射が難しい対象も自己喀出を容易に行えるようになる．上咽頭に上がってきた唾液や痰を取り除く際には「ふぁんふぁんブラシ®」が効果的である．

（黒岩恭子，イラスト：伊富貴庸子）

①丸くなった舌をストレッチして平らに戻し，ふぁんふぁんブラシ®で咽頭の汚れをとる．

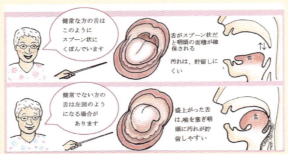

②準備するもの：ラテックスグローブ，ふぁんふぁんブラシ®，保湿剤，水を入れたコップ．

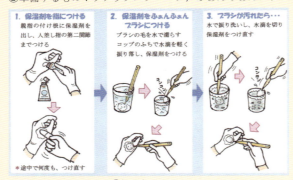

③ふぁんふぁんブラシ®を使う

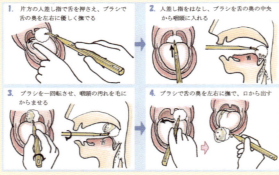

この手順を繰り返すことで咽頭の汚れがとれる．

図2　咽頭ケアの方法

第6章

嚥下障害がある対象の服薬

❶ 服薬とリスク管理
❷ 安全な服薬法
❸ 与薬時のポジショニング

第6章 嚥下障害がある対象の服薬

1 服薬とリスク管理

1 医原性の嚥下障害とは

1）摂食嚥下障害の原因疾患

- 摂食嚥下障害は主疾患に伴って生じる症候群であり、その原因となる疾患も様々である．
- 摂食嚥下障害の原因は、①嚥下運動に関与する組織の異常（器質的［静的］原因）、②嚥下運動の動きの障害（機能的［動的］原因）、③心理的原因、に分けられる[1]（表1）．

2）医原性の嚥下障害

- 医原性の嚥下障害とは、薬剤の有害反応（副作用）、術後の合併症、経鼻経管栄養チューブなどによる嚥下障害をいう[1]．
- 薬物の有害反応によって医原性の嚥下障害がある場合は、嚥下運動が薬の影響によって正常に働かなくなった状態のことをさす．

3）摂食嚥下障害のある人と服薬

- 摂食嚥下障害のある人は、常に誤嚥のリスクと隣り合わせで、食事や水分摂取量の不足により栄養状態の悪化をきたし、また確実な内服もできない．
- 摂食嚥下障害のある人には、確実な内服ができないことによる原因疾患の増悪や、栄養状態の悪化が相まって、全身状態への悪影響も予測される．
- 食塊の動きを正常に整え、安全な内服を促すためのリスク管理は、対象の安全のために必要である．
- 薬物は、一般的に運動機能、上部消化管の潤滑性、胃腸の自動運動性を妨げ[2]、嚥下運動に何らかの影響を与える．
- 服薬によって医原性の嚥下障害を呈しやすい対象に対し、食塊の動きを正常に保つためのポジショニングや安全な服薬法（対象に対応した剤形選択および飲ませかたの工夫、簡易懸濁法）を紹介する．

表1 摂食嚥下障害の原因

分類	主な疾患
器質的障害によって嚥下障害を起こすもの（嚥下運動に関与する組織の異常）	・舌炎、歯周病 ・口腔・咽頭腫瘍 ・口腔・咽頭部の異物、術後、など
機能的障害によって嚥下障害を起こすもの（嚥下運動の動きの障害）	・脳血管障害、脳腫瘍、頭部外傷 ・末梢神経炎 ・重症筋無力症 ・薬物の有害反応、など
心理的原因で嚥下障害を起こすもの	・認知症、うつ病、抑うつ症状、など

2 薬理作用と有害反応

1）薬理作用

- 薬物とは，広義において「生体に何らかの反応を起こさせる化学物質」であり，「疾病の診断，治療または予防に使用することを目的とした化学物質」という狭義の意味をもつ.
- 薬理作用とは，薬物の作用形式であり，1つの薬物でもいろいろな作用がみられる.
- 薬理作用の分類としては，興奮作用，抑制作用，直接作用，間接作用，選択作用，一般作用，主作用，副作用（有害反応）がある.

2）有害反応

- 主作用（治療上応用できる最も大きな作用）がある反面，副作用（有害反応：治療上あらわれてほしくない作用や好ましくない作用）の出現もある.
- 有害反応としての摂食嚥下障害は，表2のように大きく3つの側面から捉えることができる[2].

表2　摂食嚥下機能を招く薬の有害反応

①運動機能への悪影響
②上部消化管の潤滑性への悪影響を与える薬物
③胃腸の運動性（自動運動）への悪影響

3 摂食嚥下機能に影響を与える薬剤

- 摂食嚥下機能に影響を与える薬剤は，抗精神病薬，抗菌薬，抗ヒスタミン薬，降圧薬，鎮痛薬，抗パーキンソン薬など，多岐にわたる[2,3]（表3）.
- 一般に薬物は表2にも示したように，①運動機能，②上部消化管の潤滑性，③胃腸の自動運動を妨げることによって摂食嚥下に影響を及ぼすことが指摘されている[2].

1）運動機能に悪影響を与える薬物

- 運動の機能と協調に影響を与えるのは，抗痙攣薬，抗精神病薬，抗不安薬などである.
- 抗痙攣薬，抗精神病薬，抗不安薬などは，中枢神経系の神経伝達物質に作用し，嚥下の認知（先行）期，準備期，咽頭嚥下の開始に不利な影響を与える[2]とされる.
- 精神疾患を有する人の摂食嚥下障害と，抗痙攣薬，抗精神病薬，抗不安薬などは密接な関連がある.
- 運動機能に作用する神経伝達物質[2]には，ドパミン，γ-アミノ酪酸（gamma amino butyric acid；GABA），セロトニンがある[4,5]（表4）.
- 末梢の神経伝達物質の活性を変化させるため，認知障害，嗜眠状態，錯乱，口腔乾燥症や食道損傷といった有害反応を招き，これらは摂食嚥

表3　摂食嚥下機能に影響を与える薬剤

薬剤の種類	摂食嚥下機能に影響を与える症状
抗精神病薬	咳・嚥下反射の低下，食欲低下，便秘，口腔内乾燥，錐体外路症状，鎮静
制吐薬，消化性潰瘍薬	錐体外路系の有害反応，口腔内乾燥
抗パーキンソン薬	口唇ジスキネジア，口腔内乾燥，味覚障害，食欲低下
副腎皮質ステロイド薬	ステロイドミオパチー（筋力低下により嚥下機能も低下する），易感染
抗コリン薬	唾液分泌障害，下部食道内圧の低下
筋弛緩薬	過度の筋弛緩，精神活動の低下
抗がん薬	口腔内乾燥，味覚障害，食欲低下，悪心・嘔吐，易感染
抗てんかん薬	口腔内乾燥，精神活動低下，食欲低下，悪心・嘔吐
抗ヒスタミン薬	精神活動低下，口腔内乾燥，便秘
利尿薬	口腔内乾燥，脱水

表4 運動機能に作用する主な神経伝達物質

神経伝達物質	運動機能への作用
ドパミン	運動調節，ホルモン分泌量調節，快の感情，意欲，学習などに関連する．
γ-アミノ酪酸（GABA）	脊髄と脳においてシナプス前抑制を仲介するため，中枢神経系においては抑制性神経伝達物質の代表格である．大脳辺縁系の興奮を抑制するはたらきと関連する．
セロトニン	セロトニンの受容体は海馬や扁桃体といった気分や不安に関連のある中枢神経系の領域に存在する．

表5 中枢神経系に悪影響を与える薬物の作用と摂食嚥下への影響

薬物の作用	摂食嚥下への影響
覚醒レベルの低下	食べることへの集中力を低下させる．
脳幹部機能の直接的抑制	摂食嚥下をつかさどる脳幹部機能への直接的な抑制を起こす．
運動障害の惹起	嗜眠状態や錯乱によって視覚で食物を認識する能力，さらに自分で食べることへの協調運動に負の影響を与える．
神経筋遮断の惹起	嚥下の認知（先行期）に影響を与える．
ミオパチーの誘発	主に骨格筋の筋組織の異常状態または疾患の誘発をする．
口腔・咽頭の感覚障害	準備期に影響を与える．
唾液分泌障害	準備期に影響を与える．

下障害の原因や症状を悪化させる．
- 中枢神経系に作用する薬物は，①覚醒レベルの低下，②脳幹部機能の直接的抑制，③運動障害の惹起，④神経筋遮断の惹起，⑤ミオパチーの誘発，⑥口腔・咽頭の感覚障害，⑦唾液分泌障害，を起こす[2]（表5）．

2）潤滑性に悪影響を与える薬物

- 抗コリン作用薬は，胃腸系の活動を弱めるとともに口腔乾燥症を引き起こし，準備期と嚥下の口腔期に悪影響を与える．
- 抗コリン作用は，便秘，口腔乾燥，排尿困難，膀胱制御不能，霧視，錯乱の原因となる．
- 抗コリン作用薬としては，抗ヒスタミン薬，三環系抗うつ薬，定型抗精神病薬，制吐薬などがある．

3）胃腸の運動性に悪影響を与える薬物

- 抗精神病薬や抗ヒスタミン薬は，自律神経性の胃腸運動に影響し，食道の運動，胃内容物の腸への移送や下部食道括約筋機能に悪影響を及ぼす．
- 対象は，胸痛，胸やけ，胃食道逆流などの自覚症状を訴える．

4 抗精神病薬服用者が安全に服薬するための留意点

1）抗精神病薬と統合失調症

- 抗精神病薬は統合失調症に代表される治療薬として用いられる．
- 統合失調症は10歳代後半から30歳代前半に発症し，一般人口における出現頻度は約0.7％を占める．
- 統合失調症は，薬物療法や精神療法によって症状の安定化をはかることが可能である．

2）統合失調症の症状

- 統合失調症の症状は陽性症状と陰性症状に分けられる．
- 陽性症状（健康時にはないはずのものがある，もしくは加わったものがある症状）には，幻覚や妄想，させられ体験などがある．

- 陰性症状（健康時にあるはずのものがない症状）には意欲の障害（能動性の低下，興味喪失），感情障害（感情鈍麻，抑うつ），社会性障害（疎通性の低下，自閉）がある．

3）統合失調症の薬物療法

- 服薬によって精神症状の安定化が得られるが，薬の有害反応により嚥下障害が出現し，確実な内服ができないことにより，症状が悪化しやすいといった悪循環がある．
- 医療関係者は有害反応の観察を行い，その対象にとって有害反応がより少ない薬物を選択する必要がある．
- 抗精神病薬の主作用は，ドパミン受容体の1つであるD_2受容体を遮断し，幻覚や妄想といった陽性症状を軽減させる．
- ドパミン受容体の遮断で有害反応としての錐体外路症状が口腔機能に悪影響を与えることについて次に触れる．

5 抗精神病薬の錐体外路症状と摂食嚥下障害

- ドパミンを神経伝達物質として使う神経系（ドパミン神経）は，脳内で4経路（中脳辺縁系，黒質線条体系，中脳皮質系，漏斗下垂体系）がある[6]（図1）．
- 統合失調症では，中脳辺縁系でドパミンが過剰に放出され，「幻覚」「妄想」「自我障害」といった陽性症状が引き起こされるといわれている[5]．
- 定型抗精神病薬は，D_2受容体を必要以上に遮断し錐体外路症状を出現させるために，近年は非定型抗精神病薬が開発された[7]．

1）定型抗精神病薬

- ドパミン受容体の遮断率が65％になると抗精神病作用が得られる（つまりこれ以下では主作用が期待できない）が，78％以上で錐体外路症状が出現するといわれている[5]．

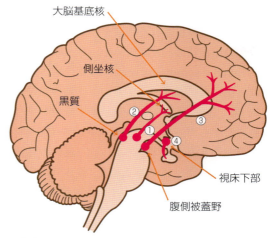

①中脳辺縁系：幻覚や妄想と関連する経路
②黒質線条体系：錐体外路系で運動を調節する経路
③中脳皮質系：陰性症状，認知症状と関連する経路
④漏斗下垂体系：プロラクチン分泌を調節する経路

図1　脳内ドパミンの4つの経路

- 定型抗精神病薬は65～70％の領域内で調整することがむずかしく，錐体外路症状が出現しやすいため「定型」といわれる．
- 定型抗精神病薬には，フェノチアジン系（クロルプロマジン塩酸塩，レボメプロマジン塩酸塩など），ブチロフェノン系（ハロペリドール，ブロムペリドールなど）などがある．

2）非定型抗精神病薬

- 非定型抗精神病薬は，定型抗精神病薬のように錐体外路症状が必ずしもセットではないが，投与量が過剰であれば錐体外路症状は出現するといわれている．
- 非定型抗精神病薬には，セロトニン・ドパミン遮断薬：SDA（リスペリドン，ペロスピロン塩酸塩水和物など），多元受容体作用抗精神病薬：MARTA（オランザピン，クエチアピンフマル酸塩など），ドパミン受容体部分作動薬：DSS（アリピプラゾール）などがある．

3）錐体外路症状

- 錐体外路症状は，錐体外路の障害によって生じ

る不随意運動であり，個々の運動の合理性やなめらかさが障害された状態を指す．

- 錐体外路症状は，DIEPSS（drug induced extrapyramidal symptoms scale，薬原性錐体外路症状評価尺度）[8]により，①歩行，②動作緩慢，③流涎（りゅうぜん），④筋強剛（きんきょうごう），⑤振戦（しんせん），⑥アカシジア（下肢のむずむず感など），⑦ジストニア（筋の緊張の異常な亢進），⑧ジスキネジア（運動の異常が亢進した状態），⑨概括重症度（錐体外路症状全体の重症度）の計9つのポイントで評価される．

- 遅発性ジスキネジア（抗精神病薬の長期投与後に出現する難治性かつ持続的なジスキネジアのこと）になると，摂食嚥下の準備期で咀嚼を妨害し，口腔期で口腔における嚥下動作の開始を遅延させる[3]ため，有害反応のモニタリングを行い，薬の検討を行う必要がある．

- 遅発性ジスキネジアは，AIMS（abnormal involuntary movement scale，異常不随意運動評価尺度）の評価基準[9,10]によると，①顔面および口の運動，②四肢の運動，④体幹の運動，⑤総合判定，⑥歯の状態に分類され，これら症状の早期発見と他種への薬剤変更の有無を検討することは，摂食嚥下障害のリスク管理にも役立つと考える．

- 統合失調症や認知症では，食べかたのペースが自分でコントロールできない，いわゆる切迫的摂食があり，1回量が多めの処方薬でも一気に飲み込もうとする．

- 多剤併用による過鎮静から服薬に集中できない場合もある．

- 適切な投与量が処方されているか，1回量の多さから内服のしにくさを感じていないかを本人に確認し，他覚的視点からも観察する．

- 嚥下しにくい場合は，口腔内崩壊錠（こうこうないほうかいじょう）[*1]のオランザピンやリスペリドンおよびアリピプラゾールや，内用液剤[*2]としてアリピプラゾール，リスペリドンを検討する場合もある[11]．

2）抗精神病薬の処方

- 抗精神病薬は統合失調症の治療薬だが，統合失調症以外で抗精神病薬が処方されることもある．

- 気分障害，器質性精神障害，不安障害，解離性障害，人格障害，発達障害，せん妄，認知症，パーキンソン病，不眠・不安症状がある対象に処方される場合もある[11]．

- 統合失調症に限らず，抗精神病薬を投与された対象に対しては，摂食嚥下障害の可能性を視野に入れた観察が必要といえる．

---

6 精神症状を有する人が安全かつ確実に内服するには

1）精神症状を有する人の内服支援

- 精神症状は摂食嚥下の先行期に影響を与え，口腔期，咽頭期，食道期に極めて悪い影響を与えるため，精神疾患を有する人への安全な内服支援を行う必要性がある．

- 抑うつ症状があると「食べなければいけない」とわかっているのに食べる意欲がわかないため，摂食嚥下障害を呈する．

7 多剤併用と摂食嚥下障害への影響

1）クロルプロマジン換算値

- 精神疾患を有する人の嚥下障害が薬物による医原性を疑われる場合，まず適用量の上限以上の内服をしていないかアセスメントする．

- 定型抗精神病薬の薬理作用はD_2受容体遮断を共通とし，クロルプロマジン換算値によって評価できる．

- クロルプロマジン換算値（CP換算値）とは，

---

*1 **口腔内崩壊錠**：水なしで服用できるため場所を選ばずに内服でき，拒薬のある対象でも吐き出しにくい．
*2 **内用液剤**：液剤で分包品であるため，計量の必要がなく携帯に便利である．

1. 服薬とリスク管理

表6 抗精神病薬の有害反応

薬剤	EPS/TD	鎮静	抗コリン作用
ペルフェナジン	++	+	0
ハロペリドール	+++	++	0
クロザピン	0	+++	+++
リスペリドン	+	+	0
オランザピン	0	+	++
クエチアピンフマル酸塩	0	++	0
アリピプラゾール	0	+	0

0：臨床用量内ではリスクがないか少ない
＋：臨床用量内で，時に軽微に発症
＋＋：臨床用量内で時に発症
＋＋＋：臨床用量内で頻繁に発症
EPS/TD：extrapyramidal side effects（錐体外路系副作用）/tardive dyskinesia（遅発性ジスキネジア）
（Lehman, A. F. et al.：Practice guideline for the treatment of patients with schizophrenia, second edition, American Journal of Psychiatry, 161（2 Suppl）：1-56, 2004. を参考に作成）

クロルプロマジン塩酸塩 100 mg と抗精神病効果が等しくなる各薬剤の用量のことである[5,12]．

2）多剤併用

● 定型抗精神病薬を内服する対象は，複数の薬物を内服する場合がある．
● 多剤併用の対象の場合，1日の合計量をクロルプロマジン換算で算出すると，クロルプロマジン塩酸塩の1日通常量の上限 450 mg と比較し，どのくらい多く服用しているのかが理解できる．

3）服薬のリスク管理

● 嚥下障害は次の内容を材料に，服薬に対するリスク管理を行う必要がある（表6）．
①その人にとって抗精神病薬の飲ませすぎなのか．
②適用量を内服しているにもかかわらず，遅発性ジスキネジアといった有害反応から嚥下障害があるのか．
③抗コリン作用による口腔乾燥から招かれたものなのか．
④精神症状によるものなのか．

（髙橋清美）

文献

1) 聖隷嚥下チーム：嚥下障害ポケットマニュアル，第4版，医歯薬出版，2018.
2) Carl LL, Johnson PR 著，金子芳洋，土肥敏博訳：薬と摂食・嚥下障害—作用機序と臨床応用ガイド，医歯薬出版，2007.
3) 藤島一郎，柴本勇監修：動画でわかる摂食・嚥下障害患者のリスクマネジメント，中山書店，2009.
4) 中原保裕：薬のはたらきを知るやさしい薬理のメカニズム，第3版，Gakken，2015.
5) 姫井昭男：精神科の薬がわかる本，第4版，医学書院，2019.
6) 長嶺敬彦：予測して防ぐ抗精神病薬の「身体副作用」—Beyond Dopamine Antagonism，医学書院，2009.
7) 長嶺敬彦：抗精神病薬の「身体副作用」がわかる—The Third Disease，医学書院，2006.
8) 稲田俊也：DIEPSS を使いこなす—改訂版　薬原性錐体外路症状の評価と診断—DIEPSS の解説と利用の手引き，星和書店，2012.
9) National Institute of Mental Health：Abnormal Involuntary Movement Scale（AIMS）. In：Guy W（ed.）ECDEU Assessment Manual for Psychopharmacology Revised. Department of Health, Education, and Welfare, p.534-537, Public Health Service, 1976.
10) 稲田俊也，岩本邦弘：観察者による精神科領域の症状評価尺度ガイド，じほう，2004.
11) 神村英利編著：精神科の薬と患者ケア Q & A—適切な対応と服薬アドヒアランス向上へ，第2版，じほう，2009.
12) 八木剛平：統合失調症の薬がわかる本，改訂第3版，全国精神障害者家族会連合会，2004.
13) 村崎光邦他：新規抗精神病薬 blonanserin への期待，臨床精神薬理，11（5）：869-886, 2008.

第6章 嚥下障害がある対象の服薬

2 安全な服薬法

1 摂食嚥下障害のある人の服薬

- 摂食嚥下障害が疑われた際に，すでに対象は何らかの薬剤を服薬していることも多い．
- 摂食嚥下障害への適切な対処と同時に，安全な内服を実施する工夫が必要になる．
- 内服方法をどのように選択すべきかフローチャートを示す[1]（図1）．

2 ゼリーを用いた錠剤の内服

1）錠剤の内服

- 錠剤は，ゼリーに埋め込んで丸飲みしてもらう（図2）．
- 使用するゼリーは5mm程度の厚さのもの（スライス型ゼリー）を作成する．
- 錠剤はゼリーに上部から縦に埋め込む（本章-3-図2「錠剤の飲みかた（ゼリーと一緒に飲む方法）」を参照）．
- 義歯が合っていない場合は，義歯を外したほうが嚥下しやすい場合もある．
- 義歯を使用したままと，そうでない場合の嚥下状態を改訂水飲みテストで把握しておく（第2章-1-3「食事姿勢選択のためのアセスメント［考える］」を参照）．

2）スライス型ゼリーの作成

- 平らなスプーンをゼリーに直角に刺し，その穴に平行し5mm程度ずらして同じようにスプーンを刺し，そのまま持ち上げると，5mm幅のスライス状のゼリーができる[2]（第4章-1-3-7

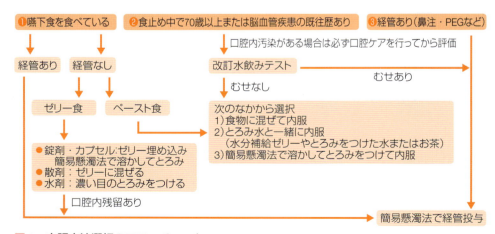

図1 内服方法選択のフローチャート
（聖隷浜松病院NST嚥下グループ作成のフローチャートを一部改変．北岡美子：具体的な服薬方法と適応．藤島一郎，柴本勇：動画でわかる摂食・嚥下障害患者のリスクマネジメント，p.99，中山書店，2009．より許可を得て転載）

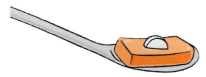

図2 スライス型ゼリーに錠剤を縦に埋め込む

「スライス型ゼリー丸飲み法」を参照).
- スプーンは市販のゼリーに付属するものが使用できる.
- 使用するゼリーは，変形と流動がしやすいものが飲み込みやすいため，こんにゃくを使用したものは適さない.

3）内服法

- 介助者は対象の舌背にゼリーがのったスプーンを置く.
- 対象は口唇を閉じて，舌でスプーンを口蓋に押しつけるようにする.
- 介助者はスプーンを上へあげるように，速やかに抜く.
- 介助者は対象の嚥下を確認するとともに，必ず口腔内に錠剤が残っていないか確認する.

4）内服のポイント

- 錠剤入りスライス型ゼリーを丸飲みしてもらうことによって，錠剤をスムーズに食道に移送させる.
- 錠剤は噛み砕かないように説明する.
- 砕いたゼリーに錠剤を刺すと，飲み込む際にゼリーと錠剤がばらばらになり，口腔内に錠剤が残りやすいため注意する.

3 そのほかの内服法

①カプセル剤
- カプセルを外してゼリーに混ぜて服用してもらう.

- 本来の剤形での服用が基本であるため，この方法は医師・薬剤師に確認してから行う.

②散剤
- ゼリーに混ぜて飲ませるか，溶かして濃い目のとろみをつける.
- 散剤が混ぜられる最小限の食物を小皿に分けておき，散剤を混ぜてスプーンで介助する.
- 苦味が残ると不快感につながるため，薬を飲み終わった後にとろみ水や茶ゼリーを介助する.

③水剤
- 濃い目のとろみをつける.

④錠剤，カプセル剤
- とろみ水で飲んでもらう.

4 錠剤粉砕から簡易懸濁法へ

1）錠剤粉砕の問題点

- 錠剤が飲みにくい，もしくは飲めない対象に対し，錠剤粉砕は当たり前のように行われてきたが，次のような薬理効果の問題，対象・医療者側のリスクが複数あることが指摘された[3].
- 薬理効果の問題として，①薬の効果が大幅に減る，②作用が強くなる，③有害反応が出やすくなる，④投与量が減る，⑤血中濃度が変化する，があげられた.
- 対象側のリスクとして，錠剤のコーティングが壊れることで，味・匂い・刺激性の問題があげられた.
- 医療者側のリスクとして，①疎水性や粒子の大きな薬剤は水に溶かした後に注入器に吸い取れない，②細粒剤・顆粒剤，錠剤の粉砕後を水に混ぜて経管注入する際のチューブ内の閉塞，③投与する側のアレルギー出現，があげられた.
- 錠剤粉砕による問題解決のため簡易懸濁法が考案された[4].

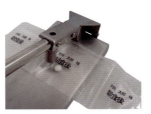 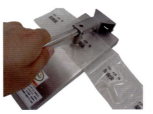 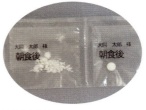

分包紙をセットして錠剤破壊器「らくラッシュ 2」(大同化工)　　2～3 度軽く押さえます．　　錠剤が砕けます．

(写真提供:大同化工)

図 3　錠剤破壊器の操作方法

2) 簡易懸濁法の対象

- 経口摂取だが，錠剤・カプセル剤・散剤などの薬物を嚥下するのが困難な人，薬剤が口腔内に残留しやすい人．
- 嚥下食を摂取していても経管栄養中の人．
- 胃瘻，経管栄養中の人．

3) 簡易懸濁法[3]の方法

① 水剤瓶に 1 回に服用する薬を入れる．
② 55℃の温湯をつくる(市販の電気ポットを用い，湯:水＝2:1 に混ぜると 55℃程度になる)．
③ 55℃の温湯を約 20 mL 入れて，錠剤が溶けるのを待つ(最長 10 分間)．
④ 10 分以上放置して崩壊しない薬剤の場合は，錠剤破壊器(図 3)を使用し薬剤を粗く砕くと溶けやすい．
⑤ 錠剤が溶けたものを経管に注入する．

5　口腔内崩壊錠の注意点

- 口腔内崩壊錠，速崩壊性錠剤は，どちらも崩壊の早い錠剤だが，口腔内崩壊錠は添付文書上では，唾液のみで服用可能(速崩壊性錠剤は水とともに服用)とある．
- 口腔内崩壊錠は唾液で溶かして唾液を飲み込む(もしくは水で飲み込む)ことで薬理効果を発揮するのであり，口腔粘膜から吸収されるものではない[5]．
- 唾液さえ飲み込めない人や，口腔内崩壊錠が口腔内で残りやすい人は投与法や剤形を検討するうえで，簡易懸濁法が選択肢の 1 つにあげられる．

(髙橋清美)

文献

1) 北岡美子:具体的な服薬方法と適応，藤島一郎，柴本勇監修:動画でわかる摂食・嚥下障害患者のリスクマネジメント，p.99，中山書店，2009．
2) 聖隷嚥下チーム:嚥下障害ポケットマニュアル，第 4 版，p.139-140，医歯薬出版，2018．
3) 倉田なおみ:経管栄養の知識とトラブル対策，臨牀看護，38(4):487-491，2012．
4) 倉田なおみ監修，簡易懸濁法研究会編著:簡易懸濁法 Q & A—Part 1 基礎編，第 2 版，じほう，2009．
5) 倉田なおみ監修，簡易懸濁法研究会編著:簡易懸濁法 Q & A—Part 2 実践編—薬剤ごとの留意点・投与工夫・服薬支援，p.22-23，じほう，2009．

第6章 嚥下障害がある対象の服薬

3 与薬時のポジショニング

1 安全な服薬のために

- 摂食嚥下障害がある対象において，服薬時の姿勢が適切ではない場合，口腔内や咽頭内での薬剤の残留リスクが高くなる．そのためリスクマネジメントの観点からポジショニングを考慮することが重要である．
- 摂食嚥下障害のある人の服薬支援としては，大きく分けて経口投与と経管投与があるが，ここでは経口投与について述べる．

1）摂食嚥下障害のある人の背景

- 摂食嚥下障害のある人には，服薬に関して次のような背景がある．
- 内服薬を介助するとき，水は飲めても口腔内や咽頭内に薬剤が残っていて，対象が違和感を訴えることがある．これは誤嚥や潰瘍のリスクとなる．
- 嚥下状態は基礎疾患の進行具合，加齢や薬剤などの影響，また姿勢，体調変化，時間帯の違いなどにより大きく変化する可能性がある．
- 内服薬はコップ1杯の水または温湯で飲むことが基本とされているが，嚥下障害の人にとってはそれが困難となる．

2）服薬時のアセスメントと留意点

- 摂食嚥下障害の人への服薬は嚥下評価を行い，医師や薬剤師とともに適切な服薬方法や剤形を検討する．
- 対象の服薬時の姿勢や介助の方法について，服薬場面を実際に見て把握する（図1）．
- 薬剤によって摂食嚥下障害が起こることがあるため，薬剤の有害反応を熟知しておく．
- 誤嚥や残留を防ぐために剤形の選択，飲ませかた，食具（コップやスプーン），服薬に用いる食品などの工夫が必要である．

2 飲みやすい薬剤の選択

- 剤形や服薬方法，服薬時間を変更する場合，事

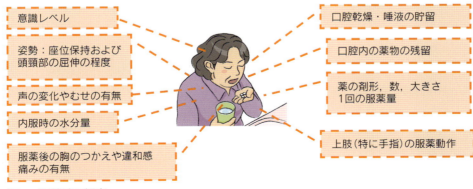

図1　服薬時の観察

前に医師や薬剤師に必ず確認し，連携をはかる必要性がある．

- 剤形ができるだけ小さい薬剤を選択する．
- 服薬するすべての薬剤が，その吸収過程や安定性に関して食事の影響を受けないことが前提となるが，食事摂取の疲労により嚥下困難となる場合には，食事の途中で服薬させることで，残留した薬を食物と一緒に服薬させることができる．
- 複数の薬が処方されている場合には，服用のタイミングを合わせることが可能かどうかを医師や薬剤師と検討する．
- 服薬回数の少ない薬剤を選択する（服薬回数を少なくすることにより，誤嚥のリスクを減らす）．
- 増粘剤などの服薬補助剤を必要としない，ゼリー剤，シロップ剤，ドライシロップ，口腔内崩壊錠といった嚥下しやすい薬剤を選択する（唾液誤嚥を認める場合は適さない）．
- 嚥下状態に影響されない薬剤を検討する（貼付薬，吸入薬，坐薬など）．
- 嚥下状態に合わせて剤形を変更することが可能な複数の剤形を有する薬剤を選択する．

3 服薬方法の工夫

1）飲みかた，飲ませかた（代償療法の工夫）

- 様々な代償療法（嚥下方法），用いる食品などの工夫により，服薬をスムーズにする．

①交互嚥下
- 薬剤を経口から内服する場合，薬剤と形態の異なる嚥下しやすい食物を交互に入れることで，咽頭残留をなくし，薬剤の食道での通過をスムーズにできる．
- 吸収過程や薬剤の安定性に関して食事の影響を受けない薬剤で，服薬時間に制限がなく，嚥下

状態が保たれている対象の場合には，食事の途中に服薬することで，薬の残留を食物で除去できる．

- 水で服薬するときは，①薬の口腔内への付着を防ぐため，服薬前に一口の水を含ませる，②薬は2口目の水で嚥下させる，③薬が残留しないために，その後3口目の水を嚥下する．1回の嚥下で20 mL 程度の水が必要とされるため，服薬においては100 mL 程度の水を必要とする．

②複数回嚥下
- 複数回嚥下とは，一口につき複数回嚥下する方法である．粘性が高いシロップ剤や液剤などの服薬時に促す．
- 服薬後に「もう一回飲み込んでください」と声をかけて，薬の咽頭残留を除去し，嚥下後の誤嚥を予防する．
- 対象が服薬していることを理解し，介助者の指示に従えることが前提となる．

③横向き嚥下・うなずき嚥下
- 咽頭（梨状窩，喉頭蓋谷）に残留が予測された場合に行う．
- 梨状陥凹の残留は，頸部を回旋もしくは傾けたまま嚥下を行う（横向き嚥下）．
- 喉頭蓋の残留は，いったん頸部を軽度後屈させる．これにより喉頭蓋谷が狭くなり，残留した食塊や薬剤が押し出される．次に頸部を前屈して顎が胸につく程度まで引いて，空嚥下を行うと飲み込みやすくなる（うなずき嚥下）．

④スライスゼリー丸飲み法
- 錠剤がそのままでは飲みづらいときには，スライスゼリー（1.5 cm 四方，厚み約5 mm 程度，3～5 g）と一緒に飲む方法がある．
- あらかじめスライス型にしたゼリーに埋めることで誤嚥や残留を防止し，咽頭通過をスムーズにする（図2）．
- スプーンは小さめでスプーンホールが浅いものを用いる．
- 認知機能障害のために指示が伝わらずゼリーを咀嚼する場合や，嚥下反射の遅れがある場合は

3. 与薬時のポジショニング

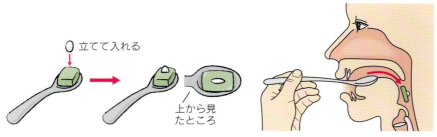

①錠剤をスライスゼリーに縦に入れる． ②そのまま奥舌に入れて丸飲みする．
※ゼリーの上に錠剤を載せる（崩したゼリーの中に入れる，崩したゼリーの上に置くなどは，ゼリーと薬が分離しやすく，口腔内や咽頭に残留しやすいので注意する）．
※口腔内の著しい乾燥があると飲み込みにくい．とろみ水などで口腔内を潤し，嚥下状態を確認してから服薬を促す．

図2　錠剤の飲みかた（ゼリーと一緒に飲む方法）

適さない．嚥下反射の遅れがある場合には，口腔や咽頭でゼリーが溶けて液体となり，錠剤のみ残るなど誤嚥につながりやすい．
- 頸部の伸展など不良姿勢の場合は，誤嚥のリスクが高い．必ず頸部前屈姿勢であることを確認する．

2）薬剤の粉砕

- 摂食嚥下障害のある対象に対して，服用する薬が錠剤やカプセル剤の場合には，安易に粉砕を行わないことが重要である．
- 口腔内や咽頭に錠剤が残っていないかを確認し，錠剤の飲み込みが困難と判断される場合には，同成分の口腔内崩壊錠や細粒，液剤，貼付剤などに代用が可能かどうかを医師，薬剤師に相談する．
- 錠剤には，胃酸での影響を避けるための腸溶錠や吸収速度を制御するための徐放錠，原末の刺激性や苦味をマスクするための糖衣錠，フィルムコート錠などがあり，これらの錠剤は粉砕に適さない．
- やむを得ず，錠剤を粉砕する場合には医師，薬剤師に粉砕が可能かどうかを確認して行うことが必要である．

3）コップの選択

- 服薬時の誤嚥を予防するには頸部前屈位とする．
- コップが鼻に当たると，頸部を伸展させてしまうため，嚥下に支障をきたす．そのため，鼻に当たらないように工夫されたコップを検討する（図3の左）．
- コップの飲み口が狭い場合は，残量が少なくなるにつれて頸部が伸展して嚥下が難しくなり，誤嚥のリスクが高くなるため，飲み口が広いものを選択する．
- 市販されているコップの中には服薬時の頸部前屈が維持できるような内径が広く，高さが低い，また握りやすい持ち手があるなど安全性と機能性を考慮されているものがあり，それらを選択する．
- 服薬時の水分量がわかるように，コップに目盛りがついているものが推奨される．
- 高齢者に馴染み深い陶器のコップも販売されているため，選択肢の一つとして考慮する（図3の右）．

4　服薬時の注意点

- 口腔内を観察し，口腔内汚染や口腔乾燥がある

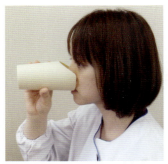 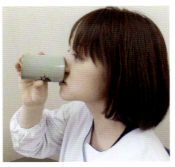 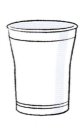

ノーズフィットカップ
（アビリティーズ・ケアネット）

一般的なコップ
（湯飲み）
頸部が伸展し，誤嚥しやすい．

ほのぼの湯のみ
（青芳製作所）
外見は通常の陶器の湯飲みだが，内部は円錐状となっており，頸部伸展がしにくい．

図3 飲みやすいコップの例

場合は，口腔ケアを行ってから服薬を介助する．
- 服薬時に口腔乾燥があると，口腔内粘膜上で薬剤が水分を奪い，口腔粘膜に吸着する場合がある．そのため，服薬前に水を一口含ませる．
- 服薬介助時には対象に対して，今から服薬することの声かけを行い，目視で薬剤などを確認してもらう．
- 誤薬を防ぐため，明るい場所で服薬を促す．
- カプセル剤と錠剤は質量が異なり，どちらかが残留する可能性があるため，一緒に口腔内に入れないようする．
- カプセル剤は水に浮くため，対象の頭部が上向きの場合には，水だけを嚥下してしまい，カプセル剤が残留するため，顎を引いた状態で服薬を促す．
- カプセル剤は粘膜に付着しやすいため，服用後は，とろみ水やお茶ゼリーなど100 mL以上を飲むようにする．
- 錠剤は2錠までを1回の内服量とし，多いときは数回に分けて与薬する．
- 食事に薬を混ぜるときは薬剤師に相談する．細粒剤はざらつき感があるが，味やにおいがマスクされ，粥に混ぜても粥の味を大きく損なわない．
- 食事（粥やゼリーなどの嗜好品）を用いるときは，①薬を食事全体に混ぜない，②一口量にまとめて数回に分けて服薬する．服薬の最後は，お茶ゼリー，とろみ水などで終了する．
- 服薬動作が自立している対象でも，嚥下障害がある場合，また一口量が調整できない場合，吸い飲みは使用しない．
- 増粘剤を使用したとろみの濃度は1.0〜1.5％程度（とろみはサラダ油状）であるが，服薬する直前にも粘度を確認し，嚥下能力に応じたとろみをつける．
- とろみをつけすぎると，口腔内での送り込みを困難にし，咽頭に付着して誤嚥につながるため注意する．
- 服薬補助ゼリーは味やゼリーの粘度など，飲みやすさを確認しておき，対象の好みや嚥下能力に合ったものを用いる．

5 服薬時の姿勢

1）座位・車いすでの服薬

- 解剖学的に気道と食道の入り口は隣接しているため，咽頭残留や嚥下反射の遅れ，食道入口部開大不全などがみられると，薬剤が気道に入り

3. 与薬時のポジショニング　161

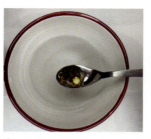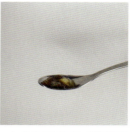

①服薬する薬をまとめてオブラートの中央に厚みが均等になるように入れる．
②スプーンに載せて水にくぐらせる（写真左）．
③オブラートが溶けて薬をゲル状に包み，飲み込みやすくなる（写真右）．
※服用薬が多い場合は数回に分ける．
※スプーンは小さく，スプーンホールが浅いスプーンを用いる．
※服用する剤形は散剤のみでなく，嚥下能力にもよるが，小さな錠剤を入れることもある．

図4　水オブラート法

やすいため注意する．
- 座位での服薬は食道通過性がよく，食道潰瘍のリスクを回避するとともに，胃食道逆流も防止できる．
- 座位姿勢は長時間になると姿勢が崩れていることがあるため，摂食姿勢を観察し，姿勢の調整を行う（第3章-4「車いすでの姿勢を整える（車いすのポジショニング）」を参照）．

2）リクライニング位での服薬

- 摂食嚥下機能に障害がある場合の服薬は，基礎疾患やその進行また全身状態，薬の大きさや剤形などにより，様々な代償療法（嚥下方法）やリクライニング位の角度を工夫する．
- リクライニング位では，体幹角度と頸部角度（頸部前屈）を保つことができるポジショニングが重要となる．
- リクライニング位では，体幹を後方に傾けることにより，気道が上，食道が下になり，誤嚥のリスクを減らすことが可能となる．
- 口腔期の障害があり，咽頭への送り込み不良がある場合，リクライニング位で重力を利用することにより送り込みを有利にする．

- リクライニング位での服薬は，薬剤の通過速度が遅くなり誤嚥を防ぐ反面，食道への付着性が高いカプセル剤や角張った素錠，また大きな錠剤は，通過障害や薬剤性の食道潰瘍に注意する必要がある．

3）リクライニング位の角度ごとの服薬方法

①リクライニング位30度

- 頸部が伸展しやすく早期咽頭流入につながりやすい．
- 頸部前屈と頸部を左右に回旋できるようなポジショニングを実施する．
- 錠剤やカプセル剤は口腔や咽頭に残留しやすく，嚥下しにくいため剤形の選択が必要である．
- 散剤や液剤は少量の付着性の低いゼリーやとろみ水に混ぜて，交互嚥下で介助する．
- 散剤や液剤であっても咽頭（梨状窩，喉頭蓋谷）で残留が予測される場合は，横向き嚥下やうなずき嚥下を促す．

②リクライニング位45度

- 咽頭への送り込みの重力が低下するため，咽頭通過速度は速くなり，嚥下機能の難易度がアッ

表1　薬剤が残留しやすい部位と観察事項

口腔	・舌下，口腔前庭に残留しやすい. ・義歯不適合のときは，義歯の内側に薬剤が付着しやすい. ・口腔乾燥が著しいときは，口蓋に薬剤が付着することがある. ・薬剤服用前後の口腔内の観察が必要である.
咽頭	・喉頭蓋谷，梨状窩に残留しやすい. ・窒息や誤嚥に至ることもある. ・服用後の声の変化や，むせの有無の観察が必要である. ・呼吸状態，表情，経皮的動脈血酸素飽和度（SpO$_2$）の測定などで確認する.
食道	・第2狭窄部（食道が気管支，大動脈と交差する部位）の上部，下部食道括約筋の上部に残留しやすい. ・食道潰瘍を考慮し，服薬後の胸がつかえた感じや前胸部痛，胸やけの訴えに注意する．時に数時間後に悪心・嘔吐や吐血がみられることがあるため，継続的に観察する. ・臥床している人や水分を一度に多く摂ることができない嚥下障害のある人は食道への残留を防止するため，服用後は座位を保たせる（30分〜2時間），もしくは45度以上のリクライニング位を保つ.

プする.

● 薬剤はできるだけ小さい剤形を選択する.

● 散らばりやすい薬剤はオブラートを使用（図4）するなどの工夫を行う.

● 口腔内崩壊錠であっても，少量のとろみ剤を付加した水や付着性の低いゼリーなどを用いて交互嚥下や複数回嚥下を促す.

● 複数回嚥下は咽頭残留感の有無にかかわらず，複数回の空嚥下の声かけを行う.

③リクライニング位60度

● 安定した座位保持，頸部前屈姿勢を確認する.

● 水分摂取でのとろみ付加の状況に合わせて，服薬を促す.

● とろみ付加で服薬していた場合は，次第にとろみの濃度を下げて嚥下状態に合わせた服薬を促す.

● コップ飲みが可能な場合は，適切なコップを用い，一口量やむせの有無を観察する.

● 一口量を調整できる場合は，細いストローを用いて水分摂取を促すと頸部前屈を保つことができ，誤嚥防止と服薬の自立につながる.

● 小さな錠剤は頸部前屈姿勢で嚥下反射の遅れがないことを確認したうえで，スライスゼリー丸飲み法で服用させる方法もある.

6　服薬後の観察と注意点

● 服薬後は誤嚥や窒息のリスクを予測し観察する.

● 薬剤の残留，粘膜への付着を防止するために，口腔から咽頭への通過をスムーズにするポジショニングの保持が重要である（表1）.

（中村清子，栗原正亮）

文献

1) 倉田なおみ：内服薬　経管投与ハンドブック，第2版，p.74-80，じほう，2006.
2) 藤島一郎編著：ナースのための摂食・嚥下障害ガイドブック，p.98-105，110，360-379，中央法規出版，2005.
3) 才藤栄一，植田耕一郎監修：摂食嚥下リハビリテーション，第3版，p.213-224，282-284，医歯薬出版，2016.
4) 小山珠美編：口から食べる幸せをサポートする包括的スキル，p.72，91-106，医学書院，2015.

第7章

ポジショニングの効果

❶ あきらめない看護：経口摂取獲得で食べる喜びから生きる喜びへ

❷ 医療的ケア児へのポジショニングと食べることへのケア

❸ 在宅での食事援助とポジショニング

❹ 認知症対応型共同生活介護での食事支援とポジショニング：老人看護専門看護師の立場から

❺ 誤嚥を繰り返す人のポジショニングと効果

❻ 回復期のポジショニングから食事の自立をめざすチームケア

❼ 特別養護老人ホームでの看取り期における食事のポジショニングと食事支援

❽ 精神科での安楽なポジショニングと食事

❾ 療養型病棟での適切なポジショニングと口腔ケアへ

Column

認知症の人の食事とケア

地域の多法人・多職種で食支援

看護の技を地域へ

第7章 ポジショニングの効果

1 あきらめない看護：経口摂取獲得で食べる喜びから生きる喜びへ

事例紹介

2度の誤嚥性肺炎と大腿部頸部骨折後，病院では回復の見込みがないといわれたA氏

A氏，92歳，女性，要介護4．それまで大きな病気にかかったことはなく，デイサービスを利用しながら長男と同居していたが，在宅生活がままならなくなり，介護付き有料老人ホーム（以下，施設）へ入居された．元気なころは自宅にある農園に毎日出て，野菜や花の世話をするのが日課だった．

入居してすぐに2度の誤嚥性肺炎で入退院を繰り返した．入居2か月後，自室のトイレで転倒し，大腿部頸部骨折で3度目の入院となった．手術は無事に終えたが，医師から「リハビリする体力はもう残っていないだろう」と説明があり，「食事は摂れず，衰弱も激しい状態だ……．このまま自然な形で最期を迎えさせてあげたい」との家族の希望で，看取り介護も考慮して施設に退院した．

アセスメント

- 看取り覚悟での退院だったが，「あきらめることができない」「もう一度元気になってほしい」との思いで，私たちはA氏の弱みと強みの両方の情報を集め，介護ポイントを整理した（表1）．
- 介入ポイントは，①ポジショニング，②少量高栄養，③食事介助，④口腔ケアの4つである．
- 心身の疲労と衰弱した身体の回復のために，ポジショニングにより食事の喜びを伝えるPOTTプログラム（第1章-1-2-1「ポジショニングの様々な定義」を参照）を導入し，食事は少量でもエネルギー充足できる中鎖脂肪酸（MCT）含有の食事を積極的に提供することにした．

実践

- 退院直後のころは「安楽・安寧」のためのポジショニングと食事介助であり，この時期は心身の安らぎが必要なときだった．A氏は背抜きをする度に「あー，こんなに気持ちいいのは初めて……．楽になる，気持いい」と言った．
- 退院1週間から3週間後のころは「体力回復・食べる力」に焦点を当てた．このころになると，活動後の疲労感はあるものの安定した姿勢をとることで食事量も増えていった．
- 退院2.5か月ごろは「QOL」に焦点を当て，食事も自力摂取でき，A氏自身がやりたかったことである"自宅の農園"への外出ができるまでに回復できた（表2）．

結果

- A氏は耐久性もつき，食べる量も増え，活動量も増えていった．
- 退院後4か月ごろには，元気いっぱいにドライブを楽しんだり，自分で育てた菊の花を摘んだり，ハンバーガーとポテトを皆で頬張ったりと，90歳を過ぎても輝いている様子がみられた．

考察

- 2度の誤嚥性肺炎と大腿部頸部骨折後，心身ともに疲労，衰弱も著明で回復の見込みはないだろうと医師から告げられていたA氏だった．
- 退院して施設に戻ったA氏に対し，私たちにできることは限られていた．病院でもない介護施設では，ケアの質がA氏の命を大きく左右す

表1 情報と介入の整理

	先行期	準備期	口腔期	咽頭期	食道期
摂食嚥下のプロセスと情報収集	・自分で姿勢保持が不能 ・疲労感著明 ・一度にたくさん食べられない ・会話可能	・義歯がゆるく咀嚼が十分ではない ・口唇閉鎖力はある ・滑舌も悪くなく舌の動きはまずまず良好 ・口腔乾燥やや強め	VE評価 ・唾液貯留なし ・嚥下反射保持されて咽頭残留もない ・咳反射あり		食後の逆流感なし
アセスメント	姿勢が不安定だと疲労感は増し，不良姿勢を招き，誤嚥リスクを高めてしまう．	嚥下は保たれているが，衰弱と疲労のため，一度に量が食べられない．疲労が誤嚥リスクを招いてしまう・	一口量が多すぎたり，食べにくい介助は苦痛を与えてしまう．		口腔乾燥，義歯の不適合は，嚥下にとってマイナス要因となる
介入ポイント	①ポジショニング 誤嚥予防のポジショニング	②少量高栄養 少量高栄養の食事で中鎖脂肪酸（MCT）を摂取	③食事介助 一口量を調節し，食べやすい介助		④口腔ケア 口腔ケア，義歯調整を歯科と連携

表2 ポジショニングと食事の介入

安楽，安寧	退院翌日 ・自分で頭を持ち上げることもできないほど衰弱していた． ・ポジショニングの用品は，あるものを代用して，介護職と一緒にポジショニングを行う． ・ポジショニングを皆で統一できるように，写真を居室に掲示．
体力回復・食べる力	1週間後 ・タオル2枚を頭部に重ねて頭頸部を調整． ・中鎖脂肪酸（MCT）食品を「おいしい」とA氏． ・まだ疲れやすく，無理はできない．
	3週間後 ・職員が自宅の畑のぶどうを朝摘みに行き，居室へ届けると「うちのぶどうだ．これが食べたかったんだよ」とA氏． ・UIクッションが活躍．
QOLにつなげる	1.5か月後 ・リクライニング型車いすを使用できるまで体力回復．
	2.5か月後 ・標準型車いすで座面補正を行う．「これがいいんだよ．楽なんだよ」とA氏． ・車いすへの乗車も「POTT」で行い"自宅の農園"への外出を行う．

る．看取りの話もあったが，このまま終わりにしたくないという気持ちで一生懸命かかわった．

● A氏の受け持ちだった食支援の看護師は「あきらめずに精一杯の心とスキルで尽くしたい」「ポジショニングで苦痛をとって差し上げたい」「ひと匙に命を注ぎたい」との思いを話していた．A氏は私たちに，あきらめない看護というものを教えてくれたのだった．

● 看護は心であり，その心は指先から相手へと伝わっていく．食事姿勢を整えるポジショニングは相手の温もりを感じることのできるケア技術だと私たちは実感している．

● 指先を通じてA氏の温もりを感じ，その時々の変化をキャッチしながらケアに集中する．それがポジショニングであり，食べるケアが生み出す看護の力なのだと考える．

（芳村直美）

第7章 ポジショニングの効果

2 医療的ケア児へのポジショニングと食べることへのケア

事例紹介

「食べる」を育むための在宅重症心身障害児へのケア

　在胎週数38週，出生体重1600gで出生後，呼吸障害と多発奇形にてNICUに入院した．染色体異常，手関節拘縮，巨口症などの形成異常がみられた．

　咽頭狭窄と喉頭軟化症に対し気管切開術を施行．術後は呼吸器管理をSIMVモードで実施した．入院時より胃管5Frを留置．乳首の吸啜は困難で，スポイトでのミルクの摂食訓練を実施されていた．

　生後4か月で退院となり，訪問診療，訪問看護，訪問リハビリテーションの介入となる．退院後も呼吸器感染や腫瘍などの治療により入退院を繰り返す．

　その後，治療が終了，退院後の在宅生活も安定し，日中は呼吸器離脱により経過したため，家族の希望により摂食評価・摂食介入目的で，1歳8か月時に訪問看護として介入となる．父親は協力的だが日中は仕事が忙しく，他に兄弟も2人おり，母親の育児負担が大きい状況がみられた．

アセスメント

①情報収集のポイントと知っておきたい知識
- **運動面・認知面・社会面の発達段階**：摂食機能の発達は様々な発達段階との相互関係にある．
- **原始反射の有無**：摂食にかかわる吸啜反射や哺乳反射などの原始反射は，大脳皮質の発達に伴って，おおむね5か月前後で消失し（正常発達），反射レベルから随意的な運動に切り替わる．乳児嚥下から成人嚥下と摂食機能が発達することで離乳期へ移行する．
- **生後哺乳経験の有無と経過**：肢体不自由や医療的デバイスにより，発達段階において指しゃぶりや玩具舐めを含めた口や手の使用経験が乏しい場合，口腔や手に感覚過敏などの感覚の問題が生じやすくなる．
- **多面的アプローチ**：視覚・聴覚・嗅覚・味覚・触覚・前庭覚・固有受容覚の「感覚統合」への発達を促す多面的アプローチも重要なポイントとなる．

②事例のアセスメント
- 定頚はおおむねみられ，側臥位への寝返りが不完全ながらみられ始めた運動発達段階である．
- 固視や追視はあり，声かけに笑顔もみられ，他者認知がうかがえる．
- 生後，入院中の摂食訓練以外に哺乳経験はなく，積極的な指しゃぶりや玩具舐めの経験もないことから，「口腔過敏」の可能性が考えられる．現に口腔ケア時に体を反るなどの強い拒否反応があり，頬や口唇などの皮膚面接触への嫌悪的反応はないことから，口腔内の過敏性がうかがえる．
- 原始反射の残存はない．
- 利き手で自身の顔を触る，人工呼吸器を外すなどの様子からボディイメージの形成は確立されてきており，身体の揺れや位置の変化による機嫌の変化もないため，明らかな触覚や前庭覚，固有受容覚の鈍麻性や過敏性は現時点ではみられない．

2. 医療的ケア児へのポジショニングと食べることへのケア　167

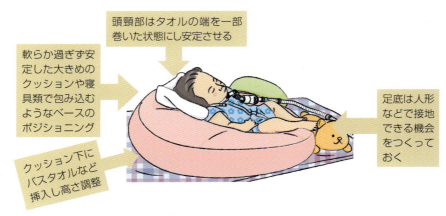

図1　介入時のポジショニング

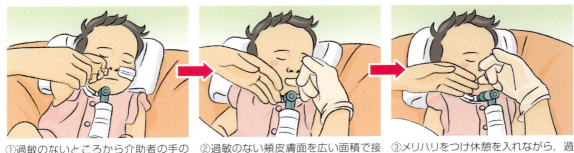

①過敏のないところから介助者の手のひらや，本児の手で顔面や口腔周囲を広い面で接地．

②過敏のない頬皮膚面を広い面積で接地しながら，過敏が軽度ある口唇を接地し嫌な感覚を分散させる．

③メリハリをつけ休憩を入れながら，過敏の強い口腔内の頬粘膜に介助者の小指を接地させ動かさない．緊張がゆるんだら離す．

図2　過敏除去法

実践

- 介助者の両手が使用できるよう，介入時の姿勢調整は抱っこに近い，本児が安心できる安定したポジショニングから開始した（図1）．
- 呼吸と嚥下の協調を促し，気道内圧を高め誤嚥を低減するためにも人工呼吸器を装着しながら摂食介入を開始した．
- 顔面皮膚面から口唇周囲，頬粘膜と過敏を緩和するための訓練「過敏除去法」を実施した（図2）．
- 口腔へのアプローチが本児にとって嫌な記憶から「拒否」へとならないよう，歌をうたいながら行ったり，過敏除去法は5秒数えながら各箇所に実施した．
- 過敏除去法実施後は，注入で使用している慣れたミルクを綿棒に浸し，頬粘膜ストレッチをしながら味覚刺激を行った．口腔運動から嚥下運動の評価をしながら，受容が可能な日は舌背も同様にアプローチを実施した．じょうずにできたときは大きくほめた．
- 強い嫌悪感や疲労感などがみられたら終了した．本児の全身状態やバイタルサインのモニタリング変化から，臨機応変に対応し，メリハリをつけて実施した．
- 介入前後で本児の受容状況をみながら口腔ケア

を行った.

- 上記方法は母親や定期訪問の看護師へも動画を活用しながら伝達した.

結果

- 安定したポジショニングにより，介助者にとって本児の反応のキャッチやモニタリングがしやすく，本児も視覚情報が入りやすいことから表情や体で自身の意思を表出しやすい環境となった.
- 初回評価時より，口唇閉鎖は未熟ながら口腔運動から成人嚥下がみられ，味覚刺激の際は笑顔がみられるなどの反応もあり，明らかな誤嚥物はみられなかった.
- その後，体調の変化はありながらも全身状態が安定している日は，母親や定期訪問の看護師により実施され，数か月後には口腔内の過敏性は軽減し，口腔運動のバリエーションも拡大，嚥下運動までのペースも早くみられるようになった.
- 次のステップとして，ミルクから初期食レベルの市販のなめらかなペースト状のものを綿棒につけて刺激し，様々な味覚刺激と異なる触感へ

の体験を広げていくこととした.

考察

- 重度の医療的ケア児は，生後より様々な医療機器や全身状態管理が優先となり，発達が促される機会が減少する場合が多い.
- 特に在宅では退院後より，家族や地域における支援チームなどのフォローにより，児の成長発達が促されていく機会を増やしていく必要がある.
- 正常発達の児と同様，運動面や認知面，社会面においても成長発達できるよう，全身状態の管理を行いながら，様々な機会や体験を提供していくことが重要なケアとなる.
- 小児は成人と異なる特徴として「臨界期」「敏感期」があり，児の成長が促される時期をキャッチしアプローチすることが重要なポイントとなる.
- 乳幼児においては，摂食訓練の前提として「安心と安らぎのなかで，飲む・食べることが楽しく幸せであること」を育むためのアプローチが最も大切であると考える.

（金志純）

第7章 ポジショニングの効果

3 在宅での食事援助とポジショニング

事例紹介

最期までその人らしい時間を過ごすための支援：その人にとっての食べる意義を考えた食支援

　B氏，60歳代，男性．歯肉がんにより手術を3度受け，気管切開もされたが再発し，抗がん剤治療を実施した．治療中に誤嚥性肺炎の発症により，抗がん剤治療中止となり胃瘻造設された．B氏は生きることをあきらめず治療に臨みたいとサイバーナイフ治療を受けられた．

　しかし，再発を繰り返し，完治は難しく，予後6か月と宣告があった．医師から皮膚外にがんが露出し処置が必要となるため，最期まで自宅でみるのは難しいといわれたが，家族の希望で在宅療養となり，「食べることが大好きだったから，最期まで食べたい，食べさせてあげたい」という願いをかなえるため訪問開始となった．がん性疼痛によりモルヒネによるペインコントロールをはかっていたが，十分に痛みの軽減がはかれていない状態であった．栄養経路は胃瘻からで，非経口摂取であった．

アセスメント・実践

①介入開始時
- 「食べたい」と訴えがあったが，介入5日目にサイバーナイフ治療後の肺炎発症により呼吸状態が不安定であった．
- 経口摂取開始に向けて，①心身の状態の安定をはかる，②栄養状態の改善をはかる，③安楽に過ごせるようにペインコントロールをはかる，④生活（介護）環境を整えることを目標とし，介入開始となった（図1）．

②介入後1か月
- 呼吸状態，全身状態も安定し，摂食嚥下評価実施となった．口腔がんの術後であり再発を繰り返しているため，舌がほとんど動かず，左頸部の硬結，気管切開などがあるため，良好な機能が残存している右咽頭を食物が通過するように右側臥位で評価を行った（図2）．
- 嚥下反射惹起，嚥下運動，吸引により気管切開からの食物残渣の有無による誤嚥の確認後，B氏の妻が準備したすっぽんスープを，とろみを0.5％つけて摂取されたが，数口で「もういい」とジェスチャーをされた．その後3回スープを飲まれたが，希望される「食べる」は，友人や家族と一緒に食卓を囲む楽しい時間であったため，咀嚼して味わい，吐き出しながら家族や友人と食事を楽しまれた．

③介入後2か月
- 頰の皮弁に再発した腫瘍増悪により瘻孔を形成，強い痛みがあり，麻薬増量により傾眠傾向やふらつきが出現した．
- 腫瘍悪化により皮弁下より排膿があったが，瘻孔の洗浄による排膿を行ったことで痛みの軽減がはかれ，麻薬の減量ができ（フェントス®テープ2mg・レスキュー薬ケア前1回），覚醒の改善もはかれた．
- B氏は，それまで外出を勧めても拒否されていたが，「教会に行きたい」と希望されたため，外出を計画した．家族と一緒に教会へ出かけられ，穏やかな時間を過ごすことができた（図3）．

④介入後3か月～
- 新型コロナウイルス感染症に感染し，自宅で在宅酸素療法（HOT）を導入，抗菌薬治療を行

第 7 章　ポジショニングの効果

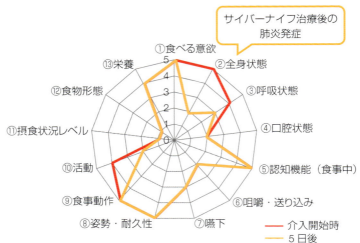

心身の医学的視点	・「食べたい」と希望が聞かれる. ・左頬部の痛みが強く, 麻薬使用しているが痛みのコントロールが困難：フェントス®テープ（フェンタニルクエン酸塩）12 mg・レスキュー薬 1 日 5 ～ 6 回. ・がんによる組織壊死による皮膚潰瘍があるが, 瘻孔は閉鎖. ・気管切開より白色痰あり, 自己喀出できていたが, サイバーナイフ治療後の肺炎発症により黄色痰の増加がみられる. ・自力で口腔ケアを実施しているが, 開口障害, がんによる痛みがあり汚染している.
摂食嚥下の機能的視点	・認知機能は問題なし. ・下顎骨切除により閉口が困難であり, 舌下神経切断により舌運動低下もあるため, 送り込み, 咀嚼運動は困難. ・気管切開があるが, 嚥下反射惹起, 喉頭挙上 1 横指可能. ・咽頭唾液, 分泌物貯留があり, 吐き出しされている. 気管内に流れ込んだ唾液も, 咳嗽にて喀出.
姿勢・活動的視点	・上下肢の運動障害はないが, 長期臥床, 体力低下などにより活動性低下がみられる.
摂食状況・食物形態・栄養的視点	・肺炎発症以降 6 か月間非経口摂取. ・胃瘻から注入（栄養剤 900 kcal/日 → 退院後より 1500 kcal/日へアップ）. ・体重 55 kg（発症前から 25 kg 減少）, BMI 20.

図 1　介入開始時の KT（口から食べる）バランスチャート*

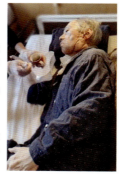

・**食物形態**：食べる意欲の低下（食べることへの不安など）があるため, 嗜好にあった嚥下訓練食品のコード 0 ～ 1 の食品を選定.
・**食事姿勢**：左口腔～咽頭は, がん・放射線療法の影響が強いため, 右側を通すように右側臥位で姿勢を調整.
・**一口量**：2 ～ 3 mL. 嗜好にあったスープなどを摂取.
・**介助**：顎が上がらないように, 食品を視線の斜め下 45 度あたりで見せ, コード 0 の食品は右頬～舌尖, コード 1 の食品は舌背に介助.

図 2　摂食嚥下評価

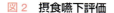

*　**KT（口から食べる）バランスチャート**：口から食べ続けるための食支援に向けた 13 項目からなる包括的評価ツール.

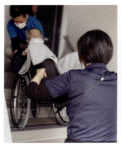
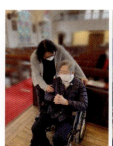
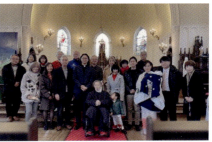

理学療法士と一緒に車いすで階段昇降　　教会で家族，友だちと一緒に過ごされる

図3　希望をかなえるケア：外出支援

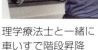
気管切開部（カフ上）に貫通　　頬骨が露出し口腔内に貫通

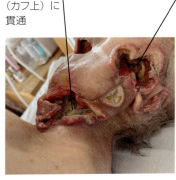
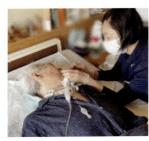

- 創処置：洗浄し，ユーパスタコーワ®（精製白糖・ポビドンヨード）軟膏・ガーゼで保護（汚染による不快，感染による痛みなどの苦痛や家族の負担軽減を考える）．
- 口腔ケア：口腔内の細菌で創部の炎症増悪の予防，誤嚥性肺炎の予防．

図4　がん再発部のケア

い，感染症状は軽快したが，ADL（日常生活動作）が低下，傾眠し，ベッド上で過ごす時間が延長した．

- 気管切開カニューレや口腔内まで貫通して頬骨が露出するなど，がんが進行し，瘻孔が広がり全身状態が悪化したが（図4），家族と一緒にお正月，孫の誕生日，節分などイベントを楽しみ，宣告された予後から3か月以上長く家族と一緒に過ごされた．そして好きなモーツァルトの曲が流れるなか，静かに最期を迎えることができた．

結果

- 口から食べるという意味での「食事」を進めることはできなかったが，希望される家族や友人と「食事」する時間を楽しむことができた．
- 教会などへの外出や家族・友人と一緒に過ごす時間を楽しみながら，最期まで自宅で過ごすことができた．

考察

- B氏の「食べたい」という希望は，口から食べることではなく，みんなで食事を楽しむ空間，そして大切な家族や仲間と一緒に過ごす時間であり，B氏の希望される時間と空間をつくるかかわりへのシフトチェンジとなった．
- 「食べる」意義は，健康に生きるために必要な栄養を摂取することにある．しかし，楽しく食べる時間，その時間を大切な人たちと共有するなど，生活を豊かにするために必要であり，その人らしい最期の時を過ごすケアにおいても重要である．
- 食べたい・食べさせてあげたい思いに寄り添い，最期まで「その人らしく生きる」支援は，本人・家族だけでなく，私たち訪問看護にかかわった者にとっても幸せな時間であった．

（竹市美加）

第7章　ポジショニングの効果

4 認知症対応型共同生活介護での食事支援とポジショニング：老人看護専門看護師の立場から

認知症対応型共同生活介護に求められている終末期ケアの背景と現状

- 認知症対応型共同生活介護（グループホーム）は，利用者の認知症の進行とともに身体機能障害の重症化（老年症候群）や医療ニーズへの対応強化が求められている．
- 老年症候群では，特に認知症後期から終末期に現れる食事摂取量の低下，姿勢保持の困難，誤嚥，繰り返される肺炎など，食事にかかわる課題が多い．
- 認知症初期の比較的自立度の高い段階から，利用者の生活全般に認知機能低下が与える影響は多い．
- グループホームでは職員と利用者は数年単位で長く付き合うことになり，疑似家族となる．愛着の生まれる関係のなかで，利用者も家族も「ここで最期まで」と願い，職員も「この人を最期まで」と思うようになる．
- 医療従事者の少ない介護施設や医療従事者の配置義務のないグループホームにおいて，看取り介護加算が加えられたことから，住みなれた場所で最期を看ていくために，専従看護師の配置や訪問看護との連携をしている施設が増えてきている．
- 食事ケアにおいて専門的知識と技術をもとにした介護職を中心とした多職種連携による介入が求められている．

認知症ケアと食事支援

- 認知症をもつ人にとっても食事は楽しみにつながる時間であり，おいしい食事を味わうときは心身のエネルギーとなり，穏やかな時間となる．
- 最期までの支援をしていくとき，食事のもつ意味は大きく，最期まで楽しんで食べていただきたいと思う．そのためには，認知症の初期の段階からの情報収集と介入が必要である．

①認知症初期

- 認知症初期には，思い出せないストレス，いら立ちや不安が募り，頭重感，不眠，倦怠感，食欲不振，集中力の低下，易疲労などの様々な身体的不調が現れる．
- 様々な身体的不調によって，食事に集中できない，食事を認識できないことがある．このような場合には，介護職員とともに表1のアプローチを行っていく．
- 認知症中期には，認知症の行動・心理症状（BPSD）がそれまでより強く現れ，活動と休息のバランスの乱れ，食べたのに食べていない，物とられ妄想などの記憶の混乱や異食といった症状が出現する．

②認知症中期から後期

- 認知症中期から後期になると，常に周囲の情報に混乱していることが多くなる．他人の食膳との区別ができない，箸の使いかたや食べかたがわからないなどで，支援が常に必要となる．
- 視覚情報が多いことで混乱を招くことがあり，この場合は視覚情報を整理することで食事に集中することができる（図1）．

③認知症後期から終末期

- 認知症後期から終末期の食事では看護師が嚥下機能を評価し，適切な食形態を検討することが必要となる．
- 終末期にはグループホームの人員体制，リビン

表1 食事に集中できない，食事を認識できない場合のアプローチ

①利用者の思いに寄り添う精神的なアプローチ
②昼夜の生活バランスの調整
・家族などから情報を得て，利用者の得意な，やりたい作業（農作業，家事労働）を共に行う．
・寝る前に気分が落ち着くケア（足浴や茶会，朗読など）を行う．
③食事に集中できる工夫
・食事は気の合う利用者や安心できる職員と食べることができるよう利用者の個性に配慮したグループ分けをする．
・身体的な特徴や機能低下などに配慮したテーブルや椅子の高さ，足台，クッションの調整をする．
・好みや季節感を考慮した食事を準備する．
④医療内容の調整
・認知症以外の身体的不調や疾患が潜んでいないか必要時には医療と連携して探る．
・内服薬などの調整を医療と連携して検討する．
⑤利用者と家族の思いを尊重した治療の選択の調整，事前指示の確認

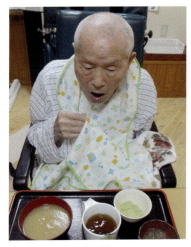

介入前
利用者の視線は手元ではなく食事に向けられ，右手はエプロンの柄が気になって，つまんで口に入れようとしている．様々な情報が錯綜し混乱している．

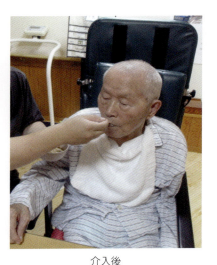

介入後
エプロンを白いタオルに変更し，食膳を横にそらし，介護職員が持つお椀を見せて，スプーンで開口を促した．視覚情報を整理したことで，介護職員の手元に注目し，タイミングを合わせ開口し，スプーンを引き抜くタイミングで口を閉じることができた．

図1 視覚情報が多いために混乱を招く場合は視覚情報を整理

グの環境，家族，職員の思い，医師の助言などを踏まえ，POTT食事姿勢評価表（本章-9-表1「POTT食事姿勢評価表」を参照）で職員とともに確認し，ケア方法を検討している．
● その結果，利用者の食事量の増加，食事時間の短縮，疲労軽減，誤嚥・むせ減少など変化項目が確認されており，職員の負担が軽減している．
● 終末期と診断されてから2年間，肺炎を再燃せずに過ごした利用者もおり，POTTプログラムは認知症終末期の困難な食事支援においても有効な効果を示している．
● 利用者の食べたいというニーズに応えることができた喜びは，家族の安心感や「食べられなくなった時，スプーン一口でも食べてくれると嬉しくて，それでしばらく頑張れる」[1]という介護職員の活動の原動力となっている．

グループホームの老人看護専門看護師として

- 老人看護専門看護師として，筆者は自施設以外にも，訪問看護活動で他事業所やケアマネジャー（介護支援専門員）などから日々の健康問題や医療連携，家族からの相談，技術に関する相談などコンサルテーションを受けている．

- なかでも，食事に関する課題は深刻である．グループホームは，複雑な症状により常に支援を必要とする認知症高齢者が生活者として過ごす場であり，終の棲家として望まれることもある．しかし，肺炎により入院治療すると環境が変わることでのリロケーションダメージにより機能低下してしまうことが多く，利用者や家族が望む「最期まで」の支援が困難となる．その予防のためにも，POTT プログラムを拡げていきたいと考えている．

（柳澤美直代）

文献

1) 柳澤美直代：認知症対応型共同生活介護における "その人らしい" 終末期を支える看取りケア—管理者のフォーカス・グループインタビューから，新潟県立看護大学大学院修士論文，2017.

Column 認知症の人の食事とケア

　2024年1月に「共生社会の実現を推進するための認知症基本法」が施行された．この法律には「認知症があっても希望をもち，尊厳を保持しつつ暮らせること」が目的に掲げられている．「認知症とともに生きる共生社会」を私たちは，介護保険施設や病院・診療所，在宅，地域，すべての場で実現していく必要がある．共生社会とは「認知症の人を含めた国民一人一人がその個性と能力を十分に発揮し，相互に人格と個性を尊重しつつ支え合いながら共生する活力ある社会」である．そのため食事ケアにおいても「個人としての尊厳の保持」を核とした「自立支援」が求められる．

認知症を理解するスキル

　認知症で，嚥下障害が生じやすくなるのはパーキンソン症状が出てくる中等度以降である．初期には食物の認知や集中力の低下などで，食べ始められない，食べ続けられないことが焦点になりやすい．原因疾患別，症状別の対応が必要となる．その際に，現場では「認知症がある」だけの理由で，義歯の使用を中止されたり，嚥下食が出されてしまうことがある．時には「高齢者で認知症があるかもしれない」というエイジズム（年齢差別）で本人の希望に耳を傾けてもらえないことがある．認知症の人のケアの基本は「パーソン・センタード・ケア」だが，実際の現場では「リスク・センタード・ケア」となってはいないだろうか．

　認知症は，理解・判断などの知的能力が低下する症候群であるが，それは一気に何もできなくなるわけではない．「何が」その人の苦手なことか，わかりにくいことか，「何なら」わかりやすく，意図が通じやすいか，「どのような」感覚が好みかなど，食事に関する本人の能力とニーズを十分にアセスメントしていくことが必要である．

専門職の役割

　すでに認知症の人への対応プロトコルは，医療や介護の世界を超えて一般的になりつつある．私たちはそのコアな専門職として，認知症の人を理解し，寄り添える高い対応力のレベルが求められる．

　加えて認知症をもつ人の家族に対する，やさしい対応と支援が必要である．家族は現代では様々な形態があり，それぞれに思いがある．その思いにも丁寧に寄り添うことが専門職には求められる．

　食事は，認知症がある人にとって，楽しみの最後の砦であるといえる．その食事を楽しめるPOTTプログラムの伝承は認知症ケアにおいても必要である．

〔原等子〕

第7章 ポジショニングの効果

5 誤嚥を繰り返す人のポジショニングと効果

事例紹介

急性期病院に入院した進行性核上性麻痺のある人

C氏，70歳代，女性，要介護2．高度急性期病院の一般病棟に入院した進行性核上性麻痺の人である．事例を通して入院日数が短縮されている状況における急性期病院の役割と支援方法について検討する．

入院までの経過：4年前に進行性核上性麻痺と診断され，その後，2度の入院歴がある．夫との2人暮らしだったが，1年前より施設に入所．今回，発熱と意識レベル低下により，救急搬送された．

救急搬送時の状態：JCS20〜30，血圧116/89mmHg，脈拍105/分，SpO_2 97％，体温36.7℃．口腔内：著明な黒色汚染あり．血液検査：Na 171，K 2.5，WBC 12.3，CRP 0.01．CT検査：右肺中葉背側すりガラス状濃度上昇．

施設での状況：ADL（日常生活動作）はベッド上．なんとか座位保持可能．食事は介助すれば摂取できるが，最近むせが目立ち，摂取量は少なかった．

夫の希望：口から食べられるようになってほしい．それが無理なら，胃瘻も仕方ない．入院する度に身体が動かなくなり，食べられなくなる．身体に傷をつけるようなことはしたくなかったが，本人の意識があるなら，胃瘻をつくってでも寿命を全うさせてやりたい．

治療経過：脱水と電解質補正のため点滴管理．好中球増加に対し，抗菌薬投与．活動性低下に対しドパコール®（レボドパ・カルビドパ水和物）調整．嚥下機能評価のため摂食嚥下チーム介入．

退院支援：入所中の施設では胃管管理は不可．胃瘻管理は可能だが，入所者が多く，現時点では不可．点滴のみでの看取りは可能．再入所は3か月まで可能．

アセスメント

①KTバランスチャートを用いた評価
- KT（口から食べる）バランスチャートを用いた評価を図1に示す．

②姿勢のアセスメント
- 意識レベルはJCS2桁，覚醒維持困難がみられた．
- 左上下肢は固縮がみられMMT2．右上下肢はMMT3．頸部は伸展拘縮傾向で容易に後屈し，円背がみられた．
- BMIは16．るいそうと筋力低下があり，易疲労性がある．
- リクライニング位でC氏は右のベッド柵をつかむことが多く，体幹は右に傾斜しやすかった．
- 上記のことから，ポジショニングのポイントは，①対象の殿部下縁をベッドの可動軸よりも上に移動し，②左上肢全体をクッションで支えて体幹の安定をはかり，③両下肢の後面の隙間を薄いクッションで埋めて下肢の安定をはかり，体幹の安定をはかることとした．
- リクライニング位の角度は覚醒が維持できれば随意的に嚥下できたため，45度とした．
- 頸部のポジショニングのポイントは，視線が斜め下45度になるように，枕と端巻きタオルなどで高さの調整をすることである．

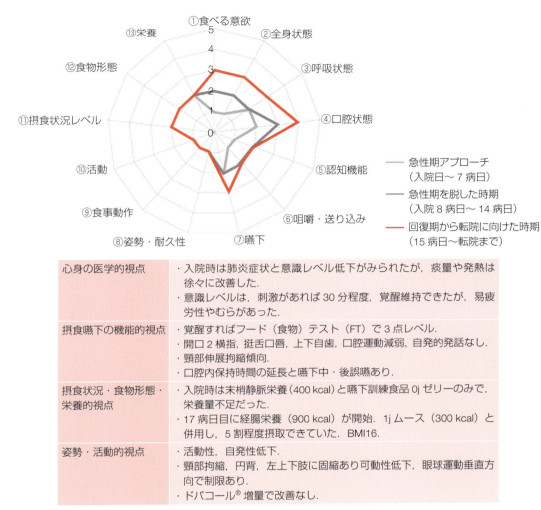

図1 KT（口から食べる）バランスチャートを用いた評価

実践・結果

①急性期でのアプローチ（入院1病日〜7病日）

- 入院時は37℃台の発熱があり，意識レベルはJCS20〜30．KTバランスチャートでの点数は低い．
- 誤嚥リスクも高く，リクライニング位45度，全介助で0jレベルのゼリーを1〜3口程度しか食べられなかった．
- 経口摂取確立の見通しは悪く，代替栄養について夫に意向を確認したが，すぐには決断されなかった．

〈ポジショニングの実際〉

- 毛布を丸めたものとクッションで，肩から上肢全体を支えるように調整した．
- 下肢は軽く屈曲位で，座骨下から大腿後面をしっかり支えるようにした．足底はクッションに接地させた．
- 頸部は後屈を予防するために，端巻きタオルを挿入した．

②全身状態が安定し，VEで姿勢と嚥下機能を評価（入院8病日〜14病日）

- 肺炎の改善と電解質異常が是正され，一日の中で覚醒している時間が増えた．

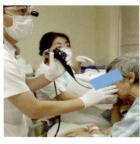 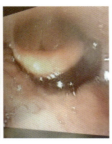

図2　嚥下内視鏡（VE）検査の実施

- 1jレベルのゼリーやムース（100 kcal）を半分程度摂取できるようになったが，5口程度摂取すると，嚥下後にむせがみられた．
- 喉頭挙上が弱く，咽頭残留が疑われ，少量のゼリーが吸引された．
- スタッフから，右下側臥位でリクライニング位60度のとき，むせずに全量摂取できることがあると報告があった．そこで，リクライニング位45度正面と，右下側臥位・リクライニング位60度で嚥下内視鏡（VE）検査を実施した（図2）．
- VEの結果，リクライニング位45度では喉頭蓋谷に食物残渣を認め，右下側臥位リクライニング位60度では良好であった．以降は，右下側臥位リクライニング位60度で姿勢調整を行った．

〈ポジショニングの実際〉

- 右下側臥位リクライニング位60度では，ポジショニングが不安定になると，対象は右肘で頬杖をついたり，右のベッド柵を握り，頭頸部が不安定になりやすかった．
- 右下側臥位を安定させるために，左背側にクッションを入れ，後頭部から上肢にかけてベッドとの隙間を埋めるようにU字型クッションで支えた．
- 後頭部に逆U字で挿入することで，頸部後屈を予防できた．左体側に沿わせ，ベッドとの隙間を埋めることで体幹を安定させ，左上肢までサポートできる．
- U字型クッションで支えると体幹が安定し，対象がベッド柵を握ることはなくなり，食事中に姿勢がずれることはなかった．

③経腸栄養と併用して嚥下訓練を継続し，回復期病院へつなぐ（15病日～転院まで）

- 1jゼリーやムース（1食 100 kcal）を3食5～10割摂取できるようになった．
- むせの頻度も減り，C氏の悲観的な言動が減った．
- 17病日目に，夫から胃管挿入の希望と，回復期リハビリテーション病院への転院希望があり，経腸栄養の併用が開始となった．
- 併用後も摂取量は維持できた．26病日目にリハビリテーション目的で転院となった．

考察

- 進行性核上性麻痺は，時間経過とともに進行する病気であり，平均余命は発症から約5～9年といわれている．この事例においても発症から4年経過し，寝たきりに移行している時期であった．
- 1日のなかで覚醒している時間は短かったが，3食の嚥下食による直接訓練の姿勢をVEで確認したことで，効果的な支援につなげることができた．
- ポジショニングは基本のPOTTプログラムを用いたことで，誤嚥することなく回復期リハビリテーション病院にバトンを渡すことができた．
- 進行性の疾患や加齢に伴う嚥下障害により，口から食べられなくなったとき，どのような選択をするか，アドバンス・ケア・プランニング（ACP）を含めた支援を行っていく必要がある．

（近藤泰子）

第7章 ポジショニングの効果

6 回復期のポジショニングから食事の自立をめざすチームケア

事例紹介

「できる」を「している」につなぐポジショニング

D氏, 50歳代, 男性, 身長170 cm, 体重60 kg.

病名: くも膜下出血, 延髄出血, 気管切開術, 胃瘻造設, 輪状咽頭筋切断術, 喉頭挙上術.

入院までの経過: 左椎骨動脈解離性動脈瘤破裂によるくも膜下出血, 延髄出血発症. 高度嚥下障害と高度構音障害, 四肢の運動障害, 失調あり. 喀痰困難により気管切開術, 経口摂取困難のため胃瘻造設. その後, 嚥下機能改善を目的に輪状咽頭筋切断術, 喉頭挙上術施行. 3食経口摂取可能となり, 回復期のリハビリテーションのため当院へ入院.

前院での摂食条件: ベッドでのリクライニング位60度, 常食(軟飯・一口大), 差し込み型のオーバーテーブル, 太柄スプーンを使用し, 自力摂取.

認知・コミュニケーション: 問題なし.

アセスメント

①ベッドでの食事中の姿勢評価
- 前院の摂食条件通りに設定し, 評価を行った結果, 次のようだった.
・スプーンを持ち, 口元に運ぶと上肢の動揺により口元へ運ぶことができない.
・体幹が徐々に麻痺側に崩れてしまう.
・姿勢が崩れるとむせ込みが頻繁にみられる.
・むせるたびに何度も姿勢調整の介助が必要である.

②短期目標
- ベッドでのリクライニング位60度で, 安定した姿勢でむせなく自力摂取ができる.

③長期目標
- ティルト・リクライニング型車いすで, 安定した姿勢でむせなく自力摂取ができる.

④計画
- 理学療法士(PT), 作業療法士(OT), 言語聴覚士(ST)による食事環境設定を行う.
- 病棟看護師・介護士が全員できる設定の作成・伝達を行う.
- PT, OT, STによる次のような個別リハビリテーションを行う.
・PT: 体幹・下肢のバランス訓練, 筋力訓練による自己での姿勢保持・修正の獲得.
・OT: 上肢のバランス訓練, 巧緻動作訓練による食事動作の獲得.
・ST: 咀嚼回数を増やす意識づけ, 舌圧強化訓練により食塊を押し込む力の強化.

実践

①食事のポジショニング(ベッドリクライニング位60度)
- 対象の身体を頭側のベッドボード側へ移動する(身長が高いため, 殿部下縁がベッド可動軸より下になってしまう).
- 正面から, 身体の傾き・ねじれがないか確認する.
- 足底をクッションで安定させ, 足側を15度挙上する.
- 失調による動揺防止のため, 頭・背中・上肢をベッドにしっかり密着させた状態で(図1), リクライニング位60度まで挙上する.
- ベッドボードから頭部が出るところまでベッドの頭側を挙上する(図2).

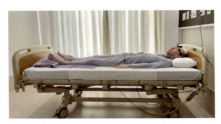

図1　仰臥位で頭・背中・上肢をベッドに密着させる

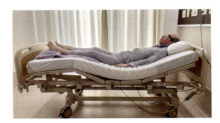

図2　ベッドボードから頭部が出るまでベッド挙上

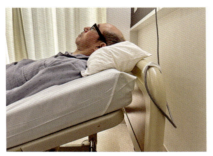

移動前に必ず頭部を支えられる枕を設置

図3　介助者2人で再び殿部下縁をベッドの可動軸より上となるように移動

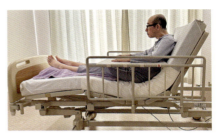

図4　カットアウトテーブルを設置し両肘を置く

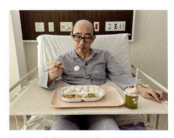

図5　太柄のスプーンで両肘をつき自力摂取

- 殿部下縁をベッドの可動軸より上となるように再度調整する（図3，ベッドの頭側を挙上している状態から移動するため，介助者は必ず左右から2人で介助する）．
- ベッド柵にカットアウトテーブルを設置し，両肘を置く（図4）．
- 背抜き，腰抜き，足抜きを行い，衣服のしわも伸ばす．
- 正面から，身体の傾き・ねじれがないか確認する．
- 頸部が前屈位（4横指程度）で動揺がなく安定しているか確認する．
- すべり止め付き4つ仕切り皿に食事を盛り設置する（主食：一口サイズのおにぎり，副食：一口大に切ったもの）．
- 片手で持てるストローカップにお茶を入れて設置する．
- 自力摂取開始（太柄のスプーンを持ち，テーブルに肘をついた状態で自力摂取，図5）．

②食事のポジショニングの伝達
- ポジショニング方法をカンファレンスで報告する．
- 病棟看護師・介護士へ，PT，OT，STがポジショニングのレクチャーを行う．
- 毎食，病棟看護師・介護士が正しい設定方法で行えているかPT，OT，STが確認する．

③個別リハビリテーション
- PT，OT，ST各職種がそれぞれ週6回，個別リハビリテーションを実施した．

結果

- 病棟スタッフ全員がベッド上での食事のポジショニングができるようになり，むせなく自力摂取することが可能になった．
- 個別リハビリテーションにより，身体機能が改善し，ティルト・リクライニング型車いすへの離床が可能となった．
- 入院2か月後，ティルト・リクライニング型車いすへの移乗とティルト・リクライニング型車いすでの食事のポジショニングを再設定して病棟へ伝達した．
- 入院3か月後，ティルト・リクライニング型車いすで，3食を安定した姿勢で，むせなく自力摂取が可能となった．
- 現在は家族と外食ができるようになり，今後の退院について検討中である．

考察

- 入院早期にPT，OT，ST共同で，看護師・介護士が全員できるポジショニングの作成・伝達をしたことで，本人のできるADL（日常生活動作）を最大限発揮することができた．
- 「できるADL」が「しているADL」になったことで，生活のなかでの活動がリハビリテーションとなり，機能改善につながった．
- リハビリテーションの各スタッフが個別リハビリテーションを積極的に行い，食事のポジショニングと併行して機能改善をはかることで，さらなるADLの改善をはかることができた．
- 回復期では，今できることが生活のなかでもできるようになること，本人ができるようになりたいこと，したいことを一番の目標に掲げ，アセスメントしていくことが，早期のADL改善・QOL（生活の質）の向上に有効である．

（山本梨花子）

第7章　ポジショニングの効果

7 特別養護老人ホームでの看取り期における食事のポジショニングと食事支援

- 超高齢化が進行するなかで特別養護老人ホームでの看取りが増加している.
- 特別養護老人ホーム清鈴園（以下，当園）では，入所時の年齢が80歳代，90歳代でその大半は認知症を有している.
- 入所者は58人で，平均介護度4.1，平均年齢89歳，認知症高齢者の日常生活自立度Ⅲ以上は40人で，超高齢化と重度化が進んでいる（2023年10月末）.
- 入所時には，当園での看取りの状況と対応を説明し，本人，家族の希望する看取りを確認している．過去5年間に看取った人の割合は86％である.
- 看取り期になっても，QOL（生活の質）の維持とその人らしい生活を送ることができるよう，食事を大切な支援と考えている.
- 「最後まで口から食べたい」という願いをかなえるため，身体機能と嚥下機能が低下した状態の入所者に，安全・安楽な食事支援を行うため，ポジショニングがとても重要と考えている.

事例紹介

特別養護老人ホームでの看取り期における支援

E氏，90歳代後半，女性，要介護5，障害高齢者の日常生活自立度（ランクC-2），認知症高齢者の日常生活自立度Ⅳ，アルツハイマー型認知症.

在宅で肺炎を発症し4か月入院．その後，当園に入所となった．アルツハイマー型認知症で，単語によるコミュニケーションで意思の伝達はできていた.

食べることが好きで，食事に対して意欲があり，車いすに座って自分で全量食べていた．入所して2年が経過したころ，徐々にADL（日常生活動作）が低下し，食事は食べこぼしが多く，一部介助となった.

入所して3年4か月が経過したころ，むせがみられ，嚥下に時間がかかるようになった．その後，食事摂取量が低下し看取り期を迎えた．家族は少しでも口から食べて長生きをしてほしいと強い思いをもっていた.

アセスメント

- 姿勢保持能力は廃用性により四肢と体幹を維持する力が低下し，耐久性はなかった.
- 両上肢はやや動かすことはできるが，体幹の安定をはかるため支えが必要であった.
- 意識レベルは声かけをすると開眼し「うん，うん」と声を出すことはできた.
- 頭頸部が軽度後屈しており，誤嚥する可能性が高いため，食事介助時は頭頸部を前屈させる必要があった.
- 摂食嚥下機能が低下し食物が飲み込みにくく，むせがみられた.
- 食物が口に入ってから嚥下するまでに時間がかかり，1回の食事量が少量だった.

〈チームの目標〉

- 安全で安楽な食事姿勢を統一して行い誤嚥を防ぐ.
- 無理なく口から味わい，食べる喜びを支援する.

実践

①安全で安楽な食事姿勢を統一して行い誤嚥を防ぐ

- E氏のベッド上でのポジショニングをチームで

7. 特別養護老人ホームでの看取り期における食事のポジショニングと食事支援　　183

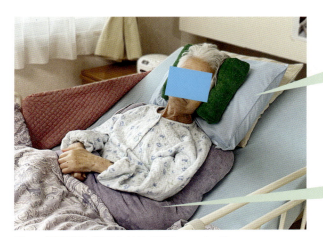

頭部を前屈させるため枕を2つ重ねその上にバスタオルを使用して調整

両上肢にU字型のクッションを設置し両手を腹部で組む.

図1　頭頸部を前屈させるポジショニング

検討した.
- E氏は姿勢保持能力の低下と疲労が強く耐久性がない. そのため, 食事姿勢の安定と安楽に食事をするため, 両上肢にU字型のクッションを設置し腕の重みを軽減させ, 両手を腹部で重ね体幹の安定をはかった.
- 両足の踵に圧がかからないよう注意し, 足底をクッションで接地した.
- 摂食嚥下機能の低下によりむせがあり, 飲み込みにくいため, 重力を利用して食事を送り込みやすくするリクライニング位35度とした. ベッドの角度を統一するため, ベッド柵に印をつけた.
- 挙上後は身体の突っ張りがあるため, 声かけをしながら背中から腰, 足にかけて, やさしくなでるように圧抜きを行い, 筋緊張の緩和とコミュニケーションをはかった.
- 頭頸部が軽度後屈しており, リクライニング位35度では誤嚥のリスクがあったため, 枕を2つ重ね, その上にタオルを使用して頭頸部を前屈させ, ゆっくり時間をかけて食事介助を行った (図1).
- 食事介助を行う職員が統一して食事姿勢の調整を行うことができるよう, ポジショニングの写真に注意事項を記載し居室へ掲示した.

②**無理なく口から味わい食べる喜びを支援する.**
- 食事は負担がかからないよう少量でも栄養がとれる内容に変更した.
- 視力低下により視覚で食事を確認することが難しいため, 口に入れる前に食事の内容を伝え味わってもらった.
- 痰がからみ, 呼吸状態が低下したため, 看護師の指示で5日間経口摂取を中止したが, 呼吸状態も落ち着き, 声をかけると「うん, うん」と返答できるほど意識レベルが戻ったため, 少量でも口から味わってもえるよう専門職間で再度アセスメントを行った.
- 看護師と管理栄養士がゼリーで嚥下状態を評価し, 1日1回, 栄養補助食品とゼリーを再開した. その日の覚醒状態や, 嚥下の状態をみて, 食事は無理のない程度に行った.
- その後, 声かけに反応はあるが, 本人が口を開けなくなり, 食べることが難しくなったため, 家族の協力のもと, 本人が好きだったチョコレートとヨーグルトを持参してもらい, 形態を工夫し, 少量を唇につけ味わってもらった.

結果

①**安全で安楽な食事姿勢を統一して行い誤嚥を防ぐ**
- 安全・安楽なポジショニングを行ったことで,

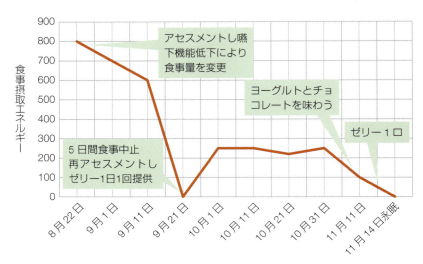

図2 看取り期の経過

看取り期の誤嚥の頻度は少なく，食事にかかわる吸引回数は3回であった．
- 体幹が安定し，食事中に姿勢が崩れることはなかった．
- 呼吸状態も安定し穏やかな表情がみられ，リラックスして食事をすることができた．
- 姿勢調整の際，身体に触れることで食事前の覚醒につながり，声を出して職員への意思表示がみられた．
- 居室内にポジショニングの写真を掲示したことで，職員が不適切な姿勢に気づくことができ，統一してポジショニングを行うことができた．

②無理なく口から味わい食べる喜びを支援する
- 早期に専門職で連携してE氏の身体状態，嚥下機能をアセスメントし，食事量，提供回数，食事形態を変更したことで，E氏の負担にならないよう食事を味わってもらうことができた．
- E氏が好きだったチョコレートは電子レンジで溶かし，お湯でとろみ具合を調整するなど形態を工夫し味わってもらった．永眠する3日前にはゼリーを一口味わうことができた（図2）．

考察

- 看取り期に安全・安楽な食事のポジショニングを行うことで，摂食嚥下機能の維持，誤嚥の予防，呼吸状態の安定，覚醒状態の向上がみられ，最期まで食事を味わうことができた．
- 食べることを支える支援は，人生の最期までその人らしく尊厳ある生活を送るために大切なことである．また，専門職が連携して，早期に状態変化を見極め，安全・安楽な食事姿勢と食事内容のアセスメントをすることは看取り期の重要な支援である．
- E氏は亡くなる3日前まで，声をかけると「うーうー」と反応があり，最期は家族に見守られ安らかに永眠された．家族からは「最期をここで看取ることができ本当によかった．くいはありません」と感謝の言葉があった．

（嘉屋幸代）

文献

1) 迫田綾子，北出貴則，竹市美加編：誤嚥予防，食事のためのポジショニング—POTTプログラム，医学書院，2023．
2) 大井裕子：〈暮らしの中の看取り〉準備講座，中外医学社，2017．

第7章 ポジショニングの効果

8 精神科での安楽なポジショニングと食事

事例紹介

薬剤性錐体外路症状で舌の送り込み障害があった人の経口摂取維持の取り組み

F氏, 40歳代, 男性, 統合失調症.

生活歴：大学卒業後, 会社に勤務し3年前まで仕事はできていた. 遺伝素因なし.

現病歴：1年前から幻聴や注察妄想, 考想伝播が出現する. 自閉的な生活で, まったく外出せず, まとまりに欠ける異常行動があり, 隔離室に入院となった. 入院後も大声で放歌するなど落ち着かず, 薬剤を増量するなかで食事を口腔内に溜め込むようになり, 嚥下しなくなった. ただ飲水はできた. 自力での座位姿勢保持もできなくなり, 後ろに倒れてしまい, 起き上がりも介助が必要となった.

初期評価：開口量は1横指, 舌は左右・上下の動きができない, 挺舌は口唇を越えない. 歯の欠損なし. 摂食嚥下障害臨床的重症度分類（DSS）5, 水飲みテスト（窪田式）プロフィール②, FIM［運動項目28/91, 認知項目7/35, 合計35/126］.

CP換算値775 mg, DIEPSS（薬原性錐体外路症状評価尺度）評価［動作緩慢＋2, 流涎＋3, 筋強剛＋1］.

アセスメント

- 薬剤性錐体外路症状で姿勢の保持困難, 開口や舌の動きが悪化し, 咽頭への送り込みができない状態となった. ただ飲水はできており, 咽頭期までは影響していないことがわかる.

実践

- 精神科医・内科医に現状の嚥下評価と今後の薬剤治療の内容を相談する.
- 看護実践として, 椅子とオーバーテーブルを準備する. これだけでは傾いた姿勢を正位にできないため段ボール製のカットアウトテーブル（図1）を準備して両肘が安定するようにポジショニングした（図2）.

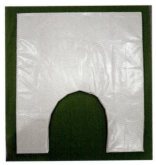

図1 段ボール製のカットアウトテーブル

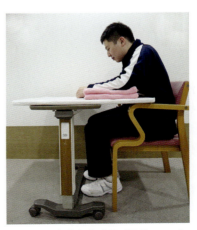

図2 両肘が安定するポジショニング

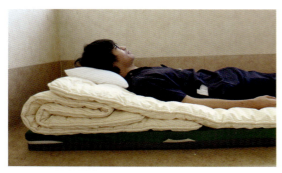

図3　敷布団を追加したポジショニング

- 市販のカットアウトテーブルは木製や金属製であり，精神科の保護室ではリスク管理から使用しづらいため，段ボールで作製した．
- 食事は飲み込むだけでよい形態，嚥下訓練食品0jとして栄養補助食飲料に変更した．
- 摂食機能訓練の間接訓練で口腔ケア，舌ケア，口唇・舌・頬の訓練，舌抵抗訓練を実施した．
- 臥床時にはリクライニング位10度の姿勢にポジショニング調整した．保護室内ではリスク管理からベッドが使用しづらいため，敷布団を追加し図3のようにポジショニングした．
- 薬剤性錐体外路症状が治まって，舌の送り込みができるようになれば食事形態の段階をアップし，舌の左右の動きが出てくれば直接訓練として市販のスナック菓子（かっぱえびせん®）を使って咀嚼状況の確認をしながら，咀嚼が必要な食事形態までアップしていった．

結果

- 薬剤治療は，すぐに減量となった．以降，摂食状況を精神科主治医へ報告していき嚥下状態の改善がみられないため，介入13日目でいったん薬剤治療が中止となった．
- 薬剤治療を中止して，2週間ほどで口腔内に溜め込むことはなくなってくる．自力での座位保持もできるようになる．
- 介入35日目，摂食動作の流れがスムーズになってきて，段階的に食事形態をアップしていく．
- 過鎮静がとれてきたことで，また精神症状が再燃しだし，食事中に集中できなくなった．今度は抗精神病薬を少量から再開した．以降は過鎮静にはなることなく，自宅へ退院となった．

考察

- 薬剤性錐体外路症状で筋固縮し動作は緩慢となり，前傾姿勢になったり後屈姿勢になったりと姿勢保持が難しくなっていた．
- 椅子やオーバーテーブルとカットアウトテーブルを使用し，姿勢を正常位に近づけるポジショニングを行い，誤嚥リスクを軽減できた．
- 食事については舌の動きが改善されるまで飲み込むだけでよい食事形態まで下げて，栄養補助食飲料を主とした．
- 薬剤性錐体外路症状で舌の動きが制限された状態だったため，舌の送り込みができなかった．まだ咽頭期の機能は影響を受けていなかったため，飲水はできた状態になっていたと考える．
- 早い段階で薬剤性錐体外路症状に気づき，薬剤調整できたことも嚥下機能を悪化させなかった要因と考える．
- 薬剤性錐体外路症状で唾液量が増え，動作緩慢で嚥下に時間を要し，流涎となっている．これが夜間の臥床時の唾液誤嚥につながるため，リクライニング位姿勢にすることで嚥下しやすくなり，唾液誤嚥のリスクを軽減できた．
- 摂食機能訓練で口腔内を刺激し舌の動きを観察しながら舌の動き，咀嚼の程度に応じて食事形態を段階的にアップし食事を提供できたことで，誤嚥リスクを軽減できたと考える．

（多田茂伸）

第7章 ポジショニングの効果

9 療養型病棟での適切なポジショニングと口腔ケアへ

- 療養型病棟では嚥下障害により経口摂取が困難で，経管や静脈から栄養摂取されている人が多い．ベッド上での生活が長くなり関節拘縮を起こしやすく，口腔ケア時にも食いしばりによる開口障害を起こし口腔ケアが難しくなる．
- 適切なポジショニングにより，身体の緊張を軽減し，開口しやすくなり口腔ケアが行いやすくなった事例を紹介する．

事例紹介

四肢の拘縮が強い経管栄養中の人

G氏，70歳代，男性，脳梗塞．

合併症：外傷性くも膜下出血，高血圧，糖尿病．

経過：7年前に自宅階段から転落し，頭部打撲，くも膜下出血・硬膜血腫と診断された．開頭血腫除去術を施行後，療養型病院へ転院．意識レベルJCSⅡ，発語はない．四肢の拘縮が強くADL（日常生活動作）全介助．CVポート（皮下埋め込み型ポート）から高カロリー輸液，胃瘻から経管栄養中である．

アセスメント

- ポジショニング前のPOTT食事姿勢評価表によるアセスメントを表1にあげる．
- 上肢の拘縮（屈曲）で胸郭を圧迫し浅い呼吸になっている．咳嗽反射があり口腔への痰の喀出は可能だが口腔外に喀出できず，口蓋に貯留していることが多い．
- 頭頸部に緊張があると開口が難しく，口蓋に付着している痰の除去，歯の裏側をみがくのが難しい．

表1 POTT食事姿勢評価表

【ベッド上】 食事姿勢を見る ※注入（口腔ケア）時のポジショニング

	内容	前	後	備考
1	安楽でリラックスした姿勢である	0	2	UIクッション，足底接地
2	身体はベッド中央，可動軸より殿部が上である	2	3	
3	両脇にクッションが密着している	0	3	UIクッションを使用
4	足底接地あり，衣服が整っている	1	3	バスタオルを折り使用
5	背上げ角度は正確で，身体のずれがない	1	2	ブーメラン型クッション，足底接地をしたが，時間とともに若干のずれあり
6	背・腰・足の圧抜きあり，呼吸や筋緊張がない	0	2	
7	頭頸部は軽度前屈し，食物が見える	1	3	頭部に端巻きタオルを使用 ※口腔ケア時，顎と胸骨の間隔3横指
8	テーブルと腹部間隔，上肢サポートがある			
9	介助位置や方法は適切である			
10	食べやすく飲み込みやすい			
	合計　30点	5	18	

評価点　3：適切（よい），2：ほぼ適切（ほぼよい），1：やや不適切（やや悪い），0：不適切（悪い）

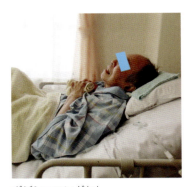 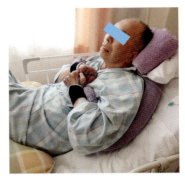

ポジショニングなし　　ポジショニングあり

図1　ポジショニングの実践

目標

- 適切なポジショニングにより全身の緊張を軽減する．
- リラックスした姿勢により開口しやすくする．
- 口腔ケア時の対象者の苦痛，介助者の負担を減らす．

実践

- 上肢の重み・緊張をとるため，UIクッションを肩甲帯に沿わすように使用した（図1）．
- 骨盤が右に倒れやすいためタオルで骨盤が正中に安定するよう補正した．
- ベッド挙上によるずれが生じにくくなるよう，ブーメラン型クッションを大腿部に使用し，足底接地は可能な限り行った．
- 頭部に端巻きタオルを使用し頭頸部の安定をはかった．

結果

- UIクッションを使用し上肢の重みをとることにより，胸郭が開き呼吸しやすくなった．
- 骨盤を正中位に整えることで身体のねじれが生じず，リラックスした姿勢になった．
- ブーメラン型クッションを大腿部に使用し，大腿になじませることで大腿部の屈曲を起こしくくなった．また足底接地を行うことでベッド挙上によるずれが生じにくくなった．
- 端巻きタオル・UIクッションの使用で頭頸部が安定し，頸部の緊張がやわらぐことにより，開口しやすくなった．開口しやすくなることにより，口蓋部の痰の除去，歯の裏側の清掃がしやすくなった．また顎と胸骨の間隔を3横指にすることで口腔ケア時の汚染水を誤嚥しにくくなった．
- ポジショニングを行うことにより，安楽でリラックスした姿勢になり，開眼時間の増加，口腔ケア時の表情がやわらいだ．

考察

- ポジショニングを行い全身の緊張をとることにより，胸郭が動きやすくなり呼吸が楽になり，リラックスできたと考える．
- 頭頸部の緊張をとることで開口しやすくなり，口腔ケア時の対象の苦痛を減らし，介助者の負担も減らすことが可能となる．
- 口腔は敏感な場所で触られると緊張が入りやすいため，まずは脱感作を行うが，姿勢が安楽でないと効果は得られにくい．口腔ケア時に全身のポジショニングを行いリラックスした姿勢をとることは，すべての対象に必要である．

（小西美智子，先家道子）

Column　地域の多法人・多職種で食支援

　10万人の2次医療圏である秋田県由利本荘市では，摂食嚥下障害看護認定看護師や言語聴覚士などの専門職不足を補完するため，食支援にかかわる講師を招聘し，NPO法人由利本荘にかほ市民が健康を守る会が，実技セミナーを開催し，食支援に不可欠な技術を学ぶことで，在宅および高齢者施設において積極的な食支援を行っている．

　学んだ技術を生かし，医療用SNS（ソーシャル・ネットワーキング・サービス）で多法人・多職種が情報を共有することで「胃瘻など経管栄養中の摂食嚥下障害」や「末期がん」などの食支援を実践しているが，その中でも在宅で日々粉骨している2人を紹介する．

訪問栄養の取り組み（管理栄養士　齋藤瑠衣子）

　管理栄養士として，栄養指導はもちろんのこと，運動指導や誤嚥予防，ベッドや車椅子のポジショニングも管理栄養士ができるということを伝えていきたい．また多職種連携の仲立ちをすることで多彩な他職種の知識を吸収することができる．口腔ケアやポジショニングなど，食支援にかかわることにもっと管理栄養士が携わっていければよいと思う．訪問栄養指導の中でPOTTプログラムを用いた2症例を紹介する．

〈事例1〉

　93歳，女性，認知症．「飲み物を飲むときにむせてしまう」と家族から相談があり，訪問栄養指導を行う．テーブルの高さが合っていない状態で食事をしており，U字型クッションを用いてポジショニングを実施した．背中と腕に当たるようにクッションを配置した．肘にクッションがあることで高さを出し，テーブルと手の距離を近づけた．足にむくみがあるという理由からであったが，すでに足台は設置されていた．

　後日，家族から「むせなくなった」との連絡があり，ポジショニングの重要性を家族に伝えることで，家族に実践してもらえることを学んだ．

〈事例2〉

　81歳，女性，小児麻痺．発熱があり緊急往診した．新型コロナウイルス感染症（COVID-19）の疑いがあるためPCR検査を施行し陰性だったが，炎症所見が高値であり，誤嚥性肺炎の診断により，管理栄養士も同行訪問となった．

　「新型コロナウイルス感染症流行期におけるベッド上ポジショニング基本スキル」（POTTプログラム）の中の「ベッドの高さを，介助者の大腿中央に設定」「殿部下縁をベッド可動軸より上に移動」「ベッド操作（ずれ防止）」「正確なリクライニング位置を確認する」「背ぬき・足ぬき・腰ぬき」を対象の高齢の妹と一緒に実施した．その後，訪問リハビリテーションも介入したこともあり排痰を促し，肺炎も治癒した．急性期においてもポジショニングの重要性を学んだ．

訪問看護の取り組み（看護師　藤沢武秀）

　ポジショニングと食事支援で喜びを伝えるPOTTプログラムを学び，多職種・多法人による在宅チームが協働して対象へ実践することにより，在宅においても日常生活自立度を大きく改善することが可能となった．

＜事例3＞
　レビー小体型認知症により意思疎通がほぼとれず，低栄養と廃用症候群による背部の重度褥瘡も治癒困難と判断され，起居動作もままならず「看取り目的」で退院された．
　在宅では経鼻胃管を自身で抜去されたが，それが本人の意思であると家族と在宅チームで受けとめ，適切なポジショニングとアセスメントの実践により，自力経口摂取可能となる．褥瘡も完治し，昔，教鞭をとっていたこともあり，自らの意思で小説を書くまで回復した（図1）．「生きる」につながる食支援によって対象に変化が起こると信じ，家族を交えた支援者が心血を注いだ結果，対象者自身の生きる力が呼び起されたのではないだろうか．

(谷合久憲)

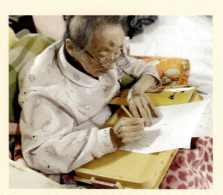

図1　小説を執筆する様子

Column　看護の技を地域へ

　2022年4月に「NPO法人メッセンジャーナースかごしま」（以降，法人）が設立した．この法人は，地域性を重視し，その地域で医療的なことに不安を感じている人や一人で暮らすことが心配な人，あるいは高齢者などの近くに住むことができず迷っている家族らに対し，「メッセンジャーナース事業」や地域の看護の拠点づくり事業（寺で開催されている保健相談「てらの保健室」など），ACP（アドバンス・ケア・プランニング）推進事業など，社会全体の健康増進と公益の増進に寄与することを目的としている．

　メッセンジャーナースの創設者は村松静子氏で，2010年10月にメッセンジャー認定協会を設立された．メッセンジャーナースは「医療の受け手が自分らしい生を全うする治療・生き方を選択する際に，心理的内面の葛藤を認め，認識のずれを正す対話を重視する懸け橋となる」と定義している．メッセンジャーナースは35都道府県に200人（2023年9月1日現在）で，鹿児島県（27人）は東京都（37人）に次いで2番目に多い．日本で初めてメッセンジャーナース開業ナースが誕生したのは本県の「ホスピタリティ晴RUYA」（枕崎市）であった．

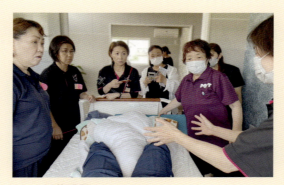

図1　研修風景

　法人のメッセンジャーナースは鹿児島市を中心に，枕崎市，姶良市，与論町，十島村諏訪之瀬島など県内各地で活動している．2023年8月19日には「住み慣れた地域で最期まで生きるを支える"食"への支援事業」としてPOTTプログラムの研修会を枕崎市で開催した（図1）．目的は「高齢者の誤嚥性肺炎を予防のための最適なポジショニング技術を学び，食事の自立や食べる喜びを支援できる」「経口摂取困難時の意思決定支援が重要であり，専門職として，倫理原則を踏まえながら，最期まで"食"への支援に活かすことができる」「対象を多職種で多施設の指導的立場のものとし，研修方法を講話と実技により，より実践的な学びとなり地域全体（医療・介護・福祉施設等）での取り組みにつなげる」であった．研修会場はメッセンジャーナースの一人である山下友香氏の看護小規模多機能事業所とし，研修日は事業所の開業に合わせた．参加施設は病院や訪問看護事業所，介護や福祉施設などで，多職種（医師，看護師，介護士，栄養士，理学療法士，作業療法士，ヘルパーなど）の22人となった．

　研修生は「え？　何これ」「ぴったり」「膝下部の枕は禁忌？」と新しい発見と驚きの連続であった．一番の驚きは，麻痺のある利用者が車いすポジショニングのモデルとなり，介助ではあったがアイスクリーム1個をペロリと食べたことだった．研修生を含む私たちは「誤嚥せず，食べられた」と単純に受けとめた．ところが家族は「二度と食べられない」とあきらめていたこともあり，その喜びを周囲の人たちに語っていた．このような家族の食べる喜びの伝播こそが「看護が社会に認められる」ことであり，すべての人にポジショニングと食事支援で喜びを伝えるPOTTを届ける伝承活動は，社会の看護への評価を高める一つと考える．

　一方，熱心に受講された町立病院長は「目からうろこ」「高齢者の誤嚥に無力だった」と，医師のネットワークで奄美大島と大隅半島のへき地診療所や公的病院でのPOTT研修会の開催を切望されている．南北600km，有人離島26島を抱える鹿児島はメッセンジャーナースを起点に看護の技が地域へ広がりをみせている．

（田畑千穂子）

付録

1 食事の自立のための便利用品

持ちやすいスプーン

- 一口量の調整が困難な場合は，スプーンのヘッド部（ボウル部）が小さいものを選ぶ．
- 利き手交換を行う必要がある対象や，筋力低下や上肢機能に障害がある対象の場合は，①スプーンの重量が軽いものや，②スプーンのグリップが変形するもの，③スプーンの先の角度が変えられるものなどを利用して，食べやすくする．

● em（エム）リードスプーン（ラックヘルスケア）

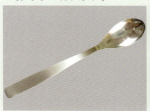

ヘッド部

長さ 150 mm × ヘッド部横幅 22 mm
重さ 18 g
一口量約 2 g
・介助者が把持しやすい柄の長さ．
・口に入れやすく，抜き取りやすいヘッド部のサイズ．
・やさしく拭えるヘッドの深さ．
・ヘッド部分に凸凹があり，口唇や舌を刺激することで，口唇閉鎖や咀嚼運動を引き出しやすい．

（写真提供：ラックヘルスケア）

● KT スプーン（Win Win）

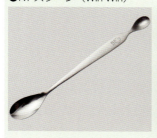

ヘッド部

長さ 200 mm × ヘッド部横幅 25 mm
重さ 21.5 g
一口量約 3 g
・捕食や食べる動作が難しい人でも，スプーンがしっかり口の中に入る長さ．
・スプーンの柄先部分が，母指球にフィットして，安定して把持できる．
・スプーン介助をするとき，食事動作の自立に向けて手を添えて介助がしやすい．

（写真提供：Win Win）

● K スプーン（ウィルアシスト）

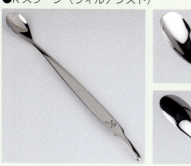

ヘッド部

長さ 220 mm × 幅 20 mm
重さ 24 g
一口量約 1〜2 g
・スプーンのヘッド部は薄く，小さくできていて，少量のスライス型ゼリーに切り取ることができる．
・柄が長く，持ちやすいため，介助や自力摂取がやりやすい．
・ヘッド部が小さいため，送り込みが困難な人にも食材を口の奥に入れやすく，スプーンを反転して奥舌に置くこともできる．
・柄の先端が K ポイント刺激用の端子になっている．

（写真提供：ウィルアシスト）

1. 食事の自立のための便利用品

●でんでんスプーン（三信加工） 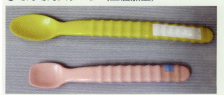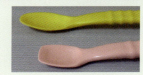 ヘッド部	長さ 198 mm×幅 26 mm（写真上） 長さ 148 mm×幅 24 mm（写真下） 一口量：約 5 g（写真上），約 3 g（写真下） ・やわらかい素材「エラストマー」を使用し，口当たりがソフトである． ・サイズ・色が豊富である．先端部の形状（6 種類），持ち手の長さ（2 種類），色（6 色）． ・持ちやすく，滑り止め効果の高い形状である． ・エラストマーの特性により，使用目安は 300 回程度となっている．
●万能カフ（斉藤工業） 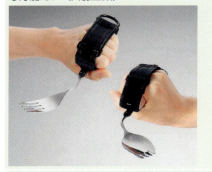	サイズ 100 mm×27 mm×10 mm 重量 13 g 差し込み部幅 ポケット式：約 15 mm 貫通式：約 18 mm ・握力の弱い人や手指が曲がりにくい人に使用する． ・食具以外にも筆記用具や歯ブラシなども差し込んで使用できる． （写真提供：斉藤工業）
●スポンジハンドル（フセ企画） 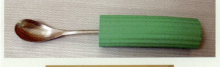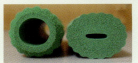 スポンジ部分	長さ 90 mm×幅 11〜30 mm ・スプーン，歯ブラシ，くしなどの柄が細くて持ちにくいものを持ちやすくする． ・種類は多い．
●ヘッド部分が曲がるスプーン（斉藤工業） 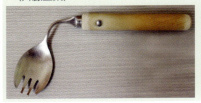	長さ 200〜220 mm のものが多い（幅は数種類ある） ・木製の柄やシリコン製のものなど，様々なタイプがある． ・スポンジ付きの食具も販売されている．

●口あたりのやさしいスプーンシリーズ
　（岡部洋食器）

長さ 150 mm～×幅 19 mm～
・先端部もしくは全体にシリコンゴムを使用しており，口あたりがやさしくなっている．
・すくう部分が深めになっていて，汁物でもすくいやすいタイプもある．
・離乳食から大人用までサイズや形状が豊富にある．

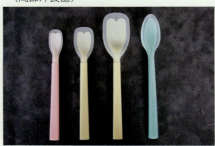

（写真提供：岡部洋食器）

使いやすい箸

- 手指の動作能力に応じて箸を選択する．
- 利き手交換時や筋力低下などがあるときは，あまり力のいらない，ばねの付いた箸を利用し，自分で食べられるようにする．
- スプーンや食器に，そのまま口をつけて食物をかき込む対象などに，箸を使ってもらうことで一口量を調整できることもある．
- 摂食嚥下機能や上肢運動機能，摂食姿勢などを考慮したうえで使用することが重要である．

●箸蔵くん（ウインド）

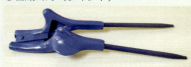

長さ：220 mm
重さ：42 g
・「箸を使う」という動作を「持つ」「挟む」「保持する」と3つに分け，それぞれの筋肉の負担を軽減することによって，細かい動きができなくなった手でも箸が使えるようにしている．
・左用，右用があり，箸先にはすべり止め加工が施されている．

●楽々箸ピンセットタイプ
　（ウィルアシスト）

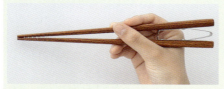

長さ：195 mm，225 mm
重さ：20 g，26 g
・利き手に関係なく使える．
・手指の変形や握力が低下しても使いやすい．
・木製，樹脂製の2パターンから選択可能．
・箸の長さも2パターンから選択可能・
・すべり止め加工している．

（写真提供：ウィルアシスト）

●箸一番がっちりさん（創芸）

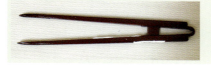

長さ：220 mm
重さ：10 g
・箸先が平たくなっており，小さなものもつかみやすくなっている．
・すべり止め加工も施されており，軽量であることから，高齢者や筋力低下のある人に使用されている．

1. 食事の自立のための便利用品

飲みやすいコップ

- 通常のコップでは，コップの上部が鼻に当たってしまい，つい頭部を伸展させて飲み込んでしまうことが多い．
- 頭部を中間位に保ったまま嚥下する方法として，コップの片側を丸くカットしたものを使用すると，頭部の位置を変えずに水分を最後まで飲みやすくなる．
- ストローを用いて同様の方法をとることもできる．
- 1回に吸いこむ水分量とそれが急速に咽頭に流れ込まないよう，口腔内で保持できる能力を確認してから使用する．

●ストロー付介護用コップ
（ストローさん，アイエスケー）

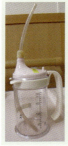

・持ちやすく軽い形状になっている．
・こぼれにくく，しっかり持てる．
・計量目盛がついており，水分摂取量が把握しやすい．
・食洗機対応．

●レボUコップ（ファイン）

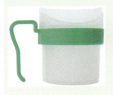 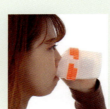

・U字にカットの縁は傾けても鼻に当たらず，取っ手は取り外し可能で，前後左右自由な位置に設定できる．
・煮沸消毒・消毒液による除菌洗浄も可能．

（写真提供：ファイン）

食器のすべり止め

- 運動麻痺などがあり，自分で食器を持つことが困難な場合は，食器の下にすべり止めシートを敷くと，食器のずれがなくなり，自分で食べやすくなる．
- すべり止めは市販されており，それを利用する．

●すべり止めシート

・福祉用具などの専門店で販売されているものから，100円ショップで販売されているものなど，種類が多くある．
・食器自体にすべり止めが付いているものもある．

●ユニバーサルデザイン食器
　（三信化工）

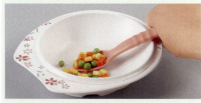 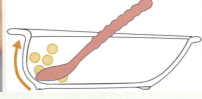

・食器に傾斜がついていて，すくい取る側の壁がやや高くなっている形状の皿などがある．
・食器底部にすべり止め加工がしてある．
・食器にすべり止めがついていることが多いが，付いていない場合は，すべり止めシートと併用すると，さらにすくいやすくなる．

（写真提供：三信化工）

そのほか

●1人用テーブル
　（ライフケアテーブル，日進医療器）

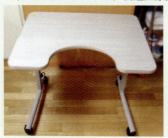

高さ650〜800 mm，テーブル幅800 mm，奥行600 mm
・集団でテーブルを囲んで食事をするのが困難な対象の場合，1人用テーブルを用いる．
・より静かに集中できるように調整できる．

（川端直子）

付録 2 ベッド・車いすのポジショニングに使用する便利用品

誤嚥予防や食事に配慮したベッドの関連用具

①姿勢を考慮したベッド（在宅介護向け電動ベッド「Emi［エミ］」）

頭頸部屈曲をアシストする機能

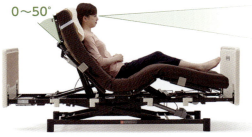

3モーターベッド，背上げ角度45度，ヘッドレスト角度30度，脚上げ角度35度
（写真提供：シーホネンス）

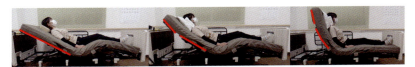

（撮影協力：シーホネンス）

②誤嚥リスクを低減するベッド（医療施設用電動ベッド「P300シリーズ」）

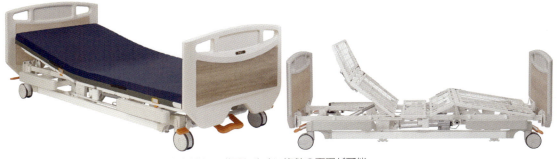

背上げ時に頸部の角度を調節．腹圧を軽減し，嚥下しやすい姿勢の再現が可能．
ハイバック，ローバックサポート機能により状況に合わせた身体角度調整が可能．
（写真提供：プラッツ）

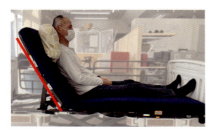
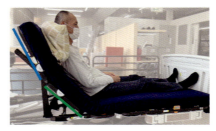

背上げ 45 度　　　　　　　　　　ハイバック 20 度＋ローバック 45 度

ハイバックサポート機能を使った背上げは，ずれ力と身体への圧力を軽減でき，深部組織損傷（DTI）のリスクを低減し，褥瘡対策のポジショニングをサポート．

③食事姿勢などを考慮したベッド（在宅介護向け電動ベッド「楽匠プラス」）

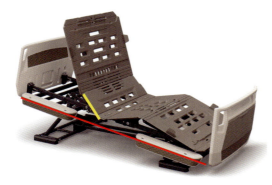

ラクリアモーション（ティルト機構）による骨盤を起こすアシスト機能．
（写真提供：パラマウントベッド）

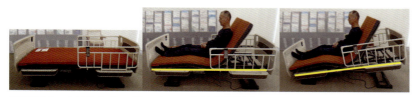

（撮影協力：ヤマシタコーポレーション和歌山営業所）

④マットレス（体圧分散エアマットレス，褥瘡防止用具「ネクサス IB［アイビー］」）

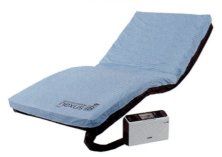

・背上げ時の腰部の大きな沈み込みを抑えて骨盤の後傾を防ぎ，すべり座り，身体のずり落ちを防止する．
・皮膚の温度・湿度管理ができる．
・端座位の安定がはかれる．
・背上げ角度およびその継続時間を把握できる．

（写真提供：ケープ）

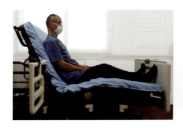 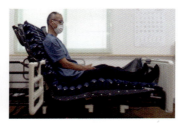

⑤テーブル（上肢サポート機能あり「笑［えみ］テーブル」）

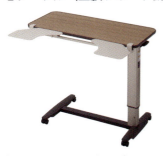

（写真提供：シーホネンス）

車いす座位の関連用具

①調整型（モジュール型）車いす「Revo6［レボ6］」
・様々な調整が可能なフルモジュール型車いす（自走用）．
・奥行き調整，車軸位置調整，背もたれ角度や座面角度の調整も可能．
・膝関節90度屈曲位に近い．
〈対象〉
・頭部の保持ができる人，身体の一部として日常的に車いすを利用する人．
・脳卒中や円背の人など．

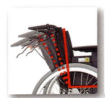 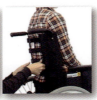 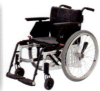

バックサポートの角度を自由に設定することができる
（写真提供：ラックヘルスケア）

②テイルト・リクライニング型車いす「Netti em［ネッティエム］」

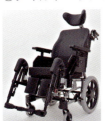

利用者の体格や状態に応じて各部を調節し，車いすを利用者に適合させることができる．

（写真提供：ラックヘルスケア）

③ティルト・リクライニング型車いす「マイチルトコンパクトⅡ」

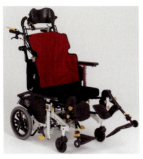

各部調整可能．付属の小輪で横移動や小回りが可能．背もたれを倒した際に，背中上方の落ち込みが軽減でき，頭頸部が安定する．

（写真提供：松永製作所）

④セミモジュール型車いす「グレイスコア・アジャスト［自走用］」

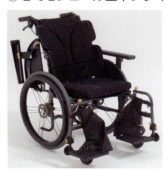

肘かけ高さの調整，足台の高さの調整，背張り調整，奥行き調整，移乗機能があり，座面角度2度，膝関節90度屈曲位に近い．

（写真提供：松永製作所）

⑤クッション類「ロンボクッション［バックサポートクッション］」

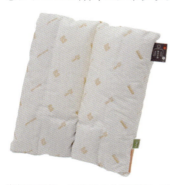
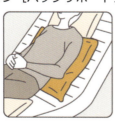
ベッドでの背上げのサポート
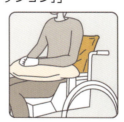
車いすでの座位姿勢のサポート

奥行き調整，座位での体幹安定，背部の外力軽減に使用．
（写真提供：ケープ）

⑥クッション類「FC-ファイン［背クッション］」

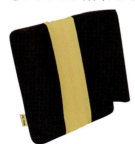

背中に骨突出部があり痛みや褥瘡リスクのある人，車いす座面の奥行きを調整したい場合，食事時に適した前傾姿勢をとりたい場合などに使用できる．

（写真提供：アイ・ソネックス）

（北出貴則）

付録

3 ポジショニングに使用する便利用品

● POTT（ぽっと）食事ケアシリーズ ●

「こんなのあったらいいな」と多職種，地域連携で開発．まだまだ進行中．

● POTT用バスタオル（オリム）

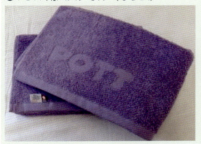

ポジショニング用バスタオル
・5本の折り目があり，食事姿勢に合わせ手軽にポジショニング可能．看護や介護負担も軽減．
・介護を受ける人への肌触りにもこだわり，今治タオル製．

● 多機能車いす用テーブル（第一ボデー）

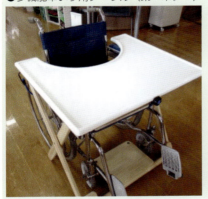

・肘置き，足台，高さ調整，座面シートなどの工夫で，食事姿勢が安定．
・広いテーブルで食べ物がよく見え，周囲の縁取りにより食べこぼし防止．
・食事以外にも読書や手仕事など多機能に使用可能．

● UI（ユーアイ）クッション
（コーポレーションパールスター）

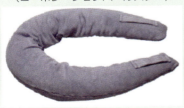

ポジショニング用クッション
・U字・I字に変化し，食事姿勢に合わせポジショニング可能．
・ナノフロント®（帝人フロンティア）を使用し，肌にやさしく，ずれにくい．
・洗濯可で，抗菌・防臭効果あり．
・姿勢が安定してくずれない．操作が楽．

●むすんでひらいて
（コーポレーションパールスター）

手の動きサポート介護用品
・リストバンドに5つの輪の紐が付いており，指を入れて使用．
・手の平から紐を指にかければ，スプーンやフォークを挟むことができ，食事のサポートが可能．
・体幹が安定し歩行時のバランスがとれる．

●フラップ付きカバー（モルテン）

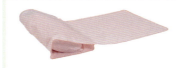

足底接地用シート
・幅65 cm×長さ110 cm，素材：ポリエステル，綿．
・食事時や口腔ケア時の姿勢が安定する．

●ミント（モルテン）

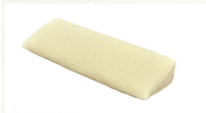

ポジショニングクッション
・Aタイプ（70 cm×23 cm）．
・足底接地用クッションとしてフラップ付きカバーで包み込んで使用．

●ピーチ（モルテン）

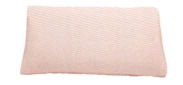

ポジショニングクッション
・ラージタイプ（53 cm×33 cm）．
・体幹を安定させるため，対象の両側に使用．上肢安定にも有効．
・マルチ用途・高耐久・快適性・衛生的．

使用例

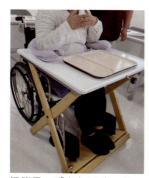 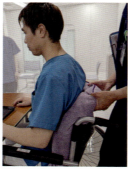 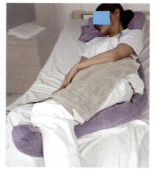 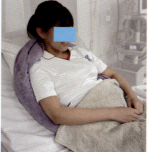

機能テーブルとUIクッションの併用　　車いすポジショニング背面サポート　　UIクッション1個でベッド上の安楽姿勢　　円背の人の食事姿勢

（迫田綾子）

付録

4 トレーニング用ポジショニング技術

表1　POTT ベッド上基本スキル（Ver. 4）

- 使いかた：研修前，直後，練習後に点数を入れ，技術の向上を可視化する．
- 評価　3：できる，2：ほぼできる，1：少しできる，0：できない
- リクライニング位　30度：全介助の姿勢，60度：自力摂取の姿勢
- 結果の評価　20点以上：合格，19～14点：もう少し，13点以下：練習！

ベッド上基本スキル	実施前（点）	1回目（点）	2回目（点）
1．ベッド上の寝姿勢を整える ・食事姿勢を整えることの了解を得る ・ベッドの高さは介助者の大腿中央に設定 ・殿部下縁をベッド可動軸より上に移動 ・両脇・足底にクッションを密着させる			
2．ベッドを挙上し，身体の圧を軽減する ・ベッド操作：①足↑，②上体↑，③足↓ ・正確なリクライニング位を確認する ・背中に手を当て背・腰・足の圧を抜く			
3．正面向き，頭頸部を軽く前屈する ・顎と胸骨の間隔は4横指程度に調整 ・視線の位置を確認する ・姿勢全体を確認し，安楽にする			
4．上肢を安定させ，テーブルを設置する ・上肢は左右対称，クッションなどで安定させる ・テーブルは介助者の逆側から入れる ・腹部との間隔は4横指（握りこぶし）程度			
5．配膳し，適切に介助をする ・食物が見えるよう配膳，食事をすすめる ・適切な介助位置，食べやすい介助			
6．食事中の観察，自立を助ける ・食事動作，食べかた，飲みかた，好み，むせなど ・姿勢の崩れがあれば修正する			
7．食後のポジショニングをする ・ベッド操作：①足↑，②上体↓，③足↓ ・ベッドは15度程度で止め，背・腰・足抜き ・ねぎらいの言葉をかけ，満足感や疲労など観察			
結果の評価　20点以上：合格，19～14点：もう少し，13点以下：練習！	合計点		

表価・チャレンジメモ

実施　年　月　日　氏名

＊具体的な方法は，第3章-1「ベッド上での姿勢を整える」および2「ベッド上での食事のポジショニングと介助」を参照．

表 2　POTT 車いす基本スキル（Ver. 4）

・使いかた：研修前，研修直後，練習後に評価点を入れ，技術の向上を可視化する．
・評価　3：できる，2：ほぼできる，1：少しできる，0：できない

車いす基本スキル	実施前（点）	1 回目（点）	2 回目（点）
1. 座面シートのたわみを補正する ・座面・背面シートのたわみや角度を確認する ・座面をシートやバスタオルで水平に調整する ・クッションを敷く（5 cm 以上）			
2. 移乗の声かけ，身体と車いすを適合させる ・座面の正中で最奥，左右対称に座る ・背もたれに端巻きタオルを当て骨盤を立てる ・大腿部と座面の接触状況を確認，圧を抜く			
3. 足底を接地させる ・足底を床や足台に設置させる ・膝・足関節を 90 度とし，踵を少し引く			
4. 視線は正面，頭頸部は軽度前屈（4 横指） ・上肢を動かしやすい位置に調整する ・前腕をサポート，肘関節は原則 90 度 ・両肩の高さをそろえ，軽度前傾姿勢とする			
5. 全体を観察し，左右対称的な姿勢をとる ・前・横から全体を観察する ・姿勢の崩れがあれば修正する 　→自力摂取できる姿勢かを確認			
6. テーブルを配置，両上肢をのせる ・テーブルと腹部間隔は 4 横指程度 ・食事が見えるよう配膳，食事をすすめる			
7. 食事中・後のポジショニング ・食事動作，姿勢変化に気を配る ・食事時間は 30 分程度とする ・ねぎらいの声かけ，満足感や疲労など観察			
結果の評価　20 点以上：合格，19〜14 点：もう少し，13 点以下：練習！	合計点		
表価・チャレンジメモ			

実施　年　月　日　氏名

＊具体的な方法は，第 3 章-4「車いすでの姿勢を整える（車いすのポジショニング）」を参照．

（迫田綾子）

索 引

数 字

30 度ベッド上座位
.... 42, 59, 60, 61
60 度ベッド上座位
.... 43, 59, 60, 61

欧 文

A
ACP（人生会議）............... 115
AIMS 152
B・C
BDR 131
CP 換算値 152
D
DIEPSS 152
DSS 151
G
GABA 149, 150
I・J
IMADOKO（現状確認ツール）
.... 86
JCS 29, 30
K
KTBC 32, 37, 38
KT バランスチャート
.... 32, 37, 38
L・M
Logemann, J. A. ...... x, 16, 17
MARTA 151
MASA 日本語版 99
N・O
NG チューブ 42
OHAT 131
OHAT-J 140
P
PEG 42
POAS 25, 33
POTT 7

—プログラム 7
—車いす基本スキル（Ver.4）
.... 204
—食事ケアシリーズ（便利用品）
.... 201
—食事姿勢評価表 187
—ベッド上基本スキル（Ver.4）
.... 203
Q・S
QOL 19
SDA 151
SOAS 131
V
VE 30, 37
VF 30, 37

和 文

あ
アカシジア 152
顎引き嚥下 96
足台 68, 90
足抜き .... v, 52, 56
アセスメント 24, 35
　口腔の— 131
　誤嚥の— 98
　食事の— 24, 35
圧抜き .... v, 52, 77
アライメント 6, 67
い
意義（ポジショニング）........ 6
息こらえ嚥下法 96
医原性サルコペニア 14
意識レベル 29, 30, 35
移乗（車いす）.............. 65
異常不随意運動評価尺度 152
異物のかき出し 110
陰性症状 151
咽頭 xii
咽頭期 .... ix, 13

咽頭ケア 146
咽頭喉頭透明モデル 62
う
うがい 143
う蝕 126
　—の原因 126
うなずき嚥下 158
え
エレベーティング機構 74
嚥下機能評価 30
嚥下筋群 xii
嚥下後頸部回旋空嚥下 95
嚥下後誤嚥 16, 17
嚥下障害 7, 12, 14
　—を引き起こす疾患 7
嚥下性無呼吸 98
嚥下前誤嚥 16, 17
嚥下造影検査 30, 37
嚥下体操 95
嚥下中誤嚥 16, 17
嚥下調整食 92, 117, 120
　—レシピ 119
嚥下内視鏡検査 30, 37, 64
嚥下反射 x
嚥下前頸部回旋 95
嚥下リハビリテーション 7
円背 74
お
オーハット 131
オーラルフレイル
.... 126, 127, 131, 132
か
概括重症度 152
介助位置（食事時）.......... 90
咳嗽 98
　乾性— 98
　湿性— 98
覚醒 99
下肢サポート 45
家族指導 112

カプセル剤 155
簡易懸濁法 155, 156
簡易質問紙（摂食嚥下障害） 30
看護過程 24, 25, 131
看護職の倫理綱領 18
看護診断 28
看護問題 28
観察項目 43, 66
　車いすのポジショニングにおける— 66
　ベッドポジショニング時の— 43
患者指導 112
乾性咳嗽 98
間接訓練 94
完全側臥位頸部回旋 63
完全側臥位法 62
完全閉塞（窒息） 108
含嗽 143
ガンマ（γ）-アミノ酪酸 149, 150

き
義歯ケア 144
義歯ブラシ 144
器質的口腔ケア 124, 125
起床時の口腔ケア 139
機能的口腔ケア 124, 125
基本姿勢（食事） 6
客観的情報 25, 131
吸引法 111
仰臥位 9

く
屈曲 xi
　頸部— xi
　頭部— xi
屈曲位 96
　頸部— 96
　頭部— 96
クッション 49, 51
　車いす— 69, 200
車いす 65, 68
　姿勢変換型— 68, 74
　調整型— 68, 72, 73, 74
　ティルト・リクライニング型— 74, 75, 76
　標準型— 68, 70, 71, 73
　普通型— 68, 70, 71, 73
　モジュラー型— 72
　リクライニング型— 74, 75
　—（便利用品） 199
　—クッション 69, 200
　—座位 65
　—の足台 68
　—の構造 65, 67
　—のシートのたわみ 67, 70, 71, 72
　—の寸法 65, 67, 71
　—のポジショニング 65
　—のポジショニングにおける観察項目 66
　—への移乗 65
くるリーナブラシ 145
クロックポジション 135
クロルプロマジン換算値 152

け
頸部回旋 95
　嚥下後— 95
　嚥下前— 95
　—法 95
頸部屈曲 xi, 96
頸部伸展 x, xi
頸部前屈 x
頸部聴診 30
現状確認ツール IMADOKO 86
顕性誤嚥 17

こ
効果（ポジショニング） 9, 10
口腔 xii, 125
口腔乾燥 127
　—症の臨床診断基準 127
口腔期 viii, 13
口腔ケア 124
　器質的— 124, 125
　起床時の— 139
　機能的— 124, 125
　就寝前の— 139
　食後の— 139
　食前の— 139
　—の効果 124
　—の実際 132, 139
　—の種類 124
　—の対象 128
　—の方法 131
　—の目的 124
　—用具 132, 134
口腔スクリーニングツール 140
口腔内出血 128
　—の要因 128
口腔内の観察 139
口腔内崩壊錠 152
　—の注意点 156
口腔のアセスメント 131
交互嚥下 97, 158
抗コリン作用 150
抗精神病薬 150, 152
構造（車いす） 65, 67
喉頭 xii
　—侵入 16
興奮・易怒性 93
誤嚥 x, 16, 98
　不顕性— 103
　—しやすい食品 103
　—のアセスメント 98
　—の仕組み 16
　—の種類 x, 16
　—発見時のケア 103
　—予防法 102
　—リスク 16, 99
誤嚥性肺炎 127
呼吸サルコペニア 14
呼吸リハビリテーション 101
腰抜き v, 52, 56
コップ 159, 160, 195
　服薬時の— 159, 160
　—（便利用品） 195
コミュニケーション 132, 134
根拠（ポジショニング） 6

さ
座位（車いす） 26, 27
在宅 78
サポート 44, 45
　下肢— 45
　上肢— 44
座面シート（車いす） 67, 70, 71, 72
サルコペニア 14

散剤 ……………………………… 155

し

シートのたわみ（車いす）
　…………………… 67, 70, 71, 72
歯間ブラシ ……………………… 141
歯垢 ……………………………… 125
歯周病 …………………………… 126
歯髄炎 …………………………… 126
ジスキネジア …………………… 152
ジストニア ……………………… 152
姿勢 …………………………… xi, 6
　適切な— ……………………… 6
　不安定な— …………………… 6
　ベッド上での— ……………… 42
　—調整 ……………… 6, 47, 131
姿勢変換型車いす …………… 68, 74
姿勢変更 ………………………… 46
姿勢保持能力 …………………… 29
歯槽頂間線法則 ………………… 129
湿性咳嗽 ………………………… 98
歯磨剤 …………………………… 142
就寝前の口腔ケア ……………… 139
主観的情報 ………………… 25, 131
出血（口腔内）………………… 128
　—の要因 ……………………… 128
準備期 ………………… viii, 12, 13
除圧 ………………………… 58, 77
錠剤 ……………………………… 154
　—破壊器 ……………………… 156
　—粉砕 ……………… 155, 159
上肢サポート …………………… 44
情報収集 …………………… 24, 28
食後の口腔ケア ………………… 139
食事 ……………………………… 6
　—時のリクライニング位角度
　…………………………… 59, 60
　—のアセスメント ……… 24, 35
　—の基本姿勢 ………………… 6
　—のポジショニング ………… 54
食事介助 ………………………… 89
　—位置 ………………………… 90
食事姿勢 ……… 25, 26, 27, 28
　—選択 …………………… 28, 29
食前の口腔ケア ………………… 139
食道期 ………………… ix, 13, 14

食物残渣 …………… 58, 125, 126
食物残留 ………………………… 58
食器のすべり止め ……………… 195
自力摂取 ………………………… 88
自律尊重（倫理原則）…………… 19
寝位置 …………………………… 50
神経伝達物質 …………… 149, 150
寝姿勢 ……………………… ii, iv
人生会議（ACP）……………… 115
伸展 ……………………………… xi
　頸部— …………………… x, xi
　頭部— ………………………… xi

す

水オブラート法 ………………… 161
水剤 ……………………………… 155
錐体外路症状 …………………… 151
睡眠・覚醒リズムチェック表
　………………………………… 88
スキンテア ……………………… 74
スクラビング法 ………………… 140
スクリーニングテスト ………… 30
ストレッチ ……………………… 101
スプーン（便利用品）………… 192
すべり止め（食器）…………… 195
スライス型ゼリー丸飲み法
　………………… 96, 154, 158
寸法（車いす）………… 65, 67, 71

せ

正義（倫理原則）………………… 19
脊柱後彎 ………………………… 74
舌骨下筋 ………………………… xii
舌骨上筋 ………………………… xii
舌骨筋群 ………………………… xii
摂食ペース ……………………… 91
摂食嚥下 ……………………… viii
　—運動 ……………………… viii
　—運動の5期モデル
　……………… viii, 6, 12, 13
　—訓練 ……………………… 113
　—のメカニズム ……… viii, 12
摂食嚥下機能 …………… 30, 149
　—に影響を与える薬剤 …… 149
摂食嚥下障害 …………… 30, 148
　—の簡易質問紙 ……… 30, 31
　—の機能的原因 …………… 16

　—の原因 ……………………… 148
摂食嚥下能力グレード ………… 32
摂食状況のレベル ………… 32, 33
舌の位置 ………………………… xi
背抜き ………………… v, 52, 56
セロトニン ……………… 149, 150
前屈 ……………………………… x
　頸部— ………………………… x
善行（倫理原則）………………… 19
先行期 ………………… viii, 12, 13

た

体位変換 ………………………… 59
退院指導 ………………………… 112
体幹角度 ………………………… 9
多剤併用 ………………… 152, 153
多職種連携 ……………………… 115
縦みがき法 ……………………… 141
食べられる口づくり …………… 145
痰 ………………………………… 98

ち

窒息 ……………………………… 105
　—原因 ………………………… 109
　—時のケア …………………… 110
　—の症状 ………………… 107, 108
　—の予防 ……… 108, 110, 111
　—を起こしやすい人 ……… 107
窒息リスク ……………………… 105
　—チェックリスト …… 105, 106
遅発性ジスキネジア …………… 152
注意障害 ………………………… 93
調整型車いす ……… 68, 72, 73, 74
チョークサイン ………… 107, 108
直接訓練（リハビリテーション）
　………………………………… 94

て

定型抗精神病薬 ………………… 151
ティルト・リクライニング型車い
　す ………………… 74, 75, 76
テーブル ………… 49, 57, 90, 196
適切姿勢 …………………… xi, 6
デンチャースペース義歯
　………………………… 129, 130
電動歯ブラシ …………… 141, 142

と

統合失調症 ……………………… 150

頭部屈曲 …………………… xi, 96
頭部伸展 ………………………… xi
ドパミン ………… 149, 150, 151
　―受容体 ………………… 151
とろみ …………………………… 120
　―段階 …………………… 120
　―調整食品 ……… 121, 122
　―の分類 ………………… 120

な

内服 …………………… 154, 155
　カプセル剤の― …………… 155
　散剤の― ………………… 155
　錠剤の― ……………… 154, 155
　水剤の― ………………… 155
内用液剤 ………………………… 152

に・ね

日常生活自立度 ………… 29, 136
日本摂食嚥下リハビリテーション
　学会嚥下調整食分類 … 117, 118
認知症 ………………………… 175
寝たきり度 ……………………… 29

は

バイオフィルム ……………… 125
背部叩打法 …………… 110, 111
ハイムリッヒ法 ……………… 111
箸（便利用品） ……………… 194
端巻きタオル … vii, 176, 188, 204
　―のつくりかた ……………… vii
歯ブラシ ……………………… 139
　―の使いかた ……………… 139
パルスオキシメーター ……… 30
半側空間失認 ………………… 93

ひ

非定型抗精神病薬 …………… 151
標準型車いす …… 68, 70, 71, 73
ピロー ………………… 49, 51

ふ

不安定な姿勢 …………………… 6
フィニッシュ嚥下 …………… 63
不完全閉塞（窒息） ………… 108
複数回嚥下 …………… 97, 158
ぶくぶくうがい ……………… 143
腹部突き上げ法 ……………… 111

服薬
　…… 148, 154, 157, 158, 160, 161
　車いすでの― ……………… 160
　座位での― ……………… 160
　リクライニング位での― … 161
　―後の観察 ……………… 162
　―支援 …………………… 157
　―障害 ……………………… 32
不顕性誤嚥 ……………… 17, 103
普通型車いす … 68, 70, 71, 73
フットサポート …………… 69, 72
プラーク ……………………… 125
不良姿勢 ……… vii, xi, 67, 76, 105

へ

ベッド …………………………… 47
　―（便利用品） ……………… 197
　―の挙上 ………………… ii, v
　―ポジショニング ………… 53
　―上座位 …………… 42, 43, 44
　―上での姿勢 ……………… 42

ほ

包括的アセスメント ………… 32
包括的口腔アセスメントシート
　……………………… 131, 133
訪問栄養 ……………………… 189
ポジショニング … ii, iv, 6, 7, 131
　車いすの― ……………… 65
　食事の― …………………… 54
　―7つのポイント …………… ii
　―の意義 …………………… 6
　―の計画 ………………… 32, 33
　―の効果 ………………… 9, 10
　―の根拠 …………………… 6
　―の実際 …………………… iv
　―の対象 …………………… 7
　―の定義 …………………… 7
　―の評価 ……… 11, 34, 36
　―の表記 …………………… 9
　―の分類 …………………… 9
　―の方法 …………………… 9
　―の目標 ………………… 32
ポジショニングスキル ……… 27
ポジション …………………… 7

保湿剤 ………………………… 143

ま

枕 ………………………… 49, 51
マットレス …………………… 48

む

無害（倫理原則） …………… 19
無危害（倫理原則） ………… 19
むし歯 ………………………… 126
　―の原因 ………………… 126

も・や・ゆ

モジュラー型車いす ………… 72
薬原性錐体外路症状評価尺度
　…………………………… 152
薬理作用 ……………………… 149
有害反応 ……………………… 149

よ

用手的微振動療法・ムーブメント
　プログラム …………………… 88
陽性症状 ……………………… 150
横向き嚥下 …………………… 158
与薬 …………………………… 157

り・れ

リーフレット（患者・家族への指
　導） …………………………… 112
リクライニング位
　………………… 6, 10, 26, 42, 83
　―30度 ……… 42, 59, 60, 61
　―45度 …………………… 60, 61
　―60度 ……… 43, 59, 60, 61
　―角度 ……………… 42, 59, 60
リクライニング型車いす … 74, 75
リスク管理
　…… 53, 61, 77, 137, 138, 148, 153
リハビリテーション …………… 94
　―栄養 ……………………… 39
臨床倫理 ……………………… 19
　―の4分割表 ……………… 19
倫理原則 ……………………… 19
倫理綱領（看護職の） ……… 18
倫理的行動 …………… 18, 20
　看護師の― ……………… 21
倫理的配慮 …………………… 18
レッグサポート ………… 70, 72

図解 誤嚥を防ぐポジショニングと食事ケア
―食事のはじめからおわりまで　第2版

発　行　2013 年 5 月 31 日　第 1 版第 1 刷
　　　　2016 年 11 月 1 日　第 1 版第 3 刷
　　　　2025 年 2 月 3 日　第 2 版第 1 刷Ⓒ

編　者　迫田綾子

発行者　青山　智

発行所　株式会社 三輪書店
　　　　〒 113-0033 東京都文京区本郷 6-17-9
　　　　☎ 03-3816-7796　FAX 03-3816-7756
　　　　http://www.miwapubl.com

印刷所　三報社印刷 株式会社

本書の内容の無断複写・複製・転載は，著作権・出版権の侵害となることが
ありますのでご注意ください．

ISBN 978-4-89590-837-5　C 3047

JCOPY　＜出版者著作権管理機構　委託出版物＞
本書の無断複製は著作権法上での例外を除き禁じられています．
複製される場合は，そのつど事前に，出版者著作権管理機構（電
話 03-5244-5088，FAX 03-5244-5089，e-mail：info@jcopy.or.jp）
の許諾を得てください．